用最简单的方法成就最健康的生活

U0919670

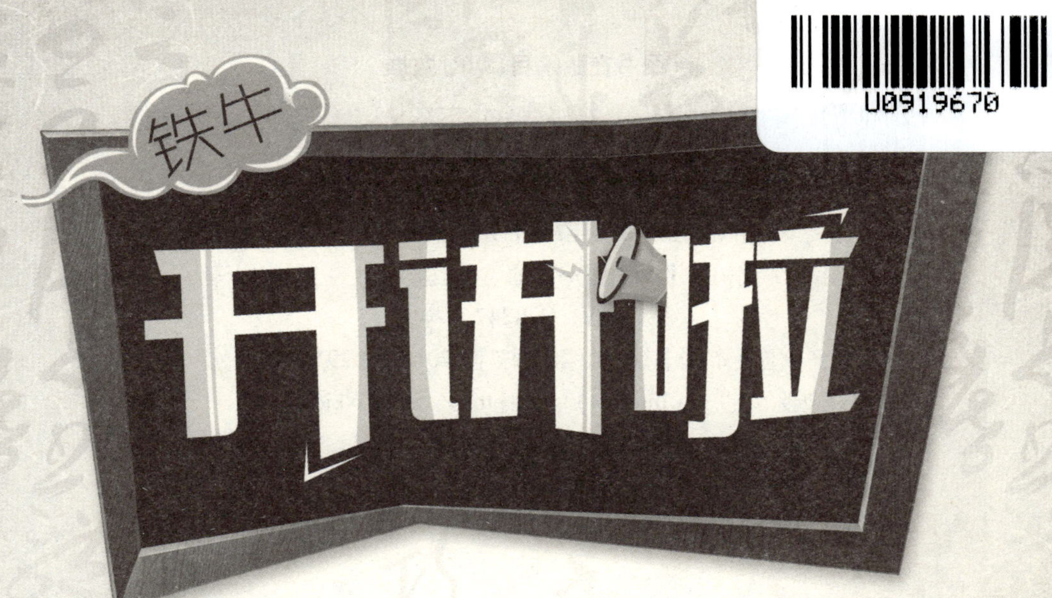

完全食材养生方

张振强◎著

江西科学技术出版社

图书在版编目(CIP)数据

完全食材养生方 / 张振强著. --南昌 : 江西科学技术出版社, 2016.6

(铁牛开讲啦)

ISBN 978-7-5390-5148-2

Ⅰ. ①完… Ⅱ. ①张… Ⅲ. ①食物养生-基本知识 Ⅳ. ①R247.1

中国版本图书馆CIP数据核字(2015)第291698号

国际互联网(Internet)地址:http://www.jxkjcbs.com

选题序号:KX2015075

图书代码:D15081-101

完全食材养生方

著/张振强

责任编辑/邓玉琼

出版发行/江西科学技术出版社

社址/南昌市蓼洲街2号附1号

邮编/330009 电话/(0791)86623491 86639342(传真)

经销/各地新华书店

印刷/江西华奥印务有限责任公司

版次/2016年12月第1版

2016年12月第1次印刷

开本/720mm×1000mm 1/16 印张/17.5

字数/276千字

书号/ISBN 978-7-5390-5148-2

定价/49.00元

赣版权登字-03-2015-200

版权所有,侵权必究

(赣科版图书凡属印装错误,可向承印厂调换)

【推荐序一】

铁牛道长的自然养生法，让我摆脱皮肤病折磨

得知铁牛道长要将其养生调病的经验汇集成书，我有要说些什么的冲动。我是众多受益者中很普通的一个，有机会和本书的读者分享我的调养经历和感恩之情，是我的荣幸。

15 年前，我得了一种被称为神经性皮炎的病。皮炎从背部一个小小的红疹子开始一路肆虐扩张，侵蚀了我的后背、手臂、小腿，皮肤变成一片片或红或黑的色斑，伴随着难耐的痛痒。除了身体上的痛苦，还有日复一日的精神折磨，我不好意思像普通母亲那样陪女儿戏水，不敢在夏日穿一条漂亮的裙子，甚至是短袖衣衫。更加不堪的是，十几年里漫长的求医之路，西医、中医、民间偏方等等，什么都试过，可还是边治疗边扩散，不得好转却不断恶化。治疗过程中的各种疗法在我体内沉积了大量的毒素，损坏了我的肝脏。最后，无论中医还是西医，都告诉我这个病太顽固，治不好。于是，我不再相信有什么方法能治好我的病，逐渐放弃了治疗。我的精神也慢慢麻木到只剩一个想法，日子就这么过吧……

转机的到来，像是上天的一个礼物。2013 年 5 月，一位朋友看到我遍布疤痕和红肿的手臂，建议我快去找铁牛道长。朋友说，道长用的是自然疗法，只用食物偏方，治好了很多疑难杂

症。我那时还真的很不以为然,因为当时的我早已不再相信还会有什么奇迹能发生。一直拖到7月16日,我想这日期我这一辈子都不会忘记了。那日我刚好有空,心想破罐子破摔,去找铁牛道长试试吧。我见到铁牛道长,描述了我的病情。那时他肯定地对我说:“能治好!”我很吃惊,我不停地问:“是真的吗?真的能治好吗?”他总是肯定地回复我“能”、“比你严重很多的都治好了”。他能这么肯定,一下子在我心中燃起了希望,虽然有点怀疑,但还是很期待,既然铁牛道长这么肯定,我就试试吧。

铁牛道长为我制定了3个月的疗程——泡清和浴、喝五谷茶和解毒茶。道长的治疗原理真是简单到质朴:泡清和浴出汗,喝五谷茶补充体内水分,喝解毒茶排毒,通过泡和喝改善身体内部循环,提升阳气,加速代谢,排出体内垃圾毒素,提高人体自愈力!我原本几乎是不出汗也不爱喝水的,甚至无知到把不喝水不上厕所看做一件美事。刚开始泡浴时,我不出汗,一喝水就尿频,不停地上厕所,但每日一次的清和浴会让我有全身皮肤舒畅之感,那些红肿的皮肤不再瘙痒难耐。我下了决心,一定要坚持照做,但愿自己的皮肤能恢复原样。慢慢地,我汗越出越多,也变得能喝水了,尿频也好了许多。到了泡澡的第二个月,我那些皮肤抓烂处都慢慢收敛变小了,而且不再冒出新的红疱来。到了疗程的最后一个月,我皮肤上的红疱不见了,皮肤也不痒了,虽然因为病史太长造成皮肤损坏严重而仍旧留有色素疤痕,但皮肤光滑平整了。不仅如此,3个月后的我,身体状况也明显改善,我自己感觉不再极易疲劳,脸色不再是以前的蜡黄灰暗,朋友评价我好像变年轻了,真是让我太开心了!

这3个月的疗程,就是泡泡汤,喝喝水,就把我已经绝望的皮肤病治好了，并且泡汤粉、五谷茶、解毒茶都是天然食物，没有一点儿副作用。这食物能量水怎么有这么强大的力量，能帮我调整全身的健康状态？这让我觉得好神奇。

我带着好奇，开始阅读铁牛道长已出版的书。我慢慢地了解了道医和道家文化的博大精深，学到了很多中医知识；知道了每个人先天元气的多少是与生俱来的，生命在于调息，长寿之道在于节制，阳气足才能百病除；知道了寒湿是百病之源；知道了我生病的原因是生活规律没遵循自然、长期无限制的劳累、身体中淤积的毒素导致元气耗损、肾气不足、经络不通、毒素无法排出；知道了养生从水开始，调理先从身体里的水环境开始；我明白了要医好自己的病就要改变不符合自然规律的生活习惯、生活习惯决定健康、损有余补不足、让身体的自愈力启动；等等。

于是我变成了铁牛道长的忠实粉丝。近半年来，我坚持每天喝 3 ~ 5 千克的五谷茶、坚持每周 1 ~ 2 次泡汤，坚持让自己的生活符合自然规律。认识我的人都很惊讶我的变化——脸色变得越来越好，身体也越来越轻盈。我的皮肤病，如今已经不再是我的苦恼。更重要的是，我的变化，也影响了我的家人，我老公——典型理工男思维——从旁观到疑惑再到信服，现在也坚持每周一泡了，我们全家都走上了道家自然养生之路。

我们都期盼着深爱的家人朋友一生平安健康；做父母的都期望儿女学会照顾自己；一个国家的繁荣也需要整个民族的健康与强壮。

铁牛道长的倾情力作，融汇着道家文化和道医精髓，定会让我们受益匪浅。道长的方法简单自然，推荐大家都读读，学学自然养生之道。照顾自己，造福家人，造福社会，是特有意义的一件事。于我而言,道长与他的医道,如一场春雨。希望对于所有人而言,他的书都如一场春雨。

是为序,是为感恩。

王　芳

2015 年春节于深圳

【推荐序二】

道家自然养生，让我重获新生

退休之前，我一直在电视台从事电视节目制作、编导工作。干电视真的很辛苦！365天，每天的电视节目，都会准时准点播出，它绝不会因为你身体不舒服，就停播一次。赶上逢年过节，仿佛是被上紧了发条的钟表，起早贪黑紧张忙碌，连轴转的加班加点打拼节目。生活规律和节奏完全被打破。一年忙到头，我感觉自己总是在快马加鞭地追赶任务，活得实在是“变形”和“扭曲”。一晃儿，终于干到了退休，我的工龄已满40年。40年的打拼，就像一直在跟身体“拧”着劲儿，下场可想而知。

那时的我，每天蹲机房，在冷气里工作，手脚像冰一样凉。白天工作，浑身上下冒虚汗，怕冷、怕风、怕光、怕声……神经绷得紧紧的松弛不下来。夜晚来临，一宿宿地睡不了安稳觉，久而久之，郁闷、烦躁、抑郁如影相伴。去医院、看医生、做体检，也没发现什么特别明显的病灶，这大概就是比较严重的亚健康状态吧！

其实，在主编“深圳市民文化大讲堂”电视栏目的那几年，我有机会和天南地北的各路专家接触，当时真希望能碰上哪个高人，帮我摆脱身体的不适，重新轻松起来，恢复健康常态。为此，我还跟着民间养生高人学会了拉筋、拍打、吃生机饮食、穿远红外衣裤提升体温等奇方绝活，来调治自己。最终，身体都没什么起色。

2014年5月，先生因病住院，忙里忙外，我的身体愈加糟糕，血压才80多、50多，体温不足35℃，心跳缓慢，浑身无力。5月的深圳，天气已经很热了，我却不停地出冷汗、虚汗，每天要换十几套衣服，晚上搂着热水袋睡觉，也不能把自己温暖起来，那种心情，绝望又无奈。有一天，我甚至还跟女儿说："妈妈一点气力也没有，可能真的抗不过去了……"

最绝望的时候，热心的同事田媛，反复推荐我去找一个民间高人铁牛道长，抱着最后一线希望，我去见了铁牛道长。还记得那一天，带着两套需要更换的衣服，在朋友的搀扶下，终于踉踉跄跄地坐在了铁牛道长面前。望闻问切，干脆利落，铁牛道长一边讲述病情身况一边传授养生理念，说话的工夫，我的虚汗已浸透衣衫，虽然身上冷冷的，可是心却暖暖的，对自己的身体和生命有了点信心。

那次离开前，铁牛道长给我一包炒好的五谷养生茶，让我回家煮茶喝；一些道家清和汤粉，泡脚泡澡用；半斤固肾粉，早晚各冲一勺吃。我一直期待还有别的什么"灵丹妙药"，铁牛道长却轻描淡写地说，就这些，坚持做，一个星期后再去找他。虽然聊的过程中明白了点铁牛道长的自然养生法，可是我心里还是直犯嘀咕：这么简单的东西行不行啊？

虽然有忐忑有怀疑，可是每天还是认真照做，坚持了一个星期，身体状况确实有所改善，这让我很惊喜，尽管还是没力气，冷汗还是不停地出，但是比之前感觉舒服多了。再去见铁牛道长，不用人搀扶了，说话也有点儿劲了，他说你继续这样坚持，再加一条，就是每个星期吃三个猪肚，加上白人参、白胡椒、糯米，做成人参猪肚饭，喝汤、吃肉、吃饭。虽然我已年近花甲，可在家里，从没用猪肚做过菜，这回一吃，还真是香。

就这样，我跟随铁牛道长简单质朴、自然安全的养生方法走了下来。喝茶、泡脚、泡澡，吃猪肚，一项一项认认真真照做。一晃，半年多过去了，我的身体发生了极大变化，整个人清爽自在了许多，现在的我，虚汗已经成为历史，手脚温暖，精神焕发，不怕风吹、不怕空调了；血压正常了，体温也从35℃一点点升到了36℃以上。这让我懂得了，我的问题主要是寒湿所致，铁牛道长辨证施治，帮我祛除湿寒，极度的亚健康就转变成了健康状态。同时，我也明白了，体温原来是恢复健康的重要枢纽。体温的提升，其实是免疫力、抵抗力的提升。

在经历病痛并消灭病痛的过程中，我也更深刻地理解了，铁牛道长的自然养生之道，为什么这么管用。首先是抓住了根本，脾为后天之本，肾为先天之本，五谷养脾胃，泡脚升肾阳，食补养气血。另外还要注重清和通，提升体温，清除体内垃圾毒素，疏通身体经络管道。这正是要强调喝养生茶、泡清和汤、然后注意饮食睡眠的道理所在。这样，身体的内在环境干净了，自愈力提升了，身体自然恢复健康了。

养好身体、学到知识的同时，更让我开心的是，先生和女儿见证我"返老还童"的状态，也开始转变观念，自然养生了。亲戚朋友总是惊讶于我的改变，现在一个个都成了铁牛道长的粉丝。

用最简单的方法成就最健康的生活。希望看到《铁牛开讲啦》的你，也能受益匪浅，拥有健康。

王　萍

2015年2月9日匆匆于深圳寓所

【推荐序三】

医道魅力，令我弃文学养生

我很庆幸，能在还年轻的时候，开始学着珍惜身体热爱生命；我很幸运，能在最糟糕的时候，遇到改变我身体状况和生命状态的人。

我在深圳电视台工作了两年，没日没夜地加班，巨大的工作压力，让我的健康状况亮起了红灯。两年时间，我的体检报告从一切正常到湿疹、类风湿、乳腺增生、视力下降、白细胞严重减少。手脚冰凉、腰酸背痛、痛经便秘、懒得动弹，一个健康阳光的姑娘变成了一个痛苦抑郁的病人。

当时我首先想解决的是湿疹问题，因为它长在大腿和腹部，痛痒难忍，被我抓得鲜血淋淋。地塞米松霜、肤轻松软膏也擦了；苯海拉明、赛庚啶也吃了，刺心的瘙痒还是顽固存在。我向朋友诉苦，朋友推荐我找铁牛道长。

找到铁牛道长，聊了自然养生的理念，铁牛道长就让我喝养生茶、泡清和汤。我心想，这到底能行不？那天，熏熏泡泡，泡出了前所未有多的汗；吃吃喝喝，喝了前所未有多的茶。泡完最直观的感受是，脸红润了，湿疹不那么痒了。当天明显感觉有缓解，硬硬的湿疹有变小的迹象，痛痒也没那么激烈了。坚持了一个星期，顽固的湿疹就这么销声匿迹了。被我抓破的伤痕，铁牛道长让用蜂蜜涂一涂加快修复。还真是，现在我的皮肤正常如初，好像什么也没发生过。

在那一个星期里，我不仅感受着自己身体奇迹的变化，也在见证着一起调养的伙伴们的变化。大家在调养的过程中，彼此交流着养生心得，传授着养生方法。有时候还能聆听到铁牛道长讲解养生理念、医道知识，身心愉悦，不亦乐乎。

随着身体状况越来越好，我对祖国的传统养生和铁牛道长的“清调养”的养生理念产生了浓浓的兴趣，最终，我毅然决然地辞去电视台的工作，弃文学养生，拜铁牛道长为师，做了铁牛道长的助理。

用师父的话说，养生其实很简单，大道至简，道法自然，尊重自然规律，养成生活规律，吃喝拉撒睡，正常有序，切实实行，如此保持身体的阴阳平衡、健康舒适。就是这么简单的道理，可是世人往往追求复杂的方式，所以才越来越迷茫。

身心健康需要自己有智慧地去学习，修身养性需要自己有恒心地去坚持。师父将经验与心得汇集成书，希望更多的人认识生活之道，希望更多的人学会养护生命。养生从心开始，也从新开始。希望看到此书的您，能够像我一样，受益终生。

王飒飒

【自　序】

也许是命运的安排，从出生起，冥冥之中就注定我将与道、医结下不解之缘。

我出生在江西于都的一座破庙里，从小在山上长大，8 岁那年的一次经历至今都让我铭记于心。

小时候的我比较调皮，颇有灵气，很受村里人的喜欢。有一天晚上，隔壁邻居阿姨给了我一些糯米糕，我一口气就把它吃完了，阿姨还慈祥地对我说："小铁牛，明天早上还有哈。"可是第二天早上我醒来时，没等来好吃的，却听到了邻居家里小孩的哭喊声，大人的呼唤声。母亲告诉我隔壁阿姨昨晚因病去世了。这是我第一次认识到什么是死亡。原来生命是这般脆弱，世事是这般无常。

从那时起，我便在心里暗下决心：一定要做神医，就像故事里那样，用两颗药丸就能把人救活。从此，我开始了拜师学医的征途。我先是跟着一位师傅上山采药，从路边的车前草、山涧的金钱草、溪边的鱼腥草开始，一种一种药物去认识，每种草药的生长环境、药物特点、药用部位、药效等。我听说哪里有郎中会治病，有什么奇方、妙方，都会前去讨教。我又跟着多位师傅学习了如何治病救人，历经十年风雨，不断积累着采药、制药、配药、治病的经验。18 岁的时候，我便能对一些小病小痛独立开方调理，救治了许多病人。

后来参加了工作，工作之余我依然跟着师傅坚持学习，并反复阅读《黄帝内经》、《伤寒论》、《千金方》、《神农本草经》等书籍，在理论上得到了进一步提高，对道家、儒家等国学也都有涉猎，尤其感慨道家文化的博大精深。

越是实践，越是学习，就越会发现自己的不足，对知识的渴求也就越来越强烈。于是，我便到道观去修行。在山上修行的日子很清贫，但是也让我有更多的时间去学习和思考。

在山上修行的时候，我对道家文化、道家养生文化也有了更加深刻的理解。老子的思想，《道德经》的博大精深真可谓字字珠玑、句句经典，道家养生文化遵循“人法地、地法天、天法道、道法自然”的调养规律及“大道至简、大道至易”的原则，讲究“天人合一”，道家养生文化中的贵生观、元气论、天人观、人体观、形神观深深影响了我。在此阶段，我开始逐步悟到以养代治才能最终解决健康问题，养生应与生活融为一体，去药取食、药食同源才会更为安全、有效、稳定。这些领悟形成了铁牛道医养生的雏形，对以后铁牛道医养生系统的成型产生了至关重要的影响。

随着对道医的认识和提升，对道家养生的领悟，并进一步学习了国内外对水与疾病、健康、长寿关系的阐述之后，我开始尝试把水、温度、能量引入铁牛道医养生体系。

众所周知，人体70%以上是由水组成的，身体的健康都离不开水，水是生命的载体、生命的源泉、生命的核心。我不断思考、研究、实践，最终以水为载体，以食物代替药物，研发了“水疗粉”，通过“水”和“泡”的方法来改变身体的寒、湿、淤、堵的状况。

经过若干年的实践和总结,上万个病人实际调理的案例,进一步验证了道医养生"水"和"泡"的强大疗效,逐步完善了"水疗粉"配方,形成了现有铁牛道医养生系统中的基础疗养方法——"清和浴"和"清和足"。通过"清和浴"和"清和足"改变人身体中水的质量,从而改善身体内整体环境,养内美外,让身体更加有序、平衡、健康,让身体恢复自愈力,始终处于最佳状态。

我不断研发和推出了一系列新的配套产品,其中包括五谷养生茶、升阳粉、调脾糊、花果玉液等,并不断完善,最终形成了铁牛道医养生系统的产品体系。

铁牛道医养生系统药食同源产品体系包括:

水疗粉:水疗粉中携带食物能量,源源不断地从皮肤渗透,随着周身阳气的启动,人体体温升高,身体深层的阴寒之气被驱散,身体中存留的黏液、垃圾、毒素一排而出。

五谷养生茶:取自五谷杂粮,富含丰富的维生素,极易被人体细胞充分吸收、转换,调理身体酸碱平衡。

升阳粉:提升阳气,培元固本,增强气血能量。

调脾糊:调理脾胃功能,促进吸收运化。

花果玉液:纯水果酵素,软化血管,调理脾胃,促进运化,改善睡眠。

铁牛道医药食同源产品体系的所有产品均重在补充人体能量,恢复人体自愈力,并对人体进行双向调理,使人体达到气血平和、阴阳平衡。该系统通过吃、喝、泡、饮、熏、洗、敷、擦的方式,使身体排出入侵的各种风、寒、暑、湿、燥、热、火等外邪之物,以达到清体、温经通络、提升阳气、补充肾水、调理脾胃、促进代谢、改善内循环之功效，从而提升身体自愈能力，恢复身体自我修复功能，让大病变小病，小病变没病，最终平和、健康、快乐地活到天年。

我们在使用铁牛道医养生系统药食同源产品体系系列产品进行调养的过程中，发现一些调理人群的病会好一段时间后再度发作或反复发作，这也提示我们光有好的产品，只能调养一时，不能保证疗效一世，这个过程中还需要其他的来补充：调养人本身的配合、人们拥有的正确养生知识、人的性格等等。所以一个好的养生方法，不光有产品就足够了，还要加入文化、修养等等。因此在药食同源产品体系的基础上，铁牛道医养生系统逐渐成熟，又发展出四大体系：文化体系、清调养体系、动静体系、观心体系。

铁牛道医养生系统秉承道家养生理论，不仅用产品体系去补养身体，还强调在养生过程的同时，以调理身心健康为出发点，养生同时养心，注重人体整体功能的调节，注重人体的阴阳平衡。

历经五十多年的学习、研究、实践、改进，最终形成的铁牛道医养生系统，具备了普及性、安全性、有效性、可持续性的特点。迄今为止，随着该系统的不断推广，已经有数万人从中收获了健康。而我们也将继续传承和弘扬祖国传统医学，并将其发展、应用、服务于更多的老百姓，让更多人受益。

铁牛

2016年9月19日

【前　言】

我八岁跟随师父采药制药，治病救人。随着对祖国医学学习和运用的深入，我更主张人们从日常生活中的“吃”上下工夫。这里的“吃”不是吃中药，不是吃西药，而是认识食材，用食物的偏性来调养身体的失衡，把养生贯彻到吃喝拉撒睡之中，防未病调已病不得大病。与其得病后，用大寒大热大补的药物来调养或者到医院吃药打针做手术，真不如在一日三餐上做文章，防病于未然。

《黄帝内经》中讲：“五谷为养，五果为助，五畜为益，五菜为充，气味合而服之，以补精益气。”为了让更多的人能更好地免除病痛之苦，吃出健康身体，特将我在生活中积累应用的、行之有效的食材方汇总成书。一方面希望能够使大众受益，另一方面希望能够使更多的人，对祖国博大精深的养生文化产生兴趣，转变养生观念，让养生从日常饮食开始。

【目 录】

1 五谷篇

2 五蔬篇

五畜篇

4 五果篇

5 补益篇

五谷篇

五谷是养育身体的主食。“得谷者昌，失谷者亡，食五谷治百病。”中医认为，五谷杂粮都是植物的种子，种子是植物经过春夏秋冬四季，所结果实之精华，蕴含四季之气，气以养生。每天的饮食当中，五谷为养，不可或缺。

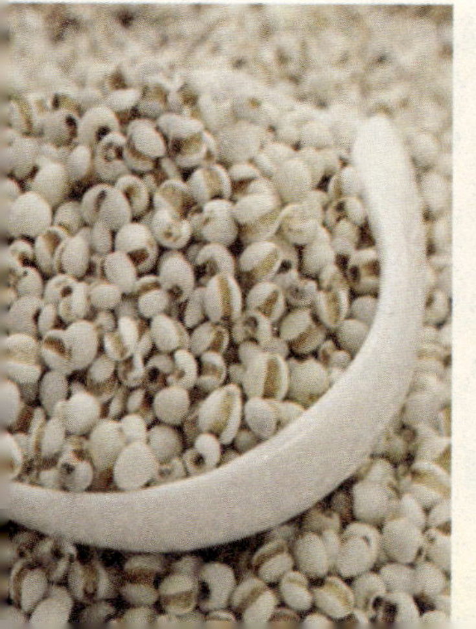

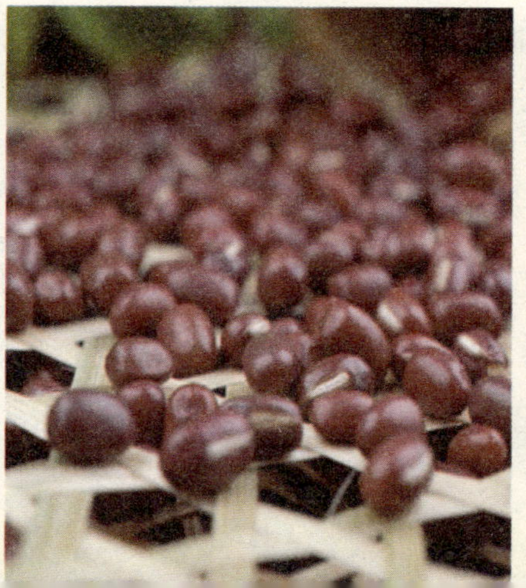

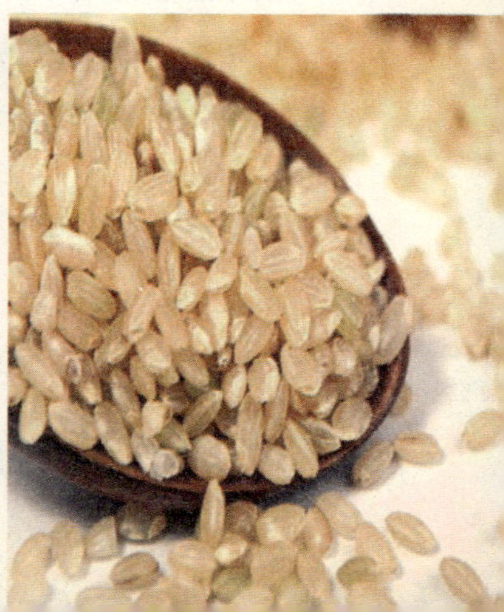

面疙瘩汤

调理脾胃，特别适合体虚者

在北方，面疙瘩汤是家常的吃食，就是把面粉搅成小面疙瘩后下到开水锅里做成的一种汤粥。吃面疙瘩汤暖胃，养人。

在五谷杂粮中，小麦为“五谷之长”，中医认为小麦有养心益肾、清热止渴、调理脾胃的功效，特别适合体虚者食用。对于气血不足产生的失眠、心悸不安、情绪起伏也有良好的效果。

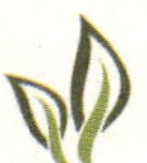

安定精神，治疗神经衰弱

高考前的一段时间，侄女心浮气躁，精神恍惚，睡眠不宁，忘东忘西，呵欠连天。看女儿如此萎靡不振，弟弟打来电话问我该怎么办。我告知用甘草 10 克，小麦 30 克，大枣 10 枚，加适量水，每天煮至水剩一半时喝汤，应该很快就能好了。不出所料，三天之后，弟弟打来电话说侄女精神多了。

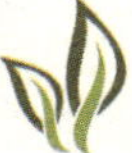

对体虚盗汗者也有效

对燥热者，宜用小麦与大枣、甘草同食；对自汗盗汗者，宜用小麦与大枣、黄芪同食。漂浮水面的干瘪小麦称浮小麦，止汗力更好。有一次，一个二十多岁的小伙子过来找我说，总感觉很疲惫，每到凌晨三四点的时候都会醒来，出一身汗，湿漉漉的，连续好几天了。他这种症状就是体虚盗汗的表现。我让他用浮小麦 20 克，红枣 15 克，乌梅 15 克，每天煮水适量饮用。喝了两天，他打电话来说凌晨已经不再醒来，一觉睡到天亮，没想到效果这么好。

养胃的老面馒头

小麦磨成面粉，而用面粉蒸出来的馒头是北方人的饮食标志，老面馒头尤受宠爱。老面馒头不仅养胃，还能解气消胀，补充能量。通常身边有人因为饮食不注意，拉肚子，肠胃不舒服，我就建议他们吃个老面馒头，一个老面馒头下肚，往往就喜笑颜开了。

面食养人，北方人都有经验，饥肠辘辘心烦意乱的时候，一碗白面条下肚，精力立即回升，很有满足感；感冒发烧清鼻涕，一碗热乎乎的姜丝面汤，问题很快迎刃而解。朋友的孩子小张是广东人，考上大学去了北京，一直瘦瘦的他长了20斤回来。他开玩笑说都是“面食惹的祸”！

小麦

别名：麸麦、浮麦、浮小麦、空空麦、麦子软粒、麦。

性味：味甘，性寒，无毒。

功能：具有养心神、敛虚汗、养心益肾、镇静益气、健脾厚肠、除热止渴的功效，对于体虚多汗、舌燥口干、心烦失眠等病症患者有一定的辅助疗效。小麦用水淘，不沉于水的叫“浮小麦”，它有补心敛阴止汗，治疗自汗盗汗的功效，可以治疗腹泻、血痢、无名毒疮、丹毒、盗汗、多汗等症。

小贴士

存放时间适当长些的面粉比新磨的面粉品质好，民间有“麦吃陈，米吃新”的说法。面粉与大米搭配着吃最好。

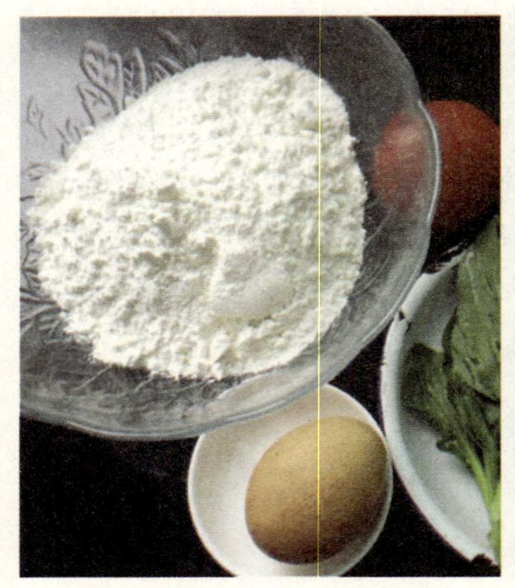

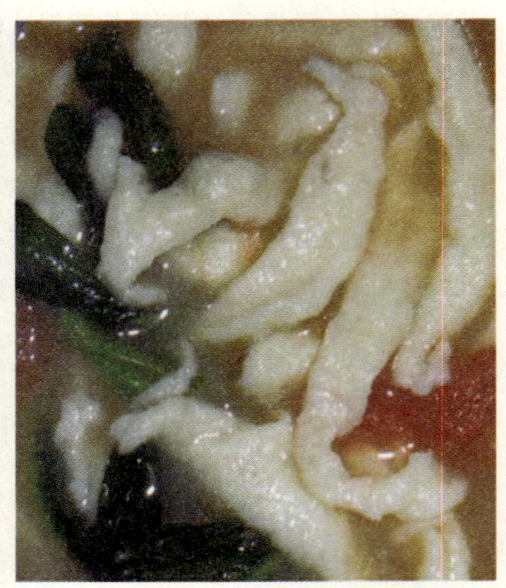

面疙瘩汤

材料

鸡蛋、面粉、葱花、盐。

做法

STEP1 鸡蛋和面粉里加入适量清水，用筷子朝一个方向搅成面糊，醒20分钟。

STEP2 锅内烧开水，调小火，将面糊依着锅边轻轻倒入，成形后用勺轻搅锅底避免煳锅。

STEP3 中火将面糊煮开，2分钟后放入虾皮，适量盐，适量鸡精。

STEP4 起锅时放大白菜及葱花。

●面疙瘩不要做得过大，搅面疙瘩时水流要细，慢慢边滴水边搅动。

●把筷子倾斜贴着面粉的表面来回做圆圈搅动，容易把面打成软软的面碎，这样的面疙瘩口感软乎，易于消化。

铁牛老师推荐：甘麦大枣汤

有名的甘麦大枣汤，源自张仲景的《金匮要略》，很容易做。其主要食材有三种：甘草、小麦和大枣。小麦养心阴而安心神；甘草和中缓急；大枣补益中气，润脏燥。取甘草 10 克，大麦 10 克，大枣 30 克，加水煎汤服，水煎至一半。早晚温服。对精神恍惚、夜不能寐、汗多失眠、哈欠频作以及更年期综合征都有很好的效果。

大麦茶

去油腻，助消化，健康减肥的好帮手

大麦茶是将大麦炒制后再经过沸煮而得，闻之有一股浓浓的麦香。喝大麦茶不但能开胃，助消化，还有减肥的作用。大麦茶是比较普遍的养生茶。

大麦有益气和胃的作用，对腹泻、烫伤、水肿患者有好处，也适合脾胃虚弱、消化不良、胃腹胀气、食欲不振、有产后乳房胀痛现象者食用。

特别适合脾胃虚弱的人

大麦有补气的作用，特别适合脾胃虚弱的人。做设计的小李，由于常常熬夜，毕业工作半年，体重就降了十多斤。小李的妈妈很心疼，变着花样儿给儿子做好吃的，可是小李总说没有胃口，感觉不饿，饿了也吃不下。我看小李面色萎黄、气力不济的样子，判断他应该是脾气胃气不足所致。我告诉他要好好调养脾胃，脾胃是气血生化之源，脾胃虚，身体就虚啦。我让小李的妈妈用大麦 100 克，草果 6 克，羊肉 50 克炖煮，每天食用。再见到小李是半个多月后，他扛了两大袋

东西足有200斤，看来体力恢复得不错，脸色也明显好转。大老远就打招呼，笑呵呵地说自己食欲大增，吃嘛嘛香。

大麦既可健脾益气，又具消胀进食之功，加羊肉汤则可以温养补气，故对脾胃虚弱患者颇有助益。

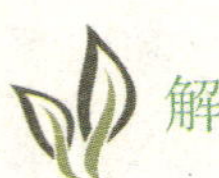

解除五脏之热

大麦也是闷热的夏季里降暑效果很好的食物，它的降暑作用与绿豆粥差不多。但它除了祛火解暑外，还能健脾胃、利尿、助消化等。最重要的是，大麦是一种健康的粗粮，体质比较弱的老年人在选择解暑食物时，不妨常吃点大麦食物。

有一天，我在公园里遇到每天都要散步的许大爷，他提着一个大水杯，看到我后立即诉苦说：不知咋回事口腔溃疡，口干舌燥，喝水喝成了水罐子也没缓解。我让许大爷改喝大麦茶，同时每天吃碗大麦薏仁绿豆粥。过几天再见到许大爷，他高兴地向我表示感谢，说吃吃喝喝就把口腔溃疡治好了。其实许大爷是因为脾胃积热，心火旺盛导致的口腔溃疡，薏米、绿豆、大麦都有清热除烦解暑的功效，许大爷每天吃这三样食物，内热清除了，口腔溃疡自然好了。

美容减肥

大麦茶四季皆宜，适宜各种年龄人群。喝大麦茶可以消除胸闷腹胀之感，增强胃动力。久坐不动的上班族不妨每天喝上几杯大麦茶，一段时间后，你会发现不仅肠胃功能好了，便秘消失了，精气神越来越足了，整个人也清爽起来，可谓一举多得。

大麦

别名：倮麦、饭麦、年麦。

性味：性凉，味甘咸。

功效：大麦具有益气、宽中、化食、回乳之功效，有助消化、平胃止渴、消渴除热等作用。

适宜人群：一般人群均可食用，尤适宜胃气虚弱、消化不良者。

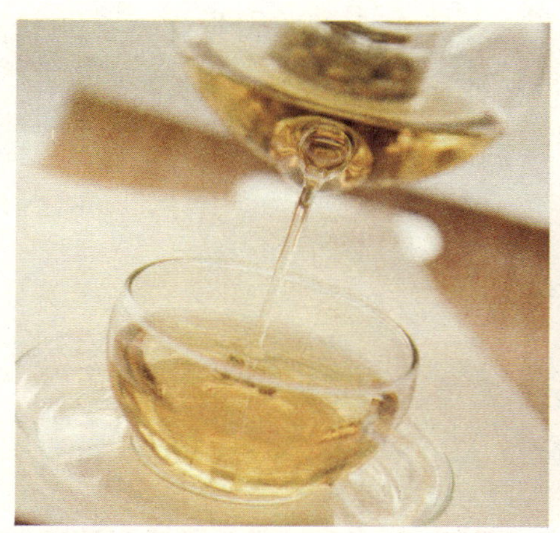

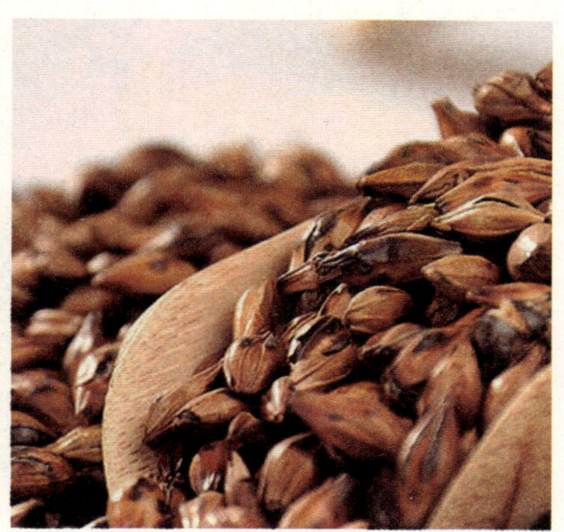

大麦茶

材料

大麦仁。

做法

STEP1 将大麦仁淘洗干净，用平底不粘锅小火慢炒，炒至米香四溢，颜色焦黄，大概需要15分钟。

STEP2 炒好的大麦彻底晾凉，收入茶叶罐或密封瓶中保存。

STEP3 取适量炒好的大麦，放入能加热的茶壶中，注入清水，大火煮沸后再小火煮10分钟即可。

铁牛老师推荐：大麦红枣山药粥

山药具有止泻、健脾、补肺之功效，红枣具有安神、补脾胃、辅助降血脂之功效，和大麦一起煮成粥，除了有健脾益胃的功效，还可以帮我们清理肠胃，吃出好气色。将大麦仁洗净入锅，锅中放入足量的水，大火煮沸后，小火熬40分钟，放入削好皮、切成丁的山药，再熬20分钟，加入洗好的红枣和枸杞，最后再熬20分钟就可以了。

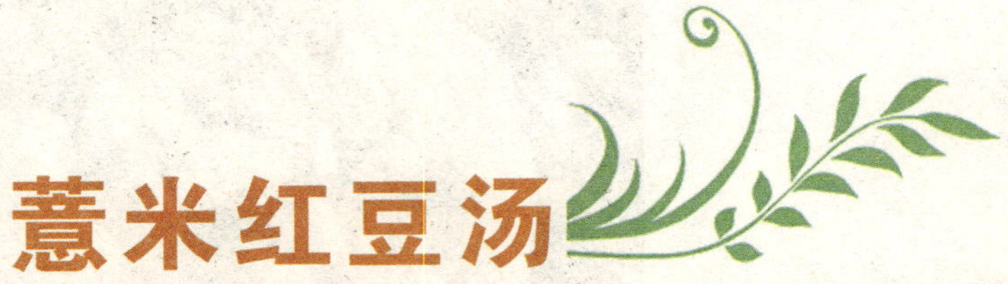

薏米红豆汤

清热消肿，祛湿健脾佳品

俗话说：千寒易除，一湿难去。可是有了薏米红豆汤，不怕湿邪不出去。薏米红豆汤能够祛除体内的湿气，是祛湿健脾的佳品，还有调节便秘、减肥、美白的所用。

薏米被称为“米中第一”，具有丰富的营养和药用价值。薏米，在中药里称“薏苡仁”，它可以治湿痹、利肠胃、消水肿、健脾益胃，久服轻身益气。红豆，在中药里称作为“赤小豆”，也有明显的利水、消肿、健脾胃之功效。

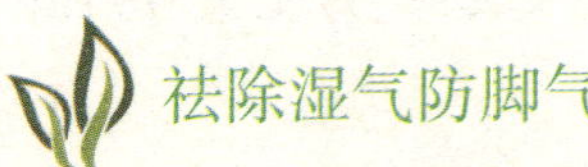

祛除湿气防脚气

薏米中含有丰富的维生素B，并有祛除湿气的功效，对防治脚气病十分有益。温女士患有脚气病好长时间了，每次复发时脚上都会长出一些水泡，而且越挠越痒，非常痛苦。我让她试试两个方法：取红豆、薏米各一把，加入适量水熬制成汤，坚持服用；或者取红豆、薏米各一把，放入暖水瓶内，将烧开的水倒入，泡上一天，第二天用泡好的水泡脚。祛除湿气是治疗脚气的关键，其他因湿邪入侵所形成的病症，比如风湿、湿疹、痘痘等，都可以用薏米红豆汤。

老寒腿多吃鹌鹑薏米汤

薏米具有抗炎、镇痛作用，能够缓解风湿痛、肩痛等各种疼痛。有一种中成药——散结镇痛胶囊，就是由三七、薏米等组成。70多岁的杜先生，患有老寒腿多年，尤其是寒冬季节，痛得难受。我让他每次用鹌鹑2只，薏米30克，赤小豆30克，杜仲10克，枸杞10克，生姜3克，佐料适量煲汤喝。杜先生吃了几次，反映说比前些年好多了。鹌鹑薏米汤，有补益脾胃、舒筋脉、除痹痛之功效，适用于体虚受寒导致的关节疼痛、腿脚浮肿的患者，肩周炎、关节炎、风湿痛患者等都可以试试。

用薏米对付顽固的扁平疣

小蔡20多岁了，脸上长了扁平疣，试过针剂注射、脸部涂抹、穴位药贴等各种方法，效果时好时坏。一开始疣体还只是脸上一小块儿，后来发展到整个脸部、脖子、手背。我让小蔡用薏米仁试试：每天取50克用温水浸泡2~3小时后，煮成粥食用，分早晚2次空腹喝下。小蔡坚持喝了2个月的薏米粥，身上开始起了些变化，凡是有疣体的地方，就像出水痘一样，开始增大、变红、发痒。我告诉她这是在清热排毒呢，一定要坚持。小蔡又继续服用20多天，疣体开始逐渐干燥、脱落，皮肤变得光滑起来。后来小蔡一直坚持服用薏米粥，几年了，扁平疣没再犯过。

薏米健脾胃、促代谢

薏米含有多种维生素和矿物质，有促进新陈代谢和减少胃肠负担的作用，可作为病中或病后体弱患者的补益食材，经常食用薏米食品对慢性肠炎、消化不良等症也有效果。曾有朋友一家坚持每天晚餐吃薏米红豆南瓜粥，大约一个月左右，大便变成了金黄色的圆柱体，很通畅。另外，薏米中含有一定的维生素E，常食可以保持人体皮肤光泽细腻，消除粉刺、色斑，改善肤色。常食薏米汤或薏米酒，还可以让皮肤变得柔嫩白皙，连恼人的粉刺也没有了！

薏米

别名：薏仁、薏仁米、薏苡仁、药玉米等。

性味：性凉，味甘淡，入脾、胃、肺经。

功效：薏米有祛风湿、强筋骨、补正气、利肠胃、利尿、消水肿等作用。适用于癌瘤初期。薏米根为驱蛔虫的良药。

适宜人群：薏米偏寒，脾胃虚弱、体质偏寒的人不宜多吃。

小贴士

储存薏米需要低温、干燥、密封、避光。薏米较难煮熟，在煮之前需以温水浸泡2～3小时，让它充分吸收水分，在吸收了水分后再与其他米类一起煮就很容易熟了。生薏米煮汤服食，利于去湿除风；若用于健脾益胃、治脾虚泄泻则须炒熟食用。

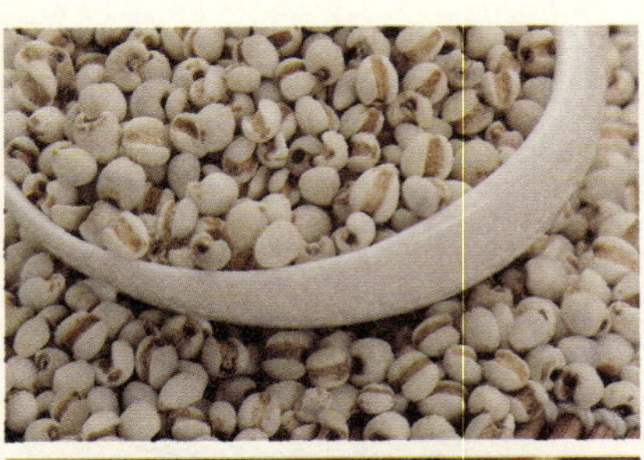

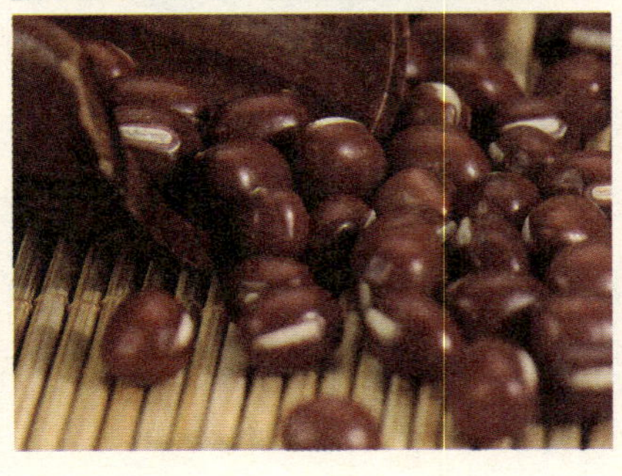

薏米红豆汤

材料

薏仁30克，红豆30克，清水适量。

做法

STEP1 薏米、红豆洗净泡一会儿。

STEP2 将泡好的薏米、红豆连同水一同倒入高压锅，再加一些水。

STEP3 大火煮至喷气后改小火，再煮15分钟即可。

注意：此汤不能加大米。

铁牛老师推荐：薏仁莲子羹

将莲子、芡实、薏米用清水浸泡30分钟，用文火煮至烂熟，加蜂蜜调味食用。莲子补脾养胃，薏米、芡实为健脾利水之品，并含有丰富的维生素。此羹可刺激皮肤细胞的生长，促进新陈代谢，还有消除皱纹、美白皮肤的作用。

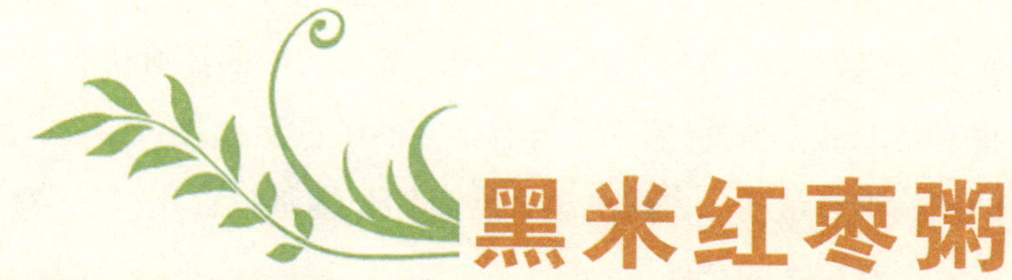

黑米红枣粥

人人适宜的补血食品

黑米外表墨黑，营养丰富，用黑米和红枣一同煮粥，味美甜香，滋润肌肤，气血双补。

黑米又叫药米、长寿米。由于它适于孕妇、产妇补血之用，还被称为月米、补血米等。中医认为黑米有很好的药用价值，其对头昏目眩、贫血、白发、腰膝酸软、夜盲、耳鸣效果很好，长期食用可益寿延年。

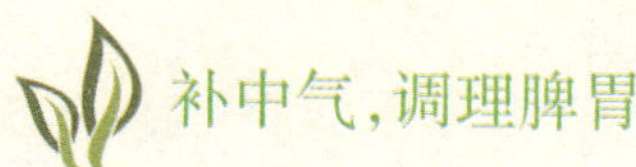

补中气，调理脾胃

对中气虚、脾胃弱的人来说，黑米有很好的补益作用。它与山药熬粥，可强健脾胃；加莲子同熬，可温中止泻。食欲不振的，可将黑米与猪肚同煮而食。用黑米100克，鸡肉500克，炖汤喝，可以补虚益气，养血活血，适合于产妇、病后体虚者食用。

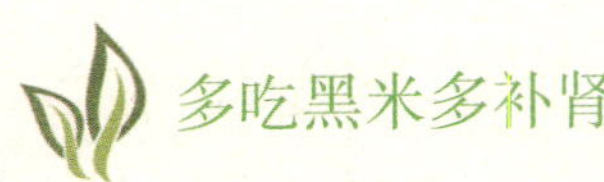

多吃黑米多补肾

中医认为黑气入肾,黑色食物多补肾 。黑米煮枸杞,可调理肝肾虚引起的头晕耳鸣、腰膝酸软等。黑米还可以使头发乌黑发亮,与桑葚、黑芝麻同煮效果更好。产妇食用黑米粥,有助于身体的恢复,利于增加乳汁。黑米南瓜粥对痛风有很好的食补作用,滋补肝肾,活血养血。用黑米100克,莲子20克,同煮粥,熟后加冰糖调味食之,能滋阴养心,补肾健脾,适合孕妇、老人、病后体虚者,健康者食之可以增强免疫力。

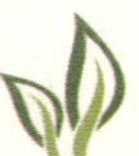

白癜风,可以试试黑米粥

白癜风患者大多存在血瘀证,中医也常采取一些活血化瘀的药物来治疗白癜风,比如丹参、当归、赤芍等。黑米具有天然的活血功能,因此对治疗白癜风是很有帮助的。另外,黑米中含有丰富的微量元素,比如铜、锌,对稳定黑色素细胞的结构很有帮助。白癜风患者若是能长期坚持食用黑米,对皮肤黑色素细胞的恢复会有很大的帮助。

黑米

性味:性平,味甘。

功效:黑米具有滋阴补肾、益气强身、健脾开胃、补肝明目、养精固涩之功效,是抗衰美容、防病强身的滋补佳品。

适宜人群:一般人群皆可,消化功能较弱的幼儿和老弱病人不宜食用。

小贴士

黑米若不煮烂，不仅大多数营养成分出不来，多食后还易引起急性肠胃炎，对消化功能较弱的幼儿和老弱病者更是如此。应先将黑米浸泡一夜再煮。

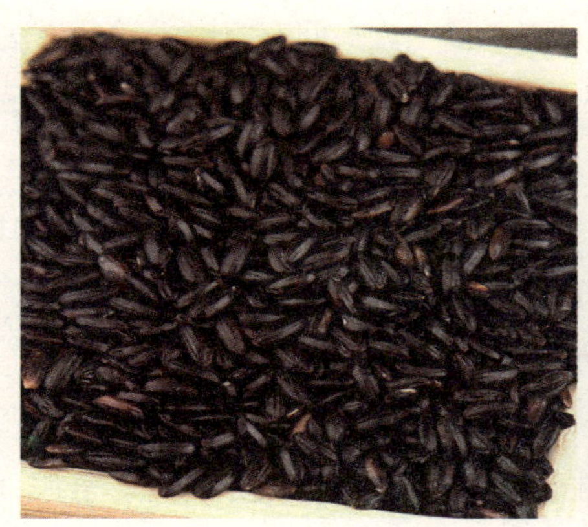
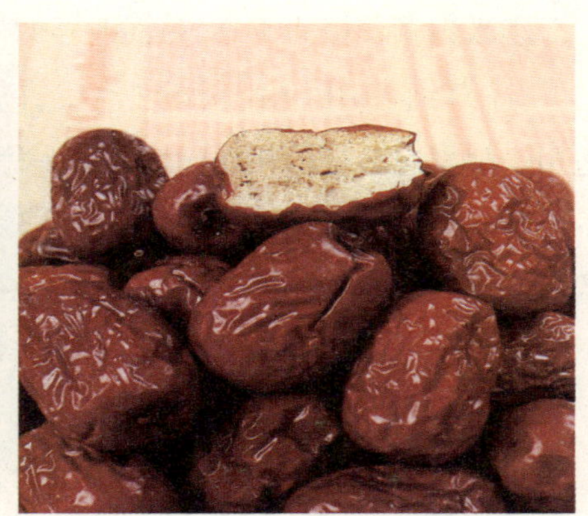

黑米红枣粥

材料

黑米适量，红枣 5 颗，红糖适量。

做法

STEP1 将黑米冲洗后，加水浸泡一夜。

STEP2 加入红枣和水，煮至米粒开花即可。可加点冰糖或红糖调味。

铁牛老师推荐：三黑粥

用黑米 50 克，黑豆 20 克，黑芝麻 15 克，共同熬粥，加红糖调味食之。常食能乌发、润肤、补脑益智，还能补血。适合须发早白、头晕目眩及贫血患者食用。

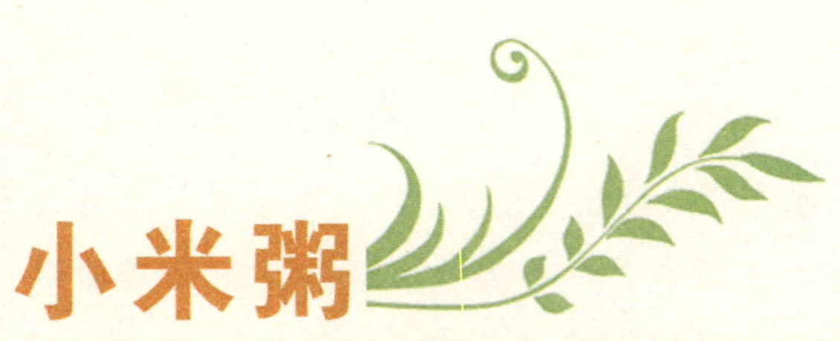

小米粥

养心安神，和胃助眠

小米粥营养极为丰富，表面漂浮的一层“米油”，在民间有“代参汤”的说法。《本草纲目》中记载，小米“治反胃热痢，煮粥食，益丹田，补虚损，开肠胃”，适用于脾胃虚热、反胃呕吐、消渴泄泻等。

小米既养先天之本脾胃，又养后天之本肾脏，被称为“民间第一养”。中医认为，小米春种秋收，得天地之气最全，得土气最厚，最养脾胃，乃五谷之首。

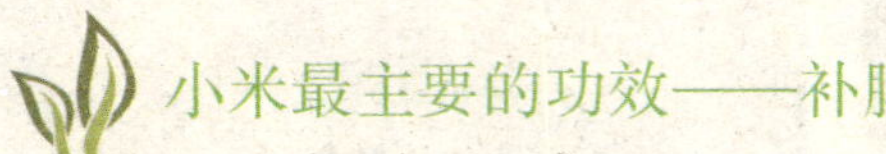

小米最主要的功效——补脾胃

小米最主要的功效，就是补脾胃。在北方，妇女坐月子或是肠胃不舒服，就吃小米粥。上市公司的肖老板，为生意的事应酬频繁，结果肠胃不舒服，肚子胀不消化，连觉都睡不着。我让肖老板用小米、鸡内金一起煮粥吃，减少应酬，肖老板吃了三顿，肚子不胀了，肠胃也好了。

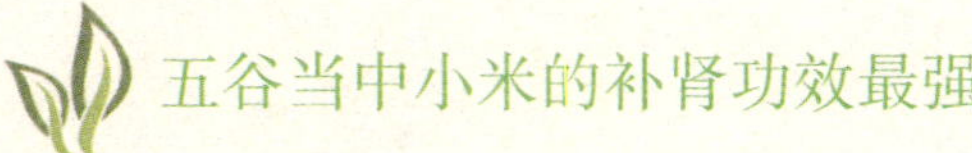

五谷当中小米的补肾功效最强

小米补虚损的功效，不仅体现在补脾胃上，还体现在补肾功效上。五谷当中，数小米的补肾功效最强。小米益肾气、补元气的功效，被李时珍称为“肾之谷”。小米粥上一层“米油”，可滋阴强身，对肾阴亏损也很有效。有许多长寿老人常吃粥，尤其是小米粥，可在粥里加点绿豆，或加点红枣等。

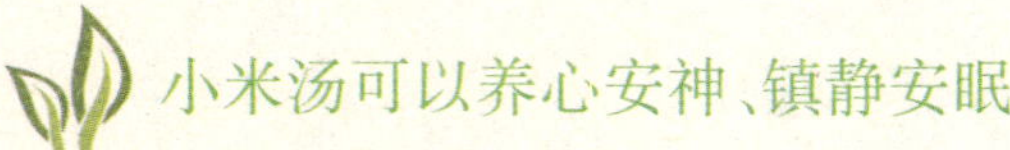

小米汤可以养心安神、镇静安眠

小米还常常用来镇静安眠，对于那些因胃肠不好导致的失眠，其效果是安眠药无法相比的。中医也建议用小米粥来代替安眠药。俗话说：早上一碗玉米粥精神焕发，晚上一碗小米粥呼呼大睡。用小米 200 克，莲子 10 克，同煮粥，对心火旺、高血压有不错的调养效果。

小米

别名：粟米、稞子、秫子、黏米、白梁粟、粟谷。

性味：味甘、咸，性凉。

功效：具有健脾和胃、补益虚损、和中益肾、除热解毒之功效；主治脾胃虚热、反胃呕吐、消渴泄泻。

适宜人群：一般人均可食用，小米是老人、病人、产妇宜用的滋补品。气滞者忌用；虚寒，小便清长者少食。

小贴士

要判断小米是否被染色，可用手拈几粒小米，沾点水在手心里搓一搓，凡用姜黄粉染过色的小米颜色由黄变灰暗，而手心会残留黄色粉状物。小米与杏仁同食，易导致呕吐、腹泻；小米和虾皮性味不和，同食会致人恶心、呕吐。

小米粥

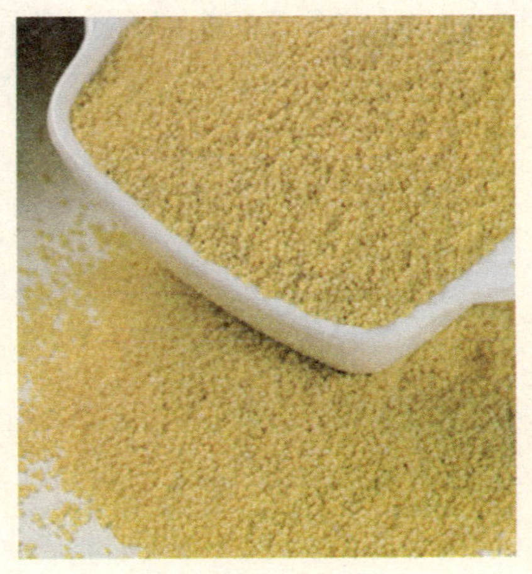

材料

小米、冷水。

做法

STEP1 冷水煮沸后放入小米。待煮沸后，改小火煮。

STEP2 待米粒已烂且粥煮黏稠时，即可关火盛出。

铁牛老师推荐：芸豆小米粥

芸豆小米粥为养神方，对调理神经衰弱很有效。用小米 50 克，芸豆20 克，同煮成粥。小米与豆类混合同煮，营养互补，有利于增强食欲。

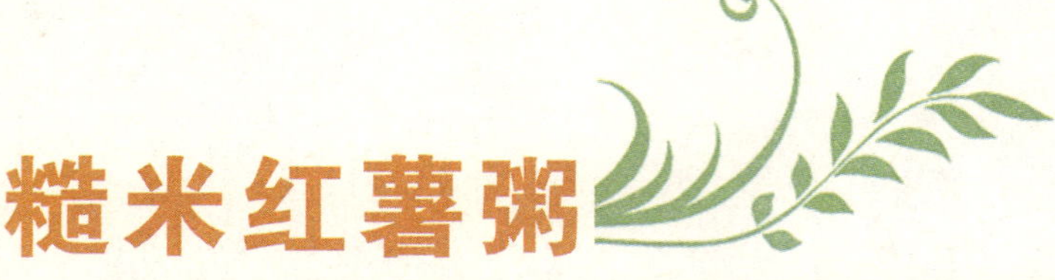

糙米红薯粥

强脾胃，助消化

糙米富含谷芽，糙米红薯粥对脾胃虚弱、消化功能不好的人很有裨益。中老年人由于腹部和肠壁肌肉以及提肛肌收缩无力，以致排便不畅，常发便秘，苦不堪言，就可多食糙米红薯粥。

糙米是除了谷壳之外都保留的全谷粒，即含有皮层、糊粉层和胚芽的米。糙米可提高人体免疫功能，促进血液循环，消除沮丧烦躁的情绪，降低血糖，具有预防心血管疾病、贫血症、便秘、肠癌等功效。

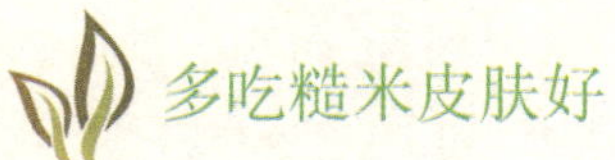

多吃糙米皮肤好

糙米煮粥，会有一层粥油，营养犹如人参汤。邻居胡女士，父母从乡下带来一袋糙米，那段时间，他们每天早上煮糙米粥喝，一个多月后，胡女士发现自己脸上的痤疮不见了，便秘也消失了，之前发黄发暗的皮肤细腻白嫩了很多。糙米中的膳食纤维能调节人体胃肠道功能，强化代谢能力，分解有毒物质。

一般人头皮屑多、发质油腻或脱发，这与体内缺乏 B 族维生素有密切关系。糙米中富含 B 族维生素，经常食用，能滋润肌肤，均匀油脂分泌，使女性皮肤光滑白嫩，头发乌黑闪亮，减少脱发、枯发和白发的产生。

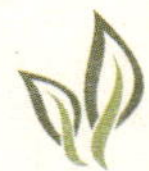

对脚气病有特效的糙米粥

小陈是北方人，来深圳以后总感觉不适应，不知道什么时候得了脚气。后来越来越严重，试过许多偏方也不见好转。我劝他每天早晨煮点儿糙米粥，周末在家的时候，用大蒜 30 克，糙米 150 克，加水煮成米饭。小陈很听话，一个月后，他开心地告诉我说，不仅脚气好了，睡眠也好了。每天早上神清气爽的，整个人精神了很多。

用糙米淘米水洗脸

常食糙米，养于内而美于外，滋养脏腑，除皱消斑。糙米中含有丰富的维生素 E，用糙米做食材，比服用维生素 E 有更好的美容效果。其实，糙米的淘米水也有美容功效，一是其丰富的维生素可以滋养肌肤，二是淘米水中细小的米粉颗粒可以打磨角质、清洁毛孔。在南方农村有一个美容护肤偏方，就是将糙米淘米水煮开晾温后用以洗脸，很多农村老人一生也没有用什么化妆品，用这个偏方，保持着细腻润泽的容颜。

糙米

性味：味甘，性温。

功效：具有健脾养胃、补中益气、调和五脏、镇静神经、促进消化吸收等功效。

适宜人群：一般人群均可食用，尤适宜肥胖、贫血、便秘者。皮肤有痤疮、痘痘者也适宜食用糙米。胃肠消化不好的人慎食。

小贴士

糙米口感较粗，质地紧密，煮起来也比较费时，煮前可以先淘洗干净后用冷水浸泡过夜，然后连浸泡水一起投入高压锅，煮半小时以上。

糙米红薯粥

材料

糙米80克，红薯200克，清水适量。

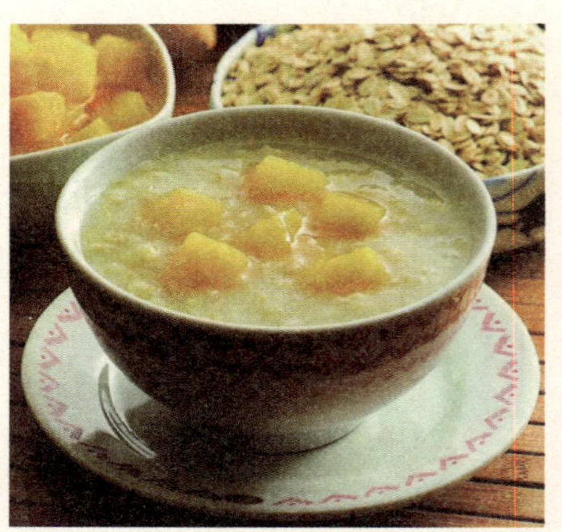

做法

STEP1 糙米洗净后清水浸泡30分钟；红薯切块，将切好的红薯在清水中略浸泡5分钟，以免接触空气久了变黑。

STEP2 将浸好的糙米加入适量的清水，大火煮开后转小火熬煮20~30分钟（米软烂即可）。

STEP3 最后加入红薯一起小火熬到红薯变软即可。

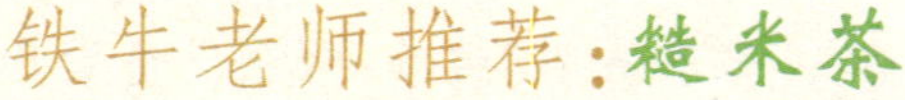

用糙米煮茶喝，可以增强消化系统的吸收功能，提高人体免疫功能，摆脱乏力、烦躁、沮丧等亚健康状态。糙米茶是天然的利尿剂，有促进新陈代谢的作用，帮助排出体内毒素。

黑豆排骨汤

补虚养肾

俗话说:要想长寿,常吃黑豆。黑豆有活血清热、补虚乌发的功效。常喝黑豆排骨汤,可以补肾养血,养发明目。

食用黑豆可以祛风除热、调中下气、解毒利尿,可以有效地缓解肾虚患者尿频、腰酸的症状,对女性白带异常及下腹部阴冷等症也很有效。

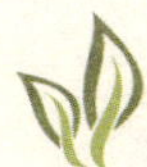

养肾补肾的黑豆

中医认为五脏与食物的颜色具有密切关系,青色入肝,红色入心,黄色入脾,白色入肺,黑色入肾。黑豆特别适合肾虚者食用。女人因为肾虚所致的月经过少、全身倦怠、失眠、头晕脑涨、腰酸背痛、乏力水肿等可平时多用黑豆煲汤。男人因为肾虚所致的尿频尿急、腰膝酸软、听力减退、气短等,可以多吃黑豆豆浆、黑豆粥、醋泡黑豆。用黑豆 50 克,核桃仁 30 克,猪肾 1 个,放在一起炖上 2 小时,放上少许盐调味,是一道很好的补肾靓汤。另外,体虚盗汗,肾虚耳聋,小儿夜尿,可用黑豆 15 克,浮小麦 15 克,水煎服;也可用猪肉 500 克,黑豆 100 克,煮烂熟,任意食用。

高血压、高胆固醇,黑豆也能帮上忙

黄先生 70 多岁了,患高血压已 10 多年,血压曾达到 180/110 毫米汞柱,另外还有视物模糊、全身乏力、心脏早搏等症状。他说自己老了,不中用了。我劝老爷子要乐观,找对了方法,问题就不是问题了。我教他做醋泡黑豆:将黑豆洗净装于罐内,倒入米醋浸没黑豆。如果黑豆将米醋吸干,可再加米醋。时间久了米醋上面会长膜,可将膜除去;如醋浑浊,重新换醋。放置阴凉处或冰箱冷藏保存 10 天后即可食用。每次吃 5 粒黑豆,1 天 3 次,饭后嚼碎咽下;泡过豆的醋可以凉拌菜,也可以冲水喝。黄先生每天坚持,两年后,高血压、心脏病等都有所缓

解。醋泡黑豆味道醇和，口感较好。如果不喜欢醋的酸味，还可以加入少量的蜂蜜。

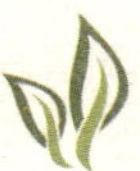

多食黑豆也能缓解膝盖疼痛

中医学认为，老人膝盖疼痛与肝、肾、脾功能的衰弱有密切关联，而黑豆能强化肝、肾、脾等脏器的作用，从而缓解膝盖疼痛。用黄芪30克，黑豆20克，大枣10枚，加水炖汤，大枣黑豆也要一起吃。此汤滋补肝肾，补益气血，对关节疼痛有很好的缓解效果。

黑豆

别名：乌豆。

性味：味甘，性微寒。

功效：适合脾虚水肿、体虚多汗、肾虚耳聋、夜尿频多、白发早生、腰膝酸软、四肢麻痹、白带频多等症。

适宜人群：黑豆炒食燥热，会损伤脾脏，虚弱之人不宜食用；黑豆不易消化，消化功能不佳、食积腹胀者要少食或不食；黑豆嘌呤含量较高，有肝、肾疾病的患者要少食或不食。

小贴士

黑豆去皮后，一种是黄仁，一种是绿仁。黄仁的是小黑豆，绿仁的是大黑豆。若是白仁的，是黑芸豆，而并不是真正的黑豆。

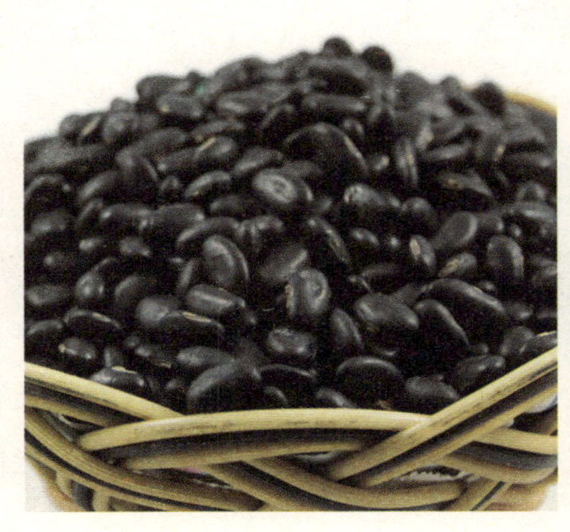

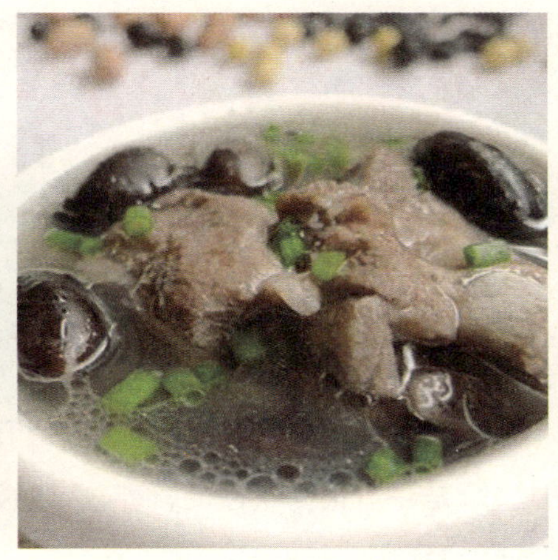

黑豆排骨汤

材料

黑豆 100 克，排骨 250 克，香菜碎（香葱）、盐适量。

做法

STEP1 黑豆提前用清水泡发，排骨洗净。

STEP2 将排骨与适量水一起大火煮开，撇干净浮沫。

STEP3 加入黑豆，小火煲 5～6 小时，最后加盐调味即可。

STEP4 吃时放点香菜碎或香葱。

铁牛老师推荐：黑豆乌鸡汤

黑豆乌鸡汤可补血养颜，乌发，养心安神。用黑豆 150 克、何首乌 100 克、乌鸡 1 只、红枣 10 枚、生姜 5 克、精盐适量煲汤喝。黑豆有滋补肝肾、活血补血、丰肌泽肤等功效，久服可使皮肤变得细白光洁；何首乌补肝肾、益精血；乌鸡健脾补中、养阴退热；红枣健脾和胃、益气生津，多食可使人面色红润。

黄豆猪蹄汤

补血通乳，养颜的美容汤

黄豆因其营养价值高被人们广泛食用。黄豆炖猪蹄有补血通乳、养颜美容的功效，是一道很受欢迎的营养菜，还被称为“美容汤”。常吃黄豆炖猪蹄，能促进脑细胞发育，增强记忆力。

中医认为，服食黄豆可益气养血，健脾宽中，润燥消水。以黄豆为原料做的豆腐、豆浆、腐竹、豆芽等，都是餐桌上的常见食品。

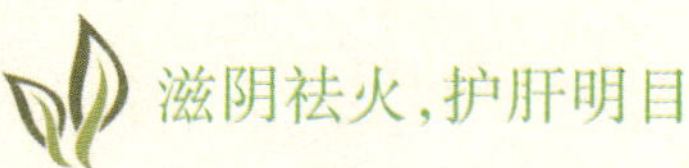

滋阴祛火，护肝明目

黄豆清热、解毒、利尿。夏天，黄豆被该派上大的用场了。烈日曝晒之后，用瓜菜或肉类做汤时，加入一把黄豆，既可消暑散热，又能增加营养。黄豆也是做凉拌菜的好食材，腐竹拌黄豆、粉丝拌黄豆、芹菜拌黄豆，美味爽口又营养丰富。用黄豆 200 克，新鲜苦瓜 500 克，猪排骨 250 克，生姜几片，加入适量食盐，煲汤，是夏季老少皆宜的一道靓汤。

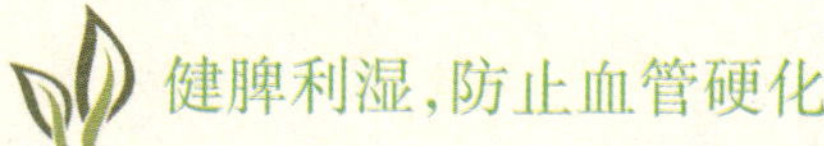

健脾利湿，防止血管硬化

南方人喜欢在煲瘦肉或鱼汤时放上一把黄豆，味道清甜又补气，非常适合体内有热但又体质虚弱受不起凉茶的人喝。冬瓜薏米黄豆猪骨汤、茅根黄豆猪展汤等，祛除湿气的同时，也能防止血管硬化。

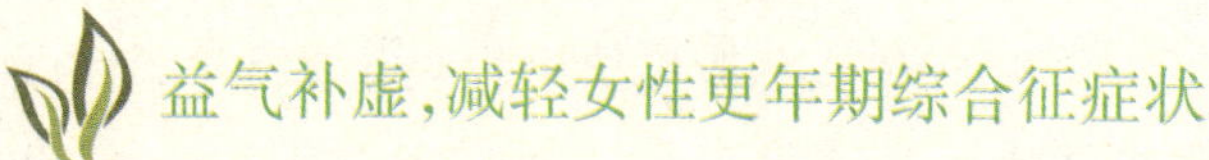

益气补虚，减轻女性更年期综合征症状

大豆中所含的大豆异黄酮，是一种结构与雌激素相似，具有雌激素活性的植物性雌激素，能够减轻女性更年期综合征症状，延迟细胞衰老，使皮肤保持弹性。更年期的妇女可多食用黄豆及豆制品。

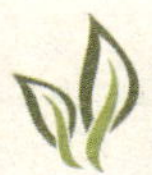

消肿止痛，黄豆也能帮上忙

50多岁的连女士，左侧小腿肚子不小心被砸到，肿得厉害。我告诉她将500克黄豆煮烂、捣碎成泥，等水分干得差不多时，倒入250克食醋拌匀，把拌好的糊敷在伤痛处，再用纱布缠好，3天后打开。她试了一下，消肿止痛的效果的确很好。外伤所致的肿痛黄豆可以帮上忙，由于脾胃运化功能失调、营养不良造成的水肿，黄豆也能帮上忙。用黄豆250克，花生100克，麦芽50克，鸡内金50克，炒熟研为末，加白糖50克，混合均匀。每次嚼服30～60克，温开水送下。对于脾虚或营养不良性水肿很有效。

黄豆

别名：大豆、枝豆。

性味：味甘，性平。

功效：黄豆具有健脾宽中、润燥消水、清热解毒、益气的功效，还能抗菌消炎，对咽炎、结膜炎、口腔炎、菌痢、肠炎都有效。

适宜人群：一般人群均可食用。大豆在消化吸收过程中会产生过多的气体造成胀肚，故消化功能不良、有慢性消化道疾病的人应尽量少食。也不宜过量进食，否则会出现疲倦、嗜睡、贫血、身体无力等症状。

小贴士

黄豆性偏寒，胃寒者和易腹泻、腹胀、脾虚者以及常出现遗精的肾亏者不宜多食。黄豆不可生吃，有毒。食用了不完全熟的豆浆可能出现包括胀肚、拉肚子、呕吐、发烧等不同程度的食物中毒症状。

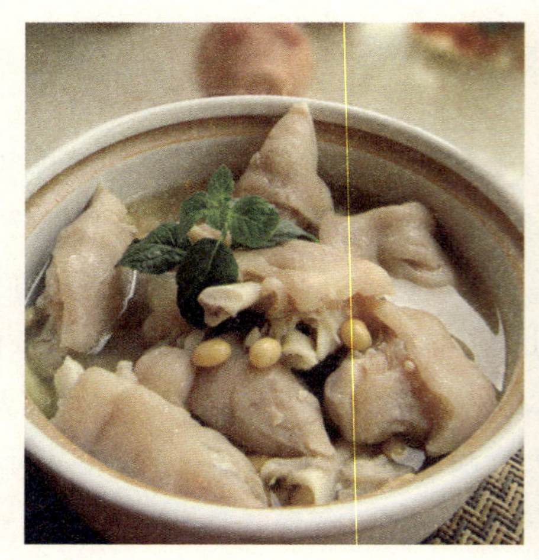
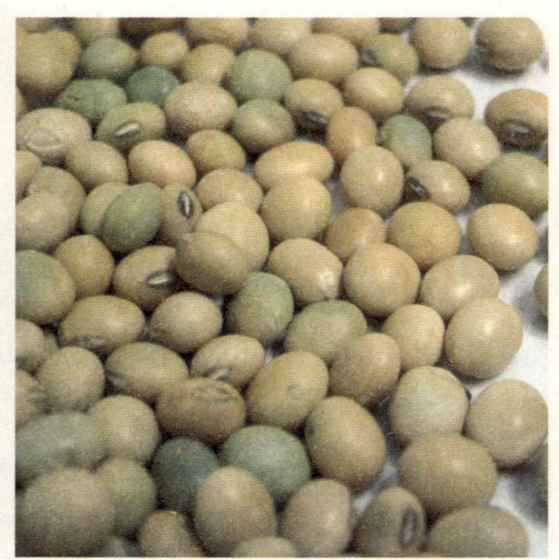

黄豆猪蹄汤

材料

黄豆 100 克，猪蹄 1 个，胡椒粒、姜、盐适量。

做法

STEP1 猪蹄用沸水烫后拔净毛，刮去浮皮；黄豆提前浸泡 1 小时备用。

STEP2 猪蹄加入清水、姜片煮沸，撇沫。

STEP3 加上酒、胡椒粒及黄豆，加盖，用文火焖煮。

STEP4 至半酥，加盐，再煮 1 小时即可。

铁牛老师推荐：黄豆猪肝汤

黄豆 100 克，煮至皮裂豆熟时，加入猪肝 100 克（切片）煮熟。可用于调理贫血、面色萎黄、夜盲、营养不良等症。此汤具有益气健脾、消食和中的功效，还可以补铁养血，特别适合妇女和儿童。

牛奶煮玉米

清湿热，平肝胆，利尿消肿

玉米做为谷物类最为常见的食品，是人们爱不释手的主食。牛奶煮玉米，煮出奶香的甜玉米，更增加了玉米的美味与魅力。

玉米有“保健佳品”的称号，有清湿热、利肝胆、延缓衰老等功效，经常食用玉米对高血脂、高血压等心脑血管疾病都有预防作用，还有一定的健脑、防癌的效果。玉米粒、玉米须、玉米茎芯，玉米全身都是宝。

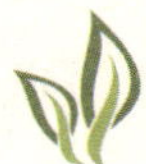

胆结石可用玉米须来调理

刘先生患有胆结石，我观察刘先生湿热重，建议他忌吃肝脏、肥肉等食物，每天用玉米须、鸡内金适量煮水喝，也要常喝玉米须冬瓜汤。坚持了几个月，刘先生再去检查，胆结石变小了。玉米须清肝利胆，脂肪肝也可常用玉米须煮水喝。

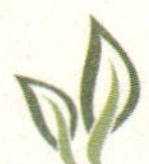

鼻炎，玉米须显神效

郭先生有严重的鼻炎，一直吃药，都没有很好的效果，用过很多偏方也不够理想。我告诉他用玉米须塞鼻子，每天看电视时，两个鼻孔换着塞，一天塞半小时左右。反正没啥麻烦的，郭先生就买了玉米须回家坚持做，几天后鼻子通透了，也不打喷嚏了。半个多月，鼻炎就这么好了，还去了根，几年没复发了。玉米须可以解决鼻炎的问题，对慢性前列腺炎同样有用。用玉米须 20 克，马齿苋 10 克，开水冲泡，代茶饮，每天 2 次，对缓解慢性前列腺炎的症状有一定的效果。

浮肿，用玉米须可以消肿

赵先生的父亲严重肾衰竭，造成全身水肿，我建议赵先生每天用玉米须煮水给他父亲喝。坚持半个多月后，赵先生父亲的全身水肿已有所缓解。玉米须煮水可利尿消肿、降压，是水肿、高血压、慢性肾炎患者很好的调理食材。

玉米

别名：玉蜀黍、苞谷、苞米、珍珠米、棒子。

性味：性平，味甘。

功效：有利尿消肿、平肝利胆、健脾渗湿、调中开胃、益肺宁心、清湿热等功效。一般人群均可食用。尤适宜便秘、高血压、动脉硬化患者。腹胀、尿失禁患者忌食。

小贴士

玉米和海螺、田螺一起吃容易中毒。

牛奶煮玉米

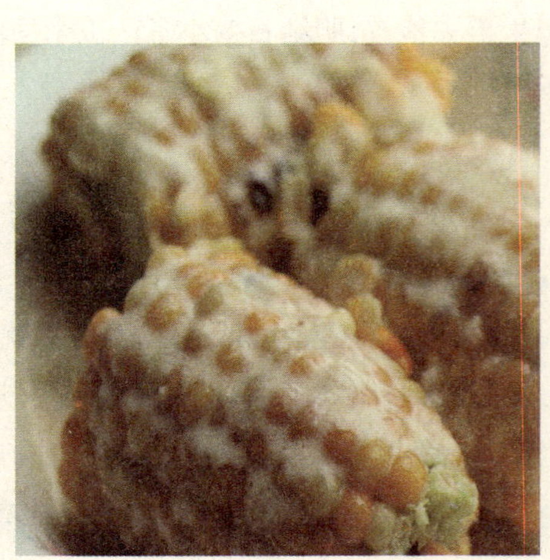

材料

牛奶、玉米、蜂蜜。

做法

STEP1 将牛奶、玉米放入锅中，加水煮沸。

STEP2 水沸后煮20分钟，即成。

STEP3 在煮好的玉米上涂上蜂蜜，即可。

铁牛老师推荐：松仁玉米

松子有益气健脾、润燥滑肠之功效；玉米有健脾开胃、除浊利尿、降脂降压等功效。松仁玉米适用于尿路结石、高血压、高脂血症等的调理。

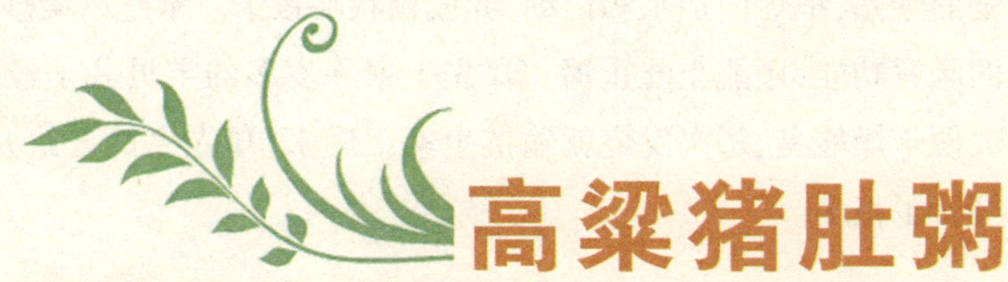

高粱猪肚粥

养肝益胃，对慢性腹泻效果好

高粱脱壳后即为高粱米，按颜色有红、白之分。高粱是高粱酒的原料，而高粱米作为粗粮，因为口感确实不太好，少人问津，但是这不妨碍它的营养价值。

中医认为，高粱具有温中健脾、固肠胃、止吐泻的作用。高粱的主要功效是补气、健脾、养胃、止泻，特别适用于小孩消化不良，脾胃气虚，大便稀溏等不良症状，患有慢性腹泻的病人常食高粱米粥有明显的调养效果。

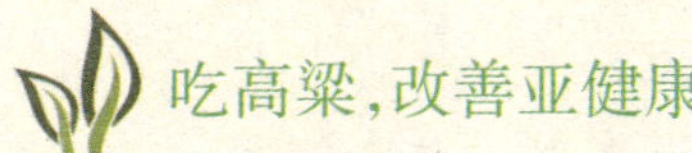

吃高粱，改善亚健康

高粱有利尿、补气、养胃的作用，因此，对于那些体质较弱、工作压力大、精神紧张、消化不良的人来说，经常吃些高粱是很不错的。通常可以把它做成稀粥、窝头、煎饼等。也可以用高粱米 50 克、黑豆 20 克、大枣 10 个、白糖 30 克，做成高粱黑豆大枣饭。高粱、黑豆都是“皮糙肉厚”的食物，做之前先用水泡上 4 ~ 5 个小时，再一起煮来吃。常吃，能补肾活血、改善亚健康，还有美容养颜的作用。

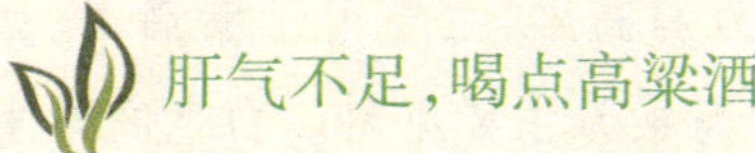

肝气不足，喝点高粱酒

在报社工作的刘先生很郁闷地向我求助，他说，工作压力大，再加上久坐、熬夜，常觉眼睛酸涩，精神恍惚，容易疲劳。刘先生脸色萎黄，手指冰凉，还有消化不良的症状。我建议他晚上睡前适量喝点高粱酒。坚持了一段时间，刘先生的不适症状果然有所缓解。

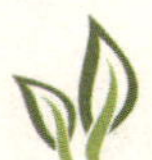

孩子脾胃不健，常吃高粱炒面

小孩子由于脾胃功能还不怎么健全，很容易消化不良、积食、腹胀。高粱就是父母们的好帮手了。可以去超市买些高粱面，放在文火上干炒，炒熟后加入适量的白糖，做成炒面给孩子吃。也可以先在炒锅中放入少量的食用油，然后加高粱面炒熟，把炒面加水和白糖，弄成糊状喂孩子。常吃高粱炒面不但能改善孩子的肠胃功能，还能止吐止泻。郑先生家一岁多的宝贝儿子经常发烧，肚腹胀热，大便干燥酸臭，每次发烧就输抗生素。后来，郑先生试着给儿子吃高粱面，情况好转了很多。

高粱

别名：蜀黍、高粱、芦粟、桃粟、蜀秫、木稷、荻粱。

性味：味甘，性温。

功效：具有和胃、消积、温中、涩肠胃、止霍乱的功效；主治脾虚湿困、消化不良及湿热下痢、小便不利等症。

适宜人群：一般人都可食用。糖尿病患者应禁食高粱，大便燥结以及便秘者应少食或不食高粱。

小贴士

高粱有红、白之分。红色高粱米称为酒高粱，主要用于酿酒，比如中国的名酒茅台、五粮液、汾酒等都是以红高粱为主要原料。白色高粱米则食用。

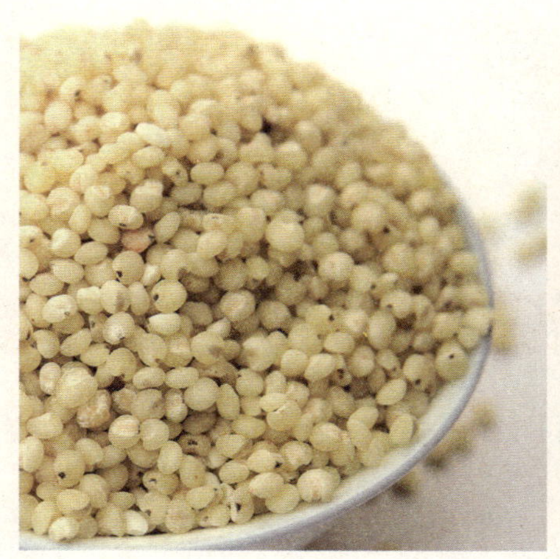
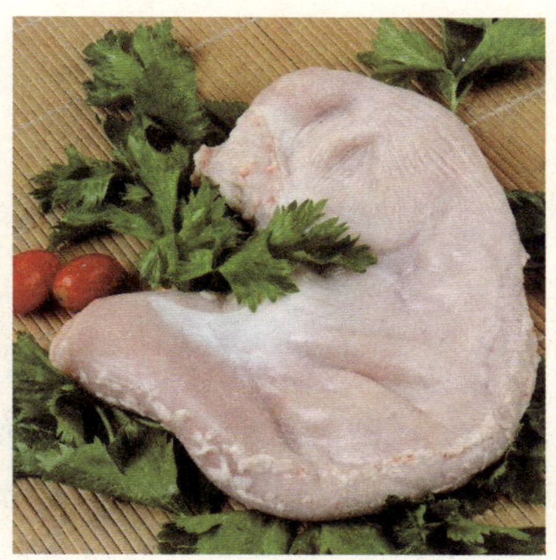

高粱猪肚粥

材料

高粱 90 克，莲子 60 克，猪肚 100 克，大米 50 克，胡椒 3 克，盐 3 克。

做法

STEP1 将高粱米炒至褐黄色有香味。

STEP2 把猪肚、莲子、胡椒洗净，与高粱米、大米一齐放入锅内，加清水适量，大火煮沸后，小火煮至高粱米熟烂，调味即可。

铁牛老师推荐：高粱甘蔗粥

先把泡软后的高粱加清水煮成粥状，加入甘蔗汁，搅匀后再稍煮片刻，就煮成高粱甘蔗粥，这是一道滋阴润燥、清热和胃的滋阴益寿粥，具有益气生津的作用，对老人痰热咳嗽、口干舌燥、唾液黏涎者有很好的效果。

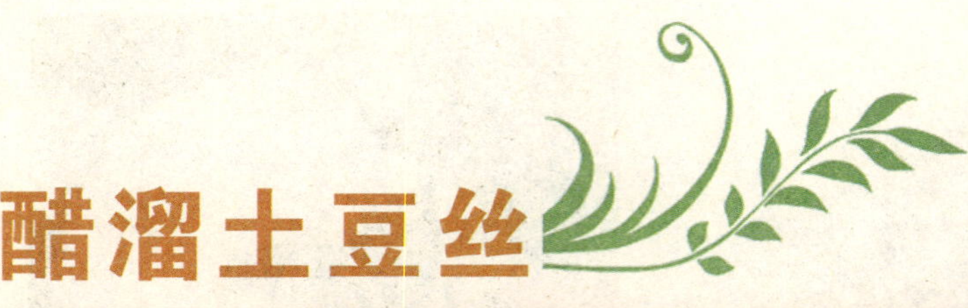

醋溜土豆丝

健脾胃，消肿痛

醋溜土豆丝是百姓饭桌上的家常菜品，味道咸中带酸，口感脆爽，营养丰富，有和中养胃、降糖降脂、美容养颜等功效。

土豆含有丰富的维生素，又能供给人体大量的热能，被称为“十全十美的食物”。中医认为，土豆具有和胃调中、益气健脾、强身益肾、消炎、活血、消肿等功效，可辅助治疗消化不良、习惯性便秘、神疲乏力、慢性胃痛、皮肤湿疹等症。

多吃土豆，预防肠道疾病

土豆含有大量膳食纤维，能宽肠通便，帮助机体及时排泄代谢毒素，防止便秘，预防肠道疾病的发生。中医认为土豆能和胃调中、健脾益气，对胃溃疡、习惯性便秘等疾病有裨益。多吃土豆，预防肠道疾病，肠胃好了，精神能不好吗？

新鲜土豆片治疗带状疱疹

田女士的左乳房下面生了一片红疹，上面还有小水泡，很痛，自已用皮炎平，但是不见有效果。她找到我，我看她这是得了带状疱疹，不算严重。我告诉她用最简单的方法——用新鲜土豆片敷，同时多吃土豆。田女士敷了两天，红疹就不见了。治疗带状疱疹要清热解毒，补气活血，土豆具有此种功效，所以“药”到病除。

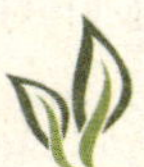

神奇的土豆片

外伤、扭伤、烫伤、刀伤等，都可以用新鲜土豆片敷。5 岁的乐乐玩耍时扭伤了脚，肿了起来。我告诉他的妈妈回家用土豆片敷，勤换，半个多小时就能消肿。

青春期或者熬夜上火，冒了痘痘，都可以用生土豆片敷。土豆中含有丰富的维生素，加上解毒、消炎、散肿的作用，很快症状就能缓解。

土豆片也可以退烧。王先生家的女儿受了点风寒发烧了，他在买药的路上遇见我，我建议他用敷土豆片的方法降烧，再吃些祛寒的汤水。王先生回家切了两块薄薄的土豆片，敷在孩子的额头上，土豆片有点热了，就换一片，敷了几次，孩子就缓过劲了。

土豆

别名：洋芋、地蛋、山药蛋、洋番薯、马铃薯、馍馍蛋。

性味：味甘，性平、微凉。

功效：有和胃调中、健脾利湿、解毒消炎、宽肠通便、降糖降脂、活血消肿、益气强身、美容、抗衰老之功效。

适宜人群：一般人均可食用。孕妇慎食。糖尿病、关节炎患者忌食。

小贴士

土豆皮色变绿变紫者有毒，不可食用；发芽的土豆内含大量的龙葵素，对人体有害，可引起恶心呕吐、头晕腹泻，严重的还会造成死亡，故应禁止食用。

醋溜土豆丝

材料

土豆200克，食用油、干辣椒、醋、盐、花椒适量。

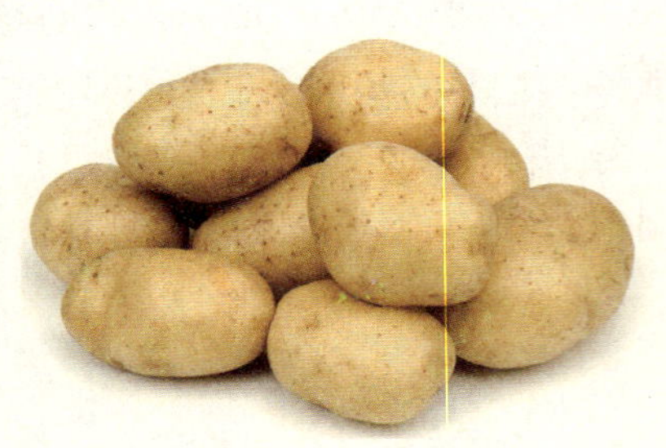

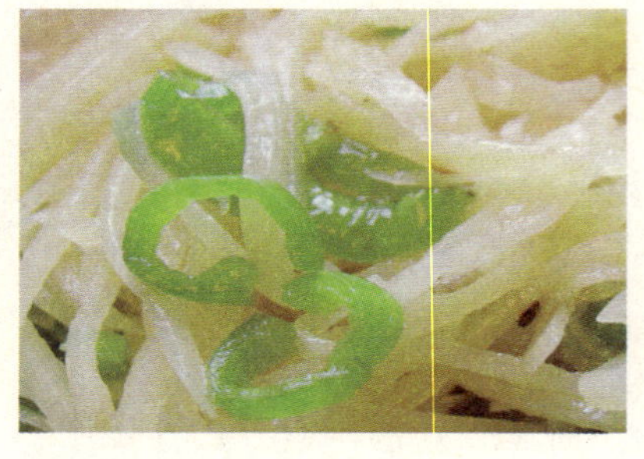

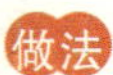

做法

STEP1 土豆削皮，切丝，浸泡在凉水里15分钟后捞起来沥干水分；蒜切末，干辣椒切段。

STEP2 锅里倒油，待油热，放入干辣椒和花椒，爆香；放入土豆丝，翻炒；依次放盐、醋。

STEP3 大火翻炒2分钟，关火。然后放入准备好的蒜末，和匀，即可装盘。

铁牛老师推荐：土豆烧排骨

土豆是低热能、多维生素和微量元素的食物；排骨提供人体必需的优质蛋白质、脂肪，尤其是其丰富的钙质可维护骨骼健康。土豆烧排骨适宜于气血不足者及幼儿、老人食用。

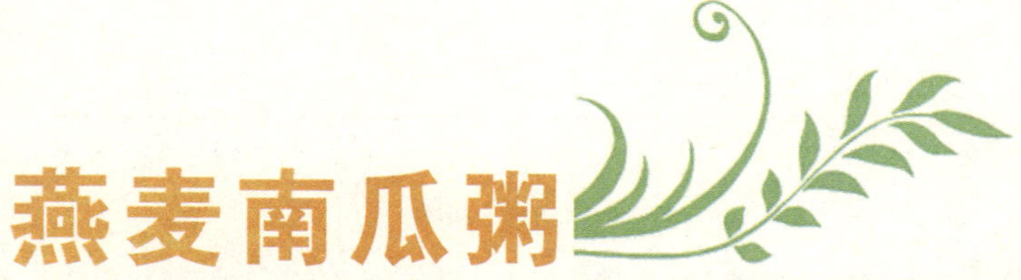

燕麦南瓜粥

降糖减肥，延年益寿

经常食用燕麦米有非常好的降糖、减肥、软化血管、降低心脑血管发病率的作用。南瓜能促进胆汁分泌，加强胃肠蠕动，帮助食物消化。燕麦南瓜粥健脾、养胃、补血，能达到美容养颜的效果。

在欧洲，燕麦被称为“家庭医生”、“植物黄金”、“天然美容师”，它不仅可以预防动脉硬化、脂肪肝、糖尿病、冠心病，而且对便秘以及水肿等有很好的辅助效果。

降低胆固醇

现在的人，饮食更精细，吃饭更挑剔，却更容易患上高血脂、高血糖等疾病。如果每天食用一勺燕麦片，连续一个月，就能有效地降低人体血液中的胆固醇。用燕麦片 100 克，红枣 15 枚，煮粥食用，常吃能够健脾养血，益气生津，保护心脑血管。

燕麦的减肥功效

对于紧张的上班族来说，燕麦是营养丰富又不容易发胖的健康食品。燕麦中膳食纤维丰富，可长时间保持饱腹感，防止摄入过多的油腻食物，从而达到减肥瘦身的效果。燕麦粥还有通便的作用，很多老年人大便干燥，容易导致脑血管意外。燕麦能解老年人的便秘之忧。

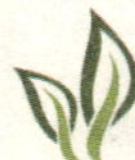

燕麦面膜的美容作用

燕麦中含有大量的抗氧化成分，这些物质可以减少黑色素的形成，淡化色斑，增加肌肤活性，延缓肌肤衰老等。燕麦加牛奶做成面膜，可以缓解肌肤因痤疮、黑头产生的斑点，只要问题不是特别严重，几天就会有明显效果。

燕麦

别名：雀麦、野麦、油麦、玉麦、稞燕麦。

性味：性平，味甘。

功效：具用益肝和胃之功效，用于肝胃不和所致食少、纳差、大便不畅等。

适宜人群：一般人群均可食用。尤适宜便秘、糖尿病、脂肪肝、高血压、高血脂、动脉硬化患者。肠道敏感人群慎食。

小贴士

燕麦一次不宜食用太多，否则会造成胃痉挛或腹胀。孕妇忌食。内火旺盛、肝肺热燥者不宜食用过多。

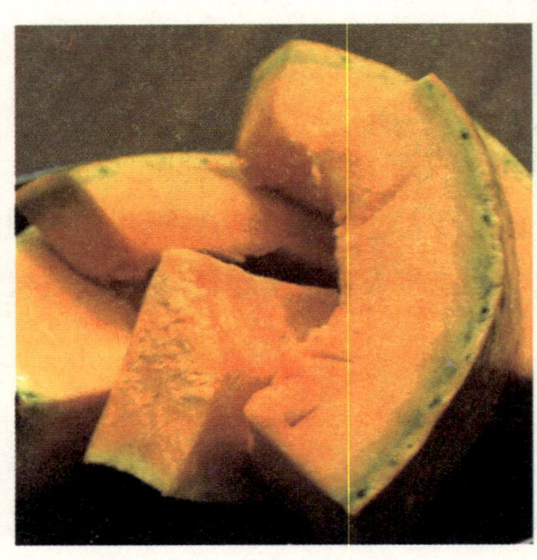
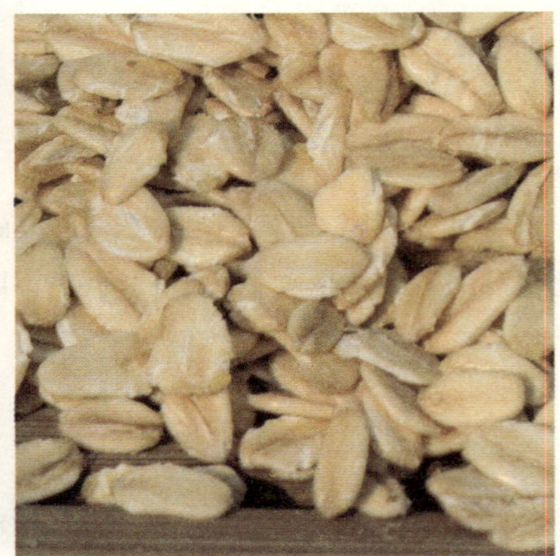

燕麦南瓜粥

材料

南瓜 150 克，燕麦片 50 克，大米 50 克，盐适量。

做法

STEP1 南瓜洗净，去皮、瓤，切块；大米淘洗干净，用清水浸泡 30 分钟。

STEP2 锅内放入泡好的大米和适量清水，大火煮沸。

STEP3 粥煮沸后转小火煮 20 分钟；放入南瓜块，小火煮 10 分钟；加入燕麦片，小火煮 10 分钟至米烂瓜熟，加盐调味即可。

铁牛老师推荐：燕麦百合粥

百合洗净，放锅中加水煮沸，放入燕麦，搅拌均匀后再煮沸，就成了燕麦百合粥。此粥可润肺止咳，适用于肺结核、支气管炎、咽喉炎等症的调养。此粥还可以补虚敛汗，对自汗盗汗等症的调养很有帮助。

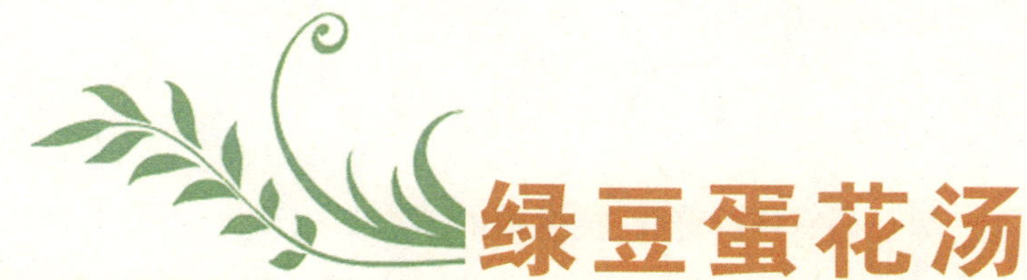

绿豆蛋花汤

清火热，解百毒

李时珍称绿豆为“食中佳品，济世长谷”。绿豆蛋花汤，具有清热、解毒、祛火的功效，常食可滋阴润燥，除烦安神。

绿豆可消肿通气，清热解毒，补肠胃。经常吃，可益元气，调五脏，安心神。用绿豆作的枕头可明目。用绿豆煮汤可解渴，解药草、金石之毒。

绿豆解百毒

绿豆可解百毒，能帮助体内毒物的排泄。白女士请朋友吃烤生蚝，大家吃得不亦乐乎。第二天，大家又拉肚子又发烧。我推断是因为生蚝不新鲜，中毒了。我叫她们赶紧煮绿豆生姜汤喝，喝完以后蔫了的几个人又恢复了元气。绿豆有解百毒的功效，从事化工、建材等可能会接触高浓粉尘、强辐射的人，要常煮绿豆汤来吃。

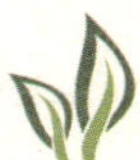

绿豆就是“防火墙”

清热祛火也是绿豆的强项，绿豆可以起到“防火墙”的作用。王先生口腔溃疡，喉咙也痛，喷了西瓜霜也不见好转。我告诉他做绿豆蛋花汤或者直接煲绿豆汤，就这么喝了几次，症状减轻了很多。绿豆性凉，对热肿、热渴、热痢、痘毒、斑疹等都有很好的效果。但要注意的是，绿豆性凉，脾胃虚寒的人少食。

脂肪肝也可试试用绿豆

孔女士愁眉不展地来找我，她老公查出了高血脂，还有中度脂肪肝，可就是戒不了酒。我告诉她说，既然这样，那就每次喝酒后，给他做绿豆枸杞醒酒汤。孔女士还真坚持，每次老公喝酒回来，她都会给他煮一些绿豆枸杞汤喝。后来再次检查身体，血液指标明显好转，脂肪肝减为轻度，而且还有意外收获，老公的脾胃也比之前好了很多。

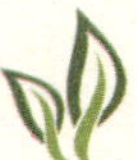

用绿豆排毒美肤祛痘痘

绿豆还有排毒美肤、抗过敏的功能。用薏仁、绿豆各80克，蜂蜜10克，煮汤喝，清热除湿，祛除青春痘。绿豆能有效清洁肌肤和毛孔，使皮肤润泽、有弹力。用研磨得细细的绿豆粉加蜂蜜调成面膜敷脸，对青春痘同样可以起到很好的效果。

绿豆

别名：青小豆、植豆、交豆。

性味：味甘，性寒。

功效：有清热解毒、消暑利水、抗炎消肿、保肝明目、止泄痢、润皮肤、降血压、清除血液中胆固醇、防止动脉粥样硬化等功效。

适宜人群：一般人群均可食用。脾胃虚弱的人不宜多食。

小贴士

绿豆宜煮熟后食用，未煮烂的绿豆腥味强烈，食后易恶心、呕吐。此外，小儿脏腑较弱，不宜大量久服绿豆，以免寒凉伤胃。绿豆不可与鲤鱼同吃。

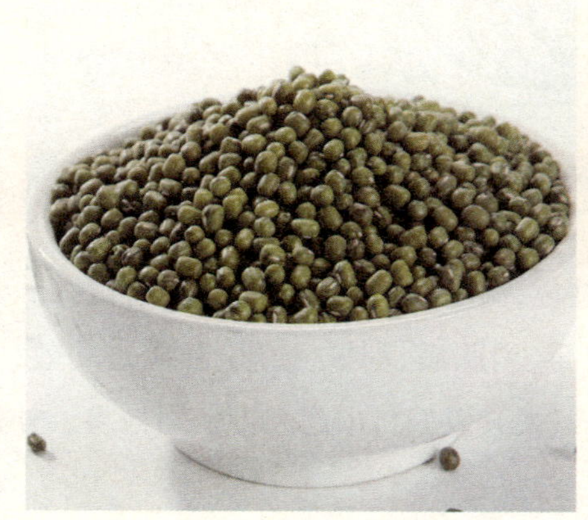

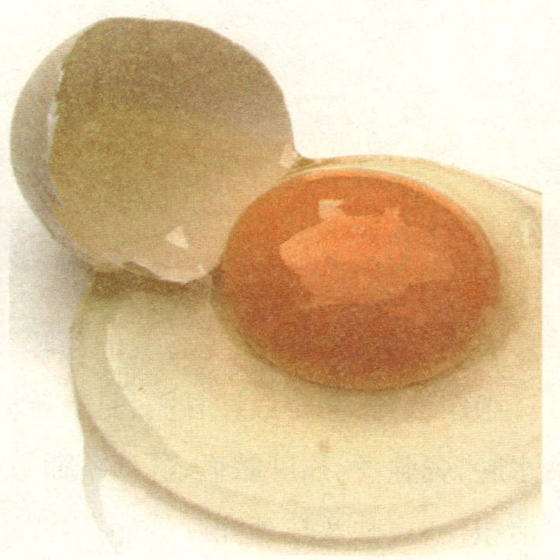

绿豆蛋花汤

材料

绿豆1小把，鸡蛋1个，白糖适量。

做法

STEP1 绿豆冲洗干净，加适量清水浸泡10分钟。

STEP2 将鸡蛋打散，打得越散蛋花汤越细腻。

STEP3 将泡好的绿豆煮开。

STEP4 取滚烫的绿豆汤，冲入蛋液内。

STEP5 将蛋液与绿豆汤搅拌均匀，加入适量白糖。

铁牛老师推荐：绿豆百合粥

绿豆能清热消暑，利尿解毒。百合有清心润肺，安神去躁的作用。绿豆百合粥，清肺润燥止咳，清心安神定惊，为肺燥咳嗽、虚烦不安所常用，是夏季饮食的佳品。

赤小豆鲤鱼汤

利水消肿，健脾祛湿

赤小豆鲤鱼汤是一道传统的药膳，补虚，温中下气，除温利水，温胃散寒。

中医认为，赤小豆性甘平，具有除热毒、消胀满、利尿、通乳、补血之功效，主治水肿、腮腺炎、痛肿脓血、乳汁不通等症，尤其以妇科中药配方使用最多。外敷可治扭伤、血肿及热毒痈肿等症。

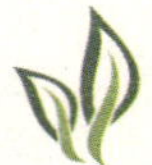

健脾利胃，消除水肿

赤小豆可用于调养心脏性和肾脏性水肿、肝硬化腹水、脚气病浮肿，也可外用于疮毒之症。用赤小豆做成的赤小豆冬瓜汤或赤小豆粥，粥中可加入适量红糖，每日早晚温热服食，能够健脾胃、消水肿、利小便、止泻痢、通乳等，对产后浮肿尿少以及老年人手足浮肿、小便不利、大便稀薄的调养有很好的作用。

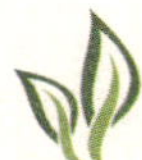

赤小豆也可祛湿治脚气

脚气往往是因为体内湿气过重，湿行下注所致。赤小豆利水消肿的作用，对脚气的调养很有帮助。有脚气的人，也可以尝试食用三豆汤——赤小豆、白扁豆、黑豆，均量共煮，食豆喝汤，效果很好。体内湿气过重，会让人觉得困倦、四肢沉重、没有食欲、手脚冰冷、皮肤起疹、脸上黏腻不舒服，甚至出现肠胃炎等现象，所以祛湿是很重要的。

排毒养颜，预防便秘

有些人早晨不容易醒，起床后总有倦怠感，梳头时掉头发，眼睛昏花，脸部皮肤粗糙，呼吸道容易“上火”，腰腹部出现赘肉，消化不良，经常发生便秘、腹泻等等，这些都是体内有毒素，免疫力低下的表现，建议多吃些排毒润肠的食物。用赤小豆30克，鸡内金10克，将赤小豆加清水煮，将熟时，放入鸡内金末调匀，可作早餐食用。常吃可清热利湿、消积化瘀，对青春痘、黄褐斑、肥胖有效。

赤小豆

别名：赤豆、红小豆、亦豆、朱赤豆。

性味：性平，味甘、酸。

功效：利水除湿，和血排脓，消肿解毒。治水肿、脚气、黄疸、泻痢、便血、痈肿。

适宜人群：一般人群均可食用。尿频者少食。

小贴士

很多人分不清楚红豆和赤小豆这两种豆子。赤小豆是扁身的，而红豆是圆身的。红豆，个头稍大，表面为暗棕红色。赤小豆，个头较小，呈细长形，有红有黑。

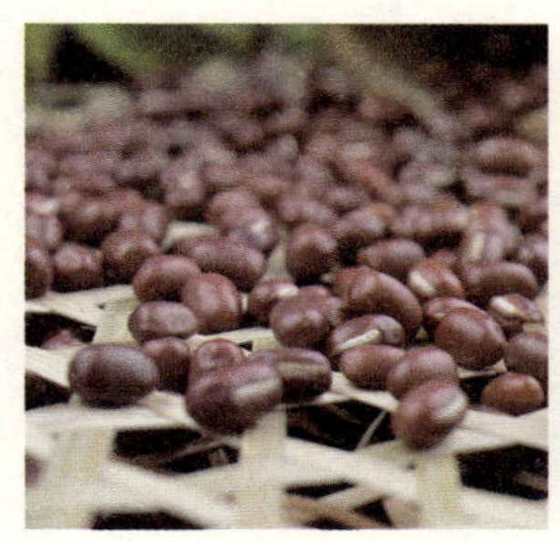

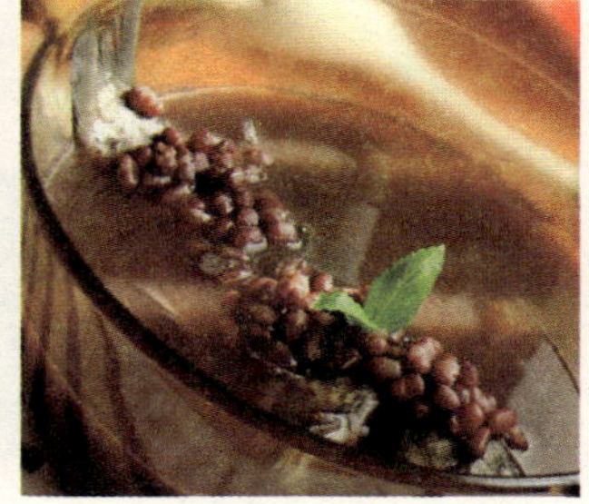

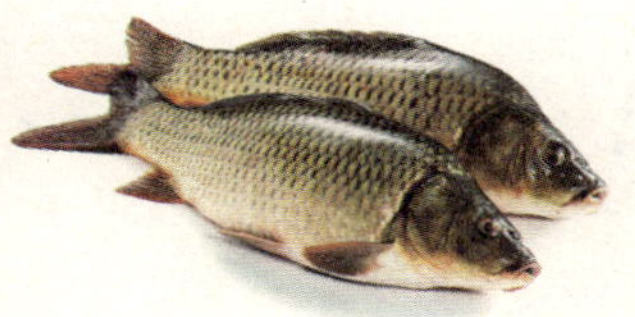

赤小豆鲤鱼汤

材料

赤小豆200克，鲤鱼500克，陈皮、大葱、姜片、食盐等。

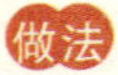

STEP1 赤小豆洗净后浸泡一夜;鲤鱼煎至两面金黄。

STEP2 所有材料一次性放入汤煲内,加足水,加入陈皮、大葱、姜片、食盐等,大火煮沸后转小火煲2小时即可。

铁牛老师推荐:莲子赤豆沙

用赤小豆250克、莲子60克、冰糖适量煮来吃。赤小豆具有清热解毒、健脾益胃、利尿消肿、通气除烦等多重功效,莲子则能养心安神、清心润肺。口感柔滑细腻的莲子赤豆沙具有清肺、和胃的功效。

五蔬篇

俗话说：三天不吃青，两眼冒金星。中医认为，菜之于人，补非小也，谨和饮食五味，脏腑以通，血气以流，骨正筋柔，腠理以密，寿命可以长久。一年四季，蔬菜琳琅满目，不同的蔬菜有不同的性味和效用，不同的搭配对身体又有不同的作用。

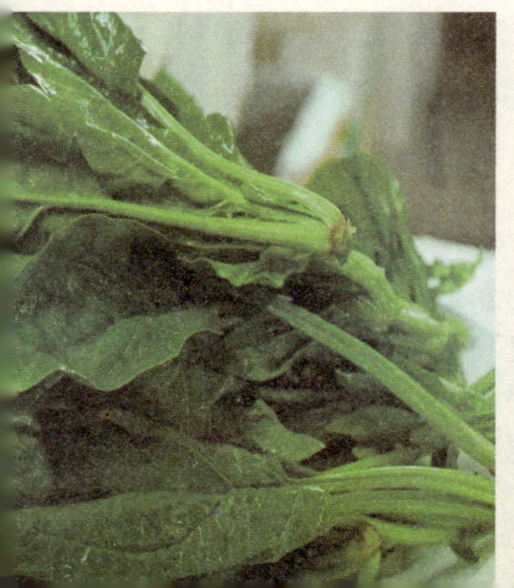
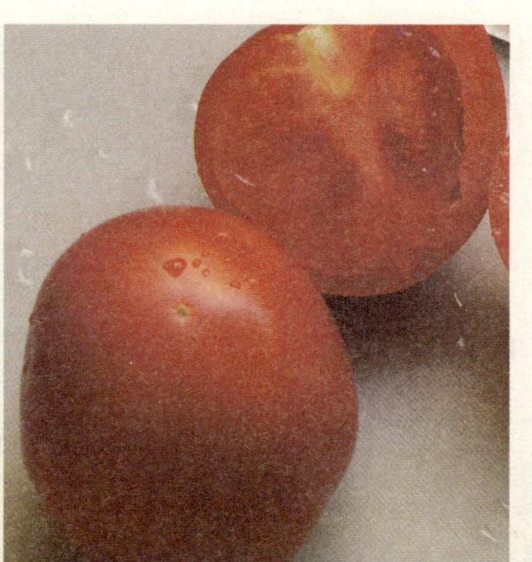
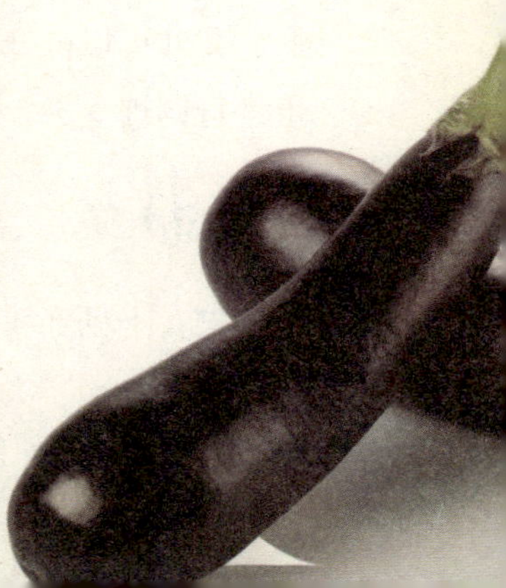

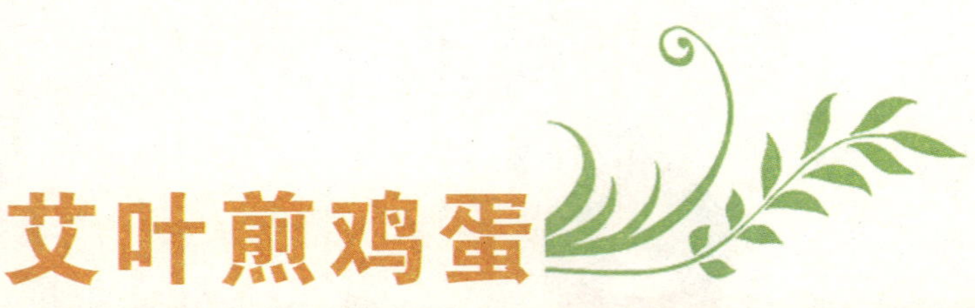

艾叶煎鸡蛋

祛寒除湿，通经络

民谚有“七年之病，求三年之艾”，意思是说七年的病很顽固，但三年以上的陈艾却有可能治愈它。艾叶浓郁的清气能祛邪避害，驱虫防病。艾叶能温经止血，散寒止痛，同时对女性月经不调、痛经、宫寒不孕、胎动不安、心腹冷痛有非常好的效果。

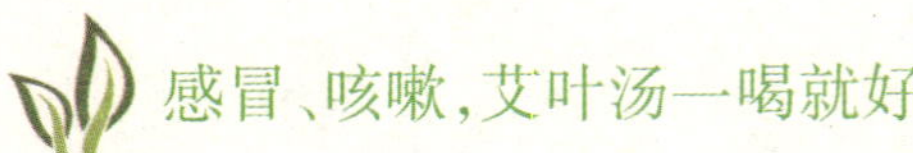

感冒、咳嗽，艾叶汤一喝就好

艾叶，清香四溢，吃起来清苦中带馨香，有一种特有的美味。在乡下，家家户户都能找得到艾叶，艾叶被普遍使用。一般受凉感冒，咽喉疼痛，浑身酸疼或伴有发烧时，用艾叶煮水泡脚，泡到身体微微发汗，再喝点生姜红糖水，美美地睡上一觉，感冒很快就会痊愈。艾叶鸡蛋汤、艾叶生姜汤、艾叶粥，对付感冒咳嗽也很有效。

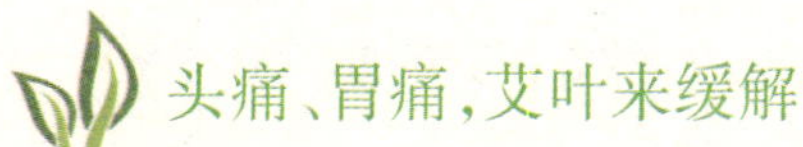

头痛、胃痛，艾叶来缓解

侄子陪同学小陈过来找我，小陈说自己经常踢足球，踢完球后大汗淋漓再冲个冷水澡，神清气爽，身体一直很棒，就是有个小毛病——时不时头痛，而且很多时候是在踢球冲完凉后。我让小陈用艾叶煎蛋或者煮艾叶鸡蛋汤，每天吃一次，每次一个鸡蛋。连吃几天，小陈发现头很少痛了，而且痛得不那么厉害了。小陈的头痛是因为热热的身体冲冷水澡，寒湿入侵，刺激经络，气血运行不畅，不通则痛。艾叶可以散寒止痛，因寒而致的腹痛、胃痛也可以吃艾叶鸡蛋汤、艾叶煎鸡蛋进行调理。

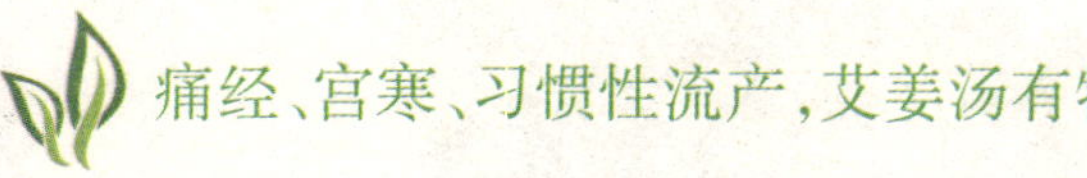

痛经、宫寒、习惯性流产，艾姜汤有特效

朱女士见到我的时候已经33岁了，结婚八年一直怀不上孩子。小腹摸上去

总是凉凉的，痛经好些年了。我告诉她每天坚持吃艾姜煮蛋。用艾叶 10 克，干姜 15 克，鸡蛋 2 个，红糖适量；将干姜切片，和洗净的艾叶、鸡蛋一同放进锅里，加适量清水，先用文火把鸡蛋煮熟，然后把煮熟的鸡蛋剥壳，再放进锅里药汁中煮 10 分钟，加进红糖。一年多后，朱女士抱着孩子来感谢我，我真替她高兴。

艾叶能暖气血、温经脉，专治女性气血寒滞、腹中冷痛；干姜能去脏腑之沉寒，最擅治下焦虚寒、胃部冷痛；而在艾姜汤中加入鸡蛋和红糖，则能补血活血、扶正祛邪，让女人渐渐暖起来。

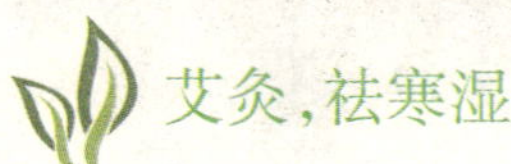

艾灸，祛寒湿

艾灸是中医常用的防治疾病的一种方法，可用来调理寒邪所致的痹症、腹痛、泄泻，阳气不足所致的脱肛、崩漏、带下等。女性还可以用艾叶煮水熏蒸。煮一盆艾叶水，坐在热气腾腾的盆上熏蒸，可理气血，逐寒湿，缓解宫寒痛经，消除炎症不适。

艾草

别名：香艾、蕲艾、艾蒿。

性味：味苦、辛，性温。

功效：能散寒除湿，温经止血。适用于虚寒性出血及腹痛，对于妇女虚寒、月经不调、腹痛、崩漏有明显疗效，是一味妇科良药。

小贴士

艾叶以灰白色、绒毛多、香气浓郁者为佳。阴干后，置于阴凉干燥通风处。

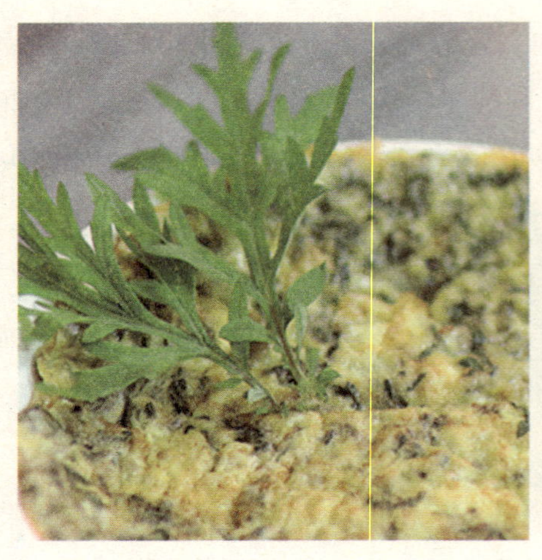

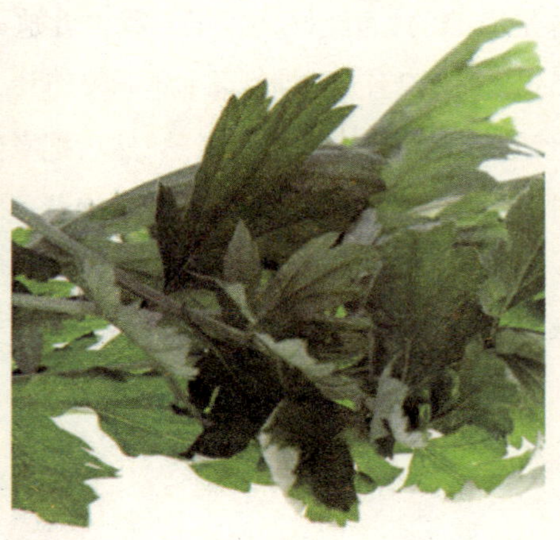

艾叶煎蛋

材料

艾叶适量，鸡蛋3个，盐、麻油、胡椒粉等。

做法

STEP1 把艾叶浸泡清洗干净后，开水烫软。

STEP2 将艾叶切碎加入打散的蛋液中，加盐、麻油和少许胡椒粉。

STEP3 煎成蛋饼即可。

铁牛老师推荐：艾叶菜团

将艾叶切碎，放适量面粉，用水、盐揉成面团，做成大小适中的艾叶菜团，入锅中蒸熟即可。艾叶菜团是一道地道的客家菜，能通气血、祛寒湿、止血、安胎。尤其是端午节前后的艾叶，清嫩味鲜，具有开胃健脾、增进食欲的功效。

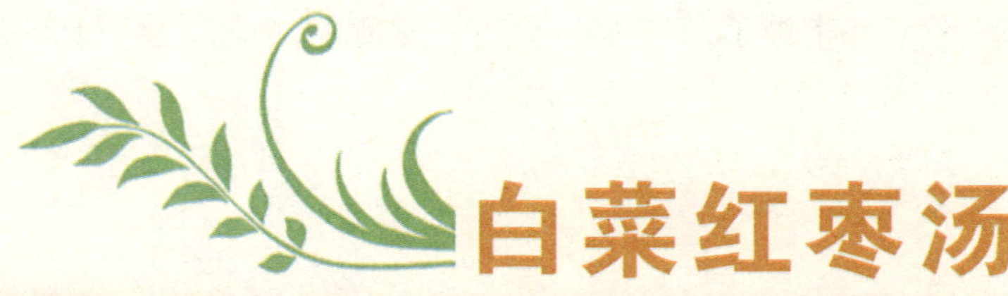

白菜红枣汤

肺热咳嗽，一喝见效

白菜营养丰富，有“菜中之王”的美称。民间有“鱼生火，肉生痰，白菜豆腐保平安”之说。白菜红枣炖汤，可以清理肠胃，调理肺燥咳嗽、大便干结。

白菜能养胃生津、除烦解渴、利尿通便、清热解毒。常吃大白菜，可以预防和调理便秘、痔疮及结肠炎等。

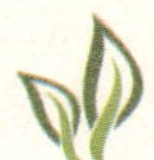

调理肺热咳嗽

做外贸生意的刘总，每到秋季总是咳个不停，呼出的气体都是热的，还会流鼻血，喝再多的茶水总感觉口渴，特别容易出汗，没有力气。我判断她是因为秋燥引起的肺热咳嗽，建议她用大白菜来解决问题。每天用白菜500克、红枣5个炖汤喝，或者用白菜心炖冰糖喝。没过几天，刘总就电话报喜，说简单的方法解决了她的大问题。

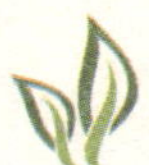

润肠通便，排毒养颜

白菜含有丰富的纤维，不但润肠排毒，还能刺激肠胃蠕动，促进大便排泄，帮助消化。做主持人的小董，有段时间脸上的痘痘接二连三往外冒，脸色发暗，便秘严重，几天不上一次厕所。我告诉他，道家有一养生秘法——大白菜刮肠排毒最适合他了。用大白菜加水煮，不加油盐，放少许辣椒、花椒或是生姜。每天肚子饿了喝汤吃菜，连吃三天，不吃别的食物。小董连吃了几天，说排出了很多又黑又臭的大便，一身轻松，痘痘也不那么张扬了。

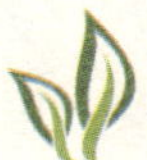

风寒感冒，白菜来帮忙

天气转凉，爱风度不爱温度的小韩受寒感冒了，喷嚏不停地打，鼻塞，胃不舒服，盖上厚厚的被子还感觉到冷。我建议她给自己煮碗汤，用白菜根300克、生姜3片、红糖60克，或用白菜根300克、大葱根7个，煎水加红糖，煮来热热地喝下，然后盖上被子，好好睡一觉。一觉醒来，小韩的感冒真的好了。

大白菜

性味：性微寒，味甘、平。

功效：可用于治疗感冒咳嗽、发烧口渴、支气管炎、食积、便秘、小便不利、冻疮等。

小贴士

民谚有"冰凌响，白菜长"，就是说在秋末开始下霜的时候，白菜是最好的。腐烂的白菜含有亚硝酸盐，不能食用。大白菜几乎适合所有人食用。有肺热咳嗽、便秘、肾病、腹胀及发热的患者更应多食大白菜，同时女性也应该多吃。

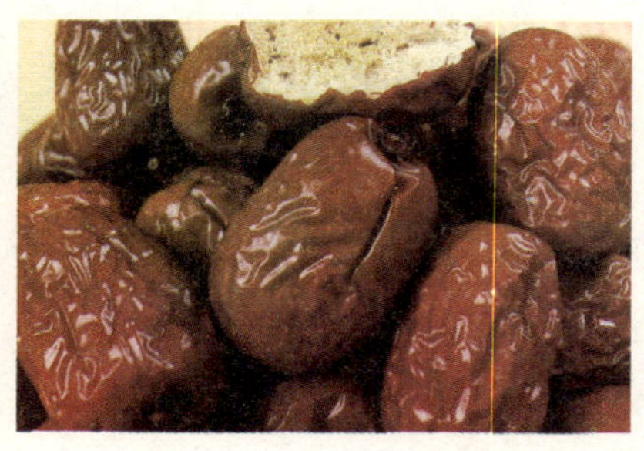

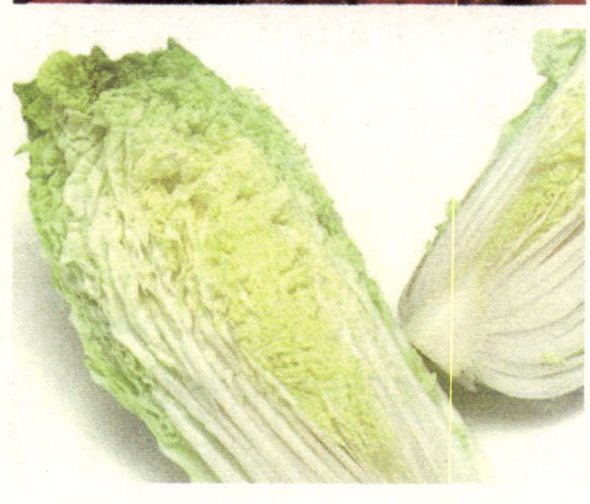

白菜红枣汤

材料

白菜500克、豆腐皮200克、红枣几粒，香油、精盐等。

做法

STEP1 将白菜放入汤锅中，加清水适量，煮沸。

STEP2 放入豆腐皮丝、红枣，煮至熟即成。

STEP3 食前加香油、精盐各适量，佐餐。

铁牛老师推荐：白菜炖豆腐

豆腐500克，白菜500克，姜、蒜、生抽、盐少许，炖来吃。豆腐清热泻火、益气解毒；白菜除烦利水；姜降逆止呕、化痰止咳、散寒解表。白菜炖豆腐有润肠通便、降低血脂、预防心血管疾病的作用。

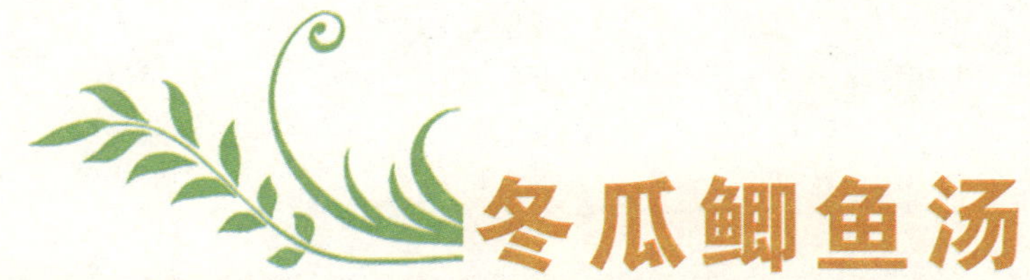

冬瓜鲫鱼汤

护肝利胆，减肥效果好

冬瓜有润肺生津、化痰止渴、利尿消肿、清热祛暑、解毒排脓的功效；常食鲫鱼可增强抗病能力。冬瓜鲫鱼汤补气养血，而且味道鲜美。

俗话说"冬瓜入户，不进药铺"。冬瓜全身都是宝，冬瓜皮可利水消肿、清热解暑；冬瓜籽可清肺化痰、利湿排脓；冬瓜肉可利水、清热、解毒。

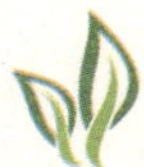

冬瓜汁对胆囊炎的调理效果好

小王时常感觉右肋下方隐隐约约地痛，吃油腻的东西就会腹泻，而且右后背偶尔有放射性的疼痛，去医院检查是胆囊炎，吃了消炎利胆片，效果不明显。

我让小王买些冬瓜，将冬瓜切成小块，连皮带籽都要，打成汁，每次差不多有半斤，感觉味道不好的话，加点苹果汁，晚上睡前服用。小王没有胃寒，他坚持了一个多月，不舒服的症状没了。这个方法也可用于胆结石、胆囊炎、胆管炎发作时止痛。

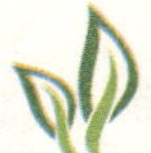

白带异常，冬瓜仁可解决

钱女士患有由湿热下注引起的带下病，要清热除湿。我告诉她就从冬瓜上找药方，用冬瓜仁 30 克，捣成末，加冰糖 30 克，开水冲服，每天 2 次。一个冬瓜仁被她炖完了，身上的症状也改善了。

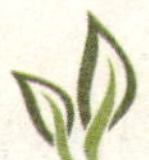

冬瓜可调理慢性肾炎

杜先生说自己肾脏的位置经常有疼痛感，晚上也睡不好觉，尿中有大量的泡沫，手也感觉肿肿的，去医院检查，是慢性肾炎。我告诉他要多吃冬瓜，经常喝冬瓜鲤鱼汤，用冬瓜 1000 克，鲤鱼（或鲫鱼）一条，不加盐煮汤吃。另外也可常用冬瓜皮、玉米须煮水喝。吃了一段时间，杜先生的症状逐渐缓解。

冬瓜

别名：枕瓜、白瓜、地芝。

性味：味甘、淡，性凉。

功效：用于暑热口渴、痰热咳喘、水肿、脚气、痔疮等。冬瓜皮以利尿见长；冬瓜籽以健脾养颜、止咳化痰见长。

适应人群：一般人群均可食用。

小贴士

选购冬瓜时，应选择皮色青绿，带白霜，形状端正，表皮无斑点或外伤，且皮不软、不腐烂的。

冬瓜鲫鱼汤

材料

冬瓜 500 克，鲫鱼 400 克，大蒜、生姜、精盐、味精、香油、花生油各适量。

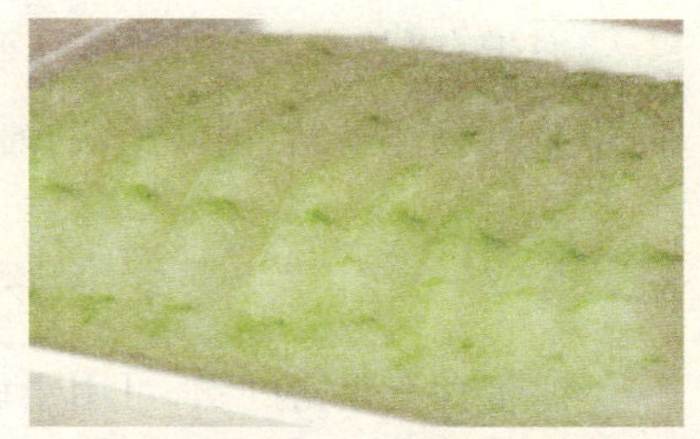

做法

STEP1 鲫鱼去鳞、鳃、内脏，洗净。冬瓜刮去外皮，去瓤洗净，切成片。大蒜切末，生姜切丝，备用。

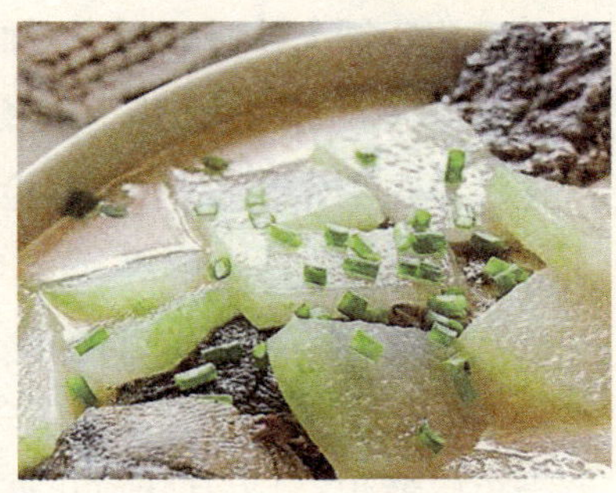

STEP2 锅置火上，放入花生油烧热，放入鲫鱼，将两面各煎一下，推至一边；下蒜、姜丝爆锅，加入适量清水烧沸；倒入冬瓜片，煮至鱼熟烂，加入精盐、味精、香油调味即成。

铁牛老师推荐：冬瓜薏米排骨汤

冬瓜200克，猪排骨250克，薏米50克，盐、姜、葱适量，炖汤喝。冬瓜有清热解毒、利水消炎、除烦止渴、祛湿解暑的功效。薏米营养价值高，易被消化吸收。冬瓜薏米排骨汤清淡、汤鲜，可作为病中或病后体弱者的滋补食品，适宜慢性肠炎、消化不良、浮肿等症者食用。

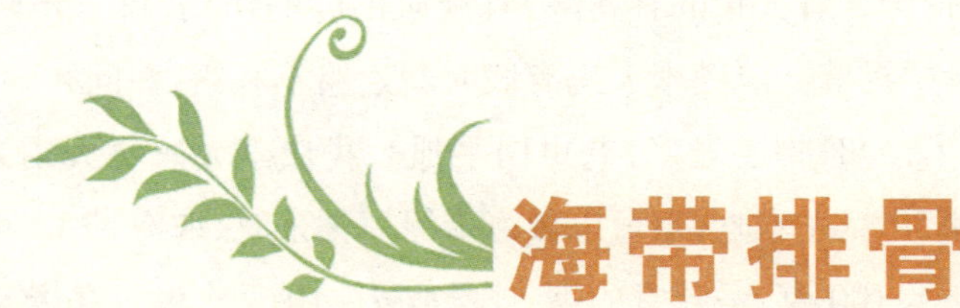

海带排骨汤

甲状腺肿大者的福音

海带是最佳的补碘食品，猪肉有补肝益血的功效。排骨配以海带炖食，是一道非常易做又美味的家常益精补血汤，能够防止人体缺钙缺碘，还可以降血压。

海带有“长寿菜”、“含碘冠军”的美誉。海带用在中医里叫昆布。中医认为海带具有软坚散结、消痰平喘、通行利尿、减脂降压等功效。

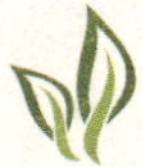

海带是甲状腺肿的克星

海带含有丰富的碘，可用于调理甲状腺肿大和碘缺乏而引起的症状。海带中的碘化物被人体吸收后，能加速炎症的消散，还有降血压、防止动脉硬化等作用。40 多岁的郭女士，脖子上长了个疙瘩，软软的，按压也没有疼痛感，可是这个疙瘩总在不停地长，去医院检查是缺碘性甲状腺肿大，医生说要做手术，郭女士想用中医的方法来解决，可是吃了十几副药也不见好转，后来吃饭咽东西已经开始有压迫感了。她找到我，我告诉她每天都吃海带，汤羹粥各种形式都行。每个星期吃几次海带木耳羹，用干海带 15 克，黑木耳 15 克，猪瘦肉 60 克，做羹。海带攻坚散积，黑木耳活血化瘀，猪瘦肉滋阴补虚，对肿瘤病人来说也是理想的药膳。

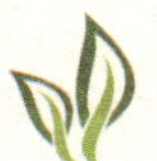

海带对咽炎、支气管炎的调理效果明显

老杨有段时间喉咙干燥痛痒、刷牙恶心、干呕、痰多。我告诉他多吃白糖拌海带，用水发海带 500 克，洗净切小块，煮熟后捞出，加白糖 200 克拌匀，腌渍 1 天后食用，每天 2 次，每次 50 克。白糖拌海带对慢性咽炎、老年慢性支气管炎的调理有很好的作用。

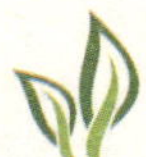

海带利尿消肿，缓解湿毒瘙痒

海带中含有大量的甘露醇，有利尿消肿的作用，可以预防肾衰竭、老年性水肿、药物中毒等。隔壁李大妈有段时间走路不利索，一问才知道小腿和脚莫名其妙地肿了，同时脚还发痒，老想用手抓。我让李大妈每天用海带 50 克，绿豆 50 克，红糖 50 克煮水吃；也可以做海带绿豆粥来吃，取海带 30 克，绿豆 30 克，白糖适量，粳米 100 克，一起煮成粥，连续吃 7 ~ 10 天。没过几天，李大妈的脚肿脚痒缓解了很多。李大妈的症状是湿热下行，湿毒热毒堆积在脚部，形成肿胀痒痛。海带绿豆粥清热解毒，利水消肿，对她的症状很有效。

海带

别名:昆布、江白菜。

性味:味咸,性寒。

功效:消痰软坚、泄热利水、止咳平喘、祛脂降压、散结抗癌。用于咳喘、水肿、高血压、冠心病、肥胖等。

适宜人群:一般人群均可食用。脾胃虚寒者慎食,甲亢中碘过盛型的病人要忌食;孕妇与乳母不可过量食用海带。

小贴士

海带中含有一定量的砷,摄入过多的砷会引起酸性中毒。所以,在食用海带前,要先用水漂洗,使砷溶于水,浸泡24小时并勤换水。

海带排骨汤

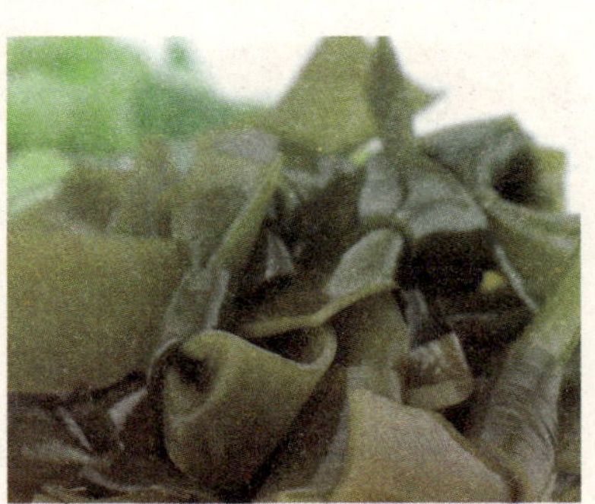

材料

猪排骨250克,海带200克,葱段、姜片、精盐、黄酒、香油。

做法

STEP1 将海带浸泡后,洗净控水,切成长方块。

STEP2 排骨洗净,剁成段,放入沸水锅中焯去血水,捞出用温水泡洗干净。

STEP3 锅中加入清水,放排骨、葱段、姜片、黄酒,用大火烧沸,撇去

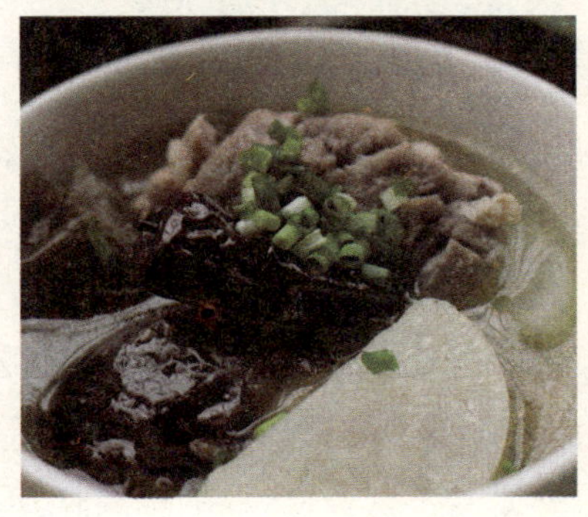

浮沫;再用中火焖20分钟;倒入海带块,煮10分钟;拣去姜片、葱段,加精盐调味,淋入香油即成。

铁牛老师推荐:海带煮豆腐

用干海带60克,水豆腐250克,海带用水浸发后切成长条,与豆腐共煮,再加入油、盐等调料即可。日本盛行海带与豆腐配吃,认为这是“长生不老的妙药”。在日本,某些高龄老人眼不花、背不驼、头脑清晰,这和他们常以豆腐与海带等海藻类食物合吃有一定的关系。

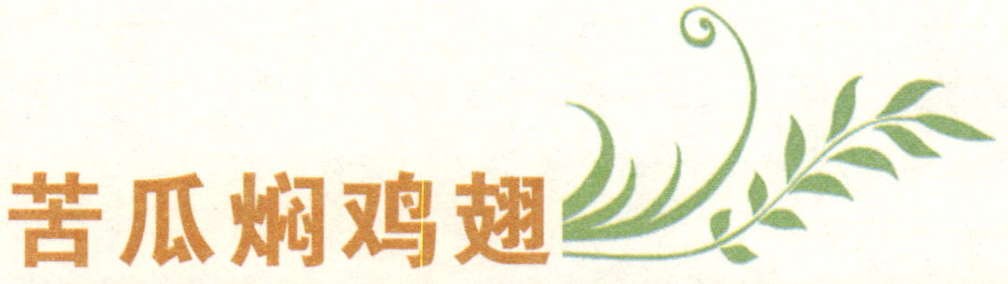

苦瓜焖鸡翅

清肝降压,预防糖尿病

苦瓜不仅是夏季消暑散热的佳蔬,又是一味良药。苦瓜焖鸡翅不仅营养丰富,还有助于清肝祛湿、解毒止痒,适宜口苦心烦、湿热不适者食用。

苦瓜籽、瓤、花、叶、藤、根,都可入药调病。苦瓜本身虽然苦,但是吃了可以生津止渴、消暑解热、去烦渴、治痢疾,适用于中暑发热、胃热烦渴、目赤肿痛、痢疾、恶疮、胃痛、牙痛等症。苦瓜外用可以治痱子、疥疮等。

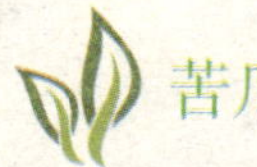

苦瓜可以调理糖尿病

苦瓜含有类似胰岛素的物质,有良好的降血糖作用。蒋先生50多岁,患糖尿病多年,口渴焦躁,双脚肿痛,右脚大脚趾侧面发黑。我让他买些苦瓜粉(苦瓜干磨成粉),每天早起冲开水吃,每次10克,连续2个月。平时多吃苦瓜炖豆腐、苦瓜炒鸡蛋,饮食清淡一点。3个月后,再见蒋先生,他说他很注意饮食,还经常吃苦瓜,身体越来越舒服,再配合吃降血糖药,血糖也降了很多。

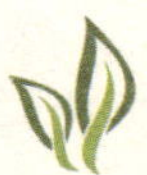

苦瓜能够清肝降血压

周女士50多岁，找我的时候，患高血压已有15年，经常感觉脸发烫，眼睛有胀胀的感觉。常年服用降压片，可是效果不是很好。到后来老感觉心慌，去医院检查说是心率慢，血压和血脂都偏高。我让周女士用苦瓜苹果榨汁喝，或者用苦瓜煮水喝，每天吃些苦瓜拌芹菜之类的。半年后，又见到周女士，她说血压稳定了很多。苦瓜有清热解渴、降血压血脂、促进新陈代谢等功能，高血压的人食用苦瓜不仅可以降压还可以减肥。

苦瓜可以缓解湿热

苦瓜对痢疾、中暑发热、痱子、结膜炎等有一定的功效。尤其是夏季，酷暑难耐，如果身体热得不行，口渴烦躁，莫要贪凉，苦瓜茶是很好的选择：将苦瓜捣烂如泥，加入白糖，放2小时后，将苦瓜泥与汁一次性饮完。苦瓜茶清热利湿、通窍，适用于湿热上扰而导致的耳聋、耳胀痛、舌红苔黄、小便短赤等。

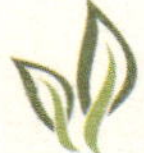

苦瓜缓解皮肤晒伤，美容养颜

很多人都知道苦瓜可以美容养颜。以苦瓜汁擦身体，可以护肤洁肤、保湿、美白，在燥热的夏天，敷上冰过的苦瓜片，能缓解晒伤的皮肤。

苦瓜

别名：锦荔枝、癞瓜、凉瓜。

性味：味苦，性寒。

功效：具有降血糖、降血脂、抗肿瘤、预防骨质疏松、调节内分泌、抗氧化、抗菌以及提高人体免疫力等药用和保健功能。

适宜人群：一般人群均可食用。脾胃虚寒的人、孕妇不宜食用。

小贴士

苦瓜中含有奎宁，该种物质会刺激子宫收缩，有可能导致流产，孕妇要慎食。女性在月经期间也应少食。

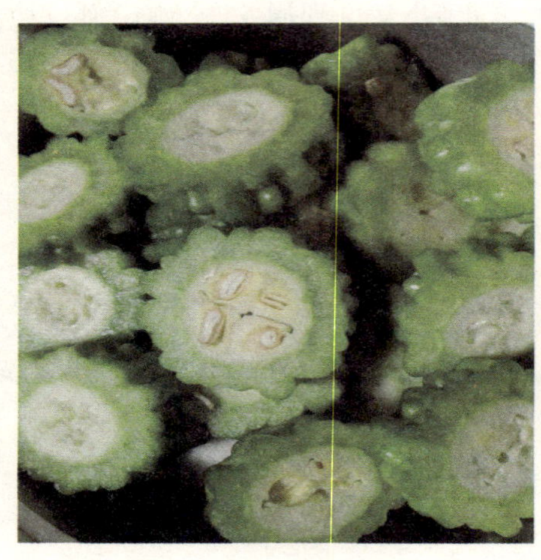

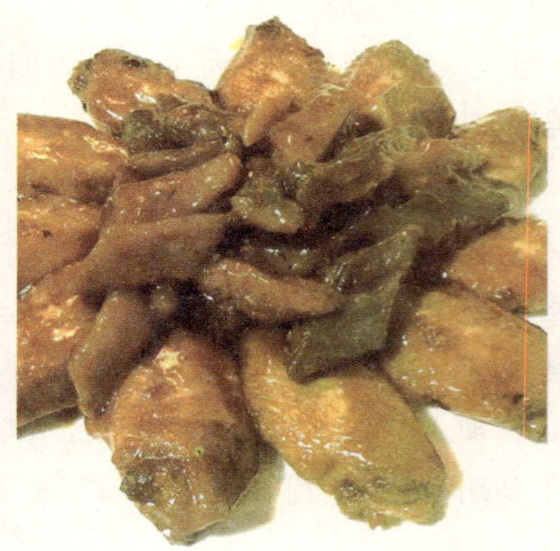

苦瓜焖鸡翅

材料

苦瓜250克，鸡翅200克，辣椒、姜汁、黄酒、味精、盐、淀粉、大蒜、葱、豆豉各适量。

做法

STEP1 将鸡翅去毛洗净，切成块后置于碗中。

STEP2 加入姜汁、黄酒、盐、淀粉拌匀，浆在鸡翅块上。

STEP3 将苦瓜切成2厘米长、1厘米厚的块，放入沸水内汆一下捞出。

STEP4 将锅烧热，放入植物油，待油烧至九成热时放入蒜泥、豆豉煸香。

STEP5 再放鸡翅炒至将熟时，放入苦瓜、辣椒丝、葱段炒片刻。

STEP6 加入半碗清水用文火焖30分钟后，加入味精搅匀即成。

铁牛老师推荐：苦瓜瘦肉汤

鲜苦瓜200克，猪瘦肉100克，煮汤喝。苦瓜瘦肉汤有清热解暑、明目解毒的作用，适用于暑热烦渴、热毒、热痱过多、结膜炎等症。

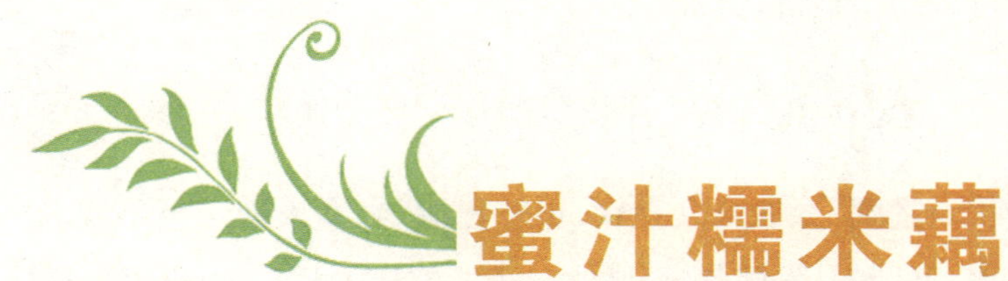

蜜汁糯米藕

养肝润肺，补心益血

莲藕健脾和胃、益血补心、止渴生津；糯米消渴、健脾胃。蜜汁糯米藕，是将糯米灌在莲藕中，配以蜜汁一起精心制作而成，香甜营养。

莲藕被称为“灵根”，是祛淤生津的佳品。莲藕一身都是宝，根、叶、花都可入药。

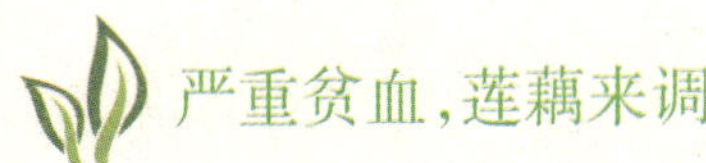

严重贫血，莲藕来调

做行政工作的小张，有严重贫血。蹲下起来就头晕，眼前一片黑，要等好一会儿才能恢复过来。我告诉她每天用新鲜的莲藕苹果榨汁喝下。平时多用莲藕、红枣、桂圆等煮粥炖汤，坚持一段时间后，她的贫血改善了很多。

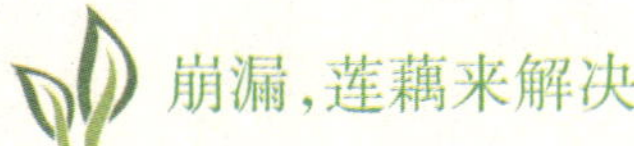

崩漏，莲藕来解决

崩漏，通俗一点讲就是月经不正常。妇女非周期性子宫出血，大量出血者为“崩”；出血量少，淋漓不绝者为“漏”。崩与漏虽出血情况不同，但经常互相转化，如崩血量渐少，可能转化为漏，漏势发展又可能变为崩，所以多以“崩漏”并称。青春期和更年期女性多见。

张女士带女儿小琳来找我的时候，女儿才刚15岁。她说女儿前一次月经来后长达一个多月都没有停止，量还很多，颜色鲜红，她们都害怕极了。我推断女孩的情况是血热所致的崩漏。我说莲藕能帮上忙，每天用生莲藕榨汁喝，或者用莲藕煮各种汤来喝，可吃肉，汤必须喝。半信半疑的张女士去买了一大堆莲藕，每天弄来给女儿吃。10天之后，小琳的出血止住了。又过了20多天，小琳的月经如期而至，恢复了正常。其实，莲藕有“活血而不破血，止血而不滞血”的特点，不仅调理崩漏，还能止鼻血、咳血、溺血、下血、血痢、血崩，很多与出血有关的症状，莲藕都能调理。

女人更年期综合症多吃莲藕

莲藕“久服令人心欢，止怒止泄”。女人处于更年期，怒火常常突然地冒出来，暴躁、易发脾气，而常吃莲藕能够让人开心，防止无名怒气发作。更年期妇女出现月经不调、不定期出血或情绪不稳、坐立不安等症时，可将莲藕榨成汁时常饮用。莲藕还能够调节血压、改善血液循环。将莲藕20克，粳米50克，加水煮粥吃，可促进新陈代谢，防止皮肤粗糙。

生藕

性味：味甘，性寒。

功效：有清热、生津、凉血、散瘀、开胃、止泻的功效。主要调理热病烦渴等。

熟藕

性味：性温，味甘。

功效：有益胃健脾、养血补益、生肌、止泻的功效。主要调理肺热咳嗽、烦躁口渴、脾虚泄泻、食欲不振及各种出血症。

小贴士

由于莲藕性偏寒，因此，脾胃消化功能低下、大便溏泄者不宜生吃。

蜜汁糯米藕

材料

莲藕一段，糯米适量，红糖、红枣、蜂蜜各适量。

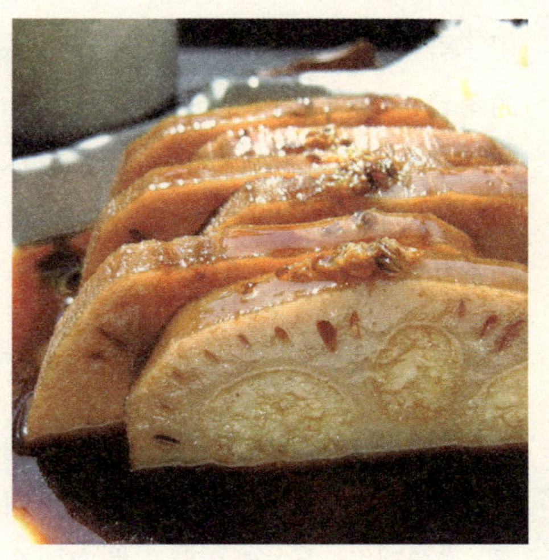

做法

STEP1 一段藕，表皮刮净，糯米提前用温水浸泡1小时。

STEP2 藕一端切下一小段，泡好的糯米塞进去，再将切下来的那一段盖回去，用牙签固定好。

STEP3 预处理好的藕放进高压锅，放水（盖过藕即可），放3勺红糖，一把红枣，盖阀后小火煮40分钟。

STEP4 自然冷却后，将藕段切成薄片，浇上蜂蜜，即可。

铁牛老师推荐：莲藕排骨汤

莲藕600克，排骨400克，葱10克，盐10克，炖汤喝。本汤可清热消痰、补血养颜，凡贫血、心慌失眠者皆可食用。

萝卜鲫鱼汤

增进食欲，保护肝脏

白萝卜消脂化痰、润肺止咳，对高血脂、消化不良、痢疾等症能起到很好的调理作用。鲫鱼具有益气健脾、利尿消肿、清热解毒的功效，并有降低胆固醇的作用。鲫鱼和白萝卜一起烹煮，可提供人体所需维生素及矿物质，是一道营养丰富的菜肴，可经常食用。

白萝卜在民间有"小人参"之美称，也有"萝卜上市，医生没事"，"萝卜进城，医生关门"，"冬吃萝卜夏吃姜，不要医生开药方"等民谚，这些都说明了萝卜的神奇功效。

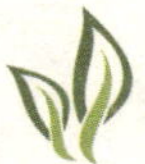

萝卜缓解痛风有奇效

用传统中医的话来讲，痛风属于膏粱病，也就是现代人所说的"富贵病"，是由于食用大量的含高嘌呤食物，代谢沉积而形成，以尿酸增高、尿酸结晶（结石）、关节肿痛为主要症状。做房地产生意的刘总严重痛风，痛到忍受不了，得靠注射激素来缓解。一次刘总因为误食牛肉，刚刚消停了不久的痛风再次发作，并引发高烧，不停咳痰，痛苦难当。刘总四处向朋友寻医问药，我告诉他，用白萝卜500克，白萝卜叶250克，白萝卜籽250克，煮水喝，坚持一段时间。用了一天，刘先生的疼痛就得到缓解。

咽炎久咳不愈，试试萝卜蜂蜜水

梁女士一直有咽炎，经常咳嗽、有呕吐感，痰很多。在最严重的时候，即使闻到隔壁桌同事身上的烟味儿，喉咙也会痒。我告诉她做些萝卜蜂蜜水喝。用白萝卜适量，洗净切成小块，加入适量蜂蜜腌制，3～4小时后萝卜被蜜浸透，将蔫了的萝卜拿出来，萝卜蜂蜜水备用，每次用温水冲服。梁女士坚持了3天，嗓子就敞亮了很多，坚持了一个星期，症状明显改善。常食萝卜蜂蜜水，对年老体弱的慢性支气管炎以及咳嗽痰多的人有一定疗效，也适用于急、慢性支气管炎以及咳嗽、痰多、久咳、痰中带血、肺结核、咽喉干等症。

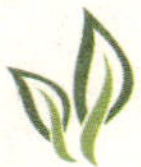

食积腹胀，快吃白萝卜

“家财万贯，不如萝卜就饭”，白萝卜在增强食欲、消食导滞方面有良好功效。同时萝卜可帮助胃肠蠕动，促进新陈代谢，还可以解毒。侄女家的儿子积食不消化，肚子鼓鼓的，问我怎么办，我说给孩子吃萝卜粥吧。用小的白萝卜 1 个，山楂 5 片，大米 50 克，红糖适量，煮粥来吃。吃完粥，孩子不停地放屁，问题就解决了。萝卜不仅能化解胃中的积食，起到很好的消化效果，还可预防胃痛和胃溃疡。

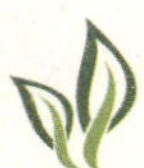

萝卜解酒很方便

现代医学实验证明，萝卜中的淀粉酶含量很高，可加快乙醛的排泄；萝卜中的维生素 C 还可提高肝脏的功能，促进乙醛的分解，保护肝脏。用在生活中，就是用萝卜来解酒。一般来说，萝卜醒酒最好是生吃，也可以选择做糖醋萝卜或者是白萝卜生姜汁。取白萝卜，洗净切丝，加少量盐与适量的白糖与醋拌匀，腌制 1 ~2 个小时就好了。酒后吃糖醋萝卜丝，有很好的解毒醒酒作用。

萝卜

别名：芦菔、白萝卜、红萝卜、青萝卜。

性味：性凉，味甘、辛。

功效：煮食可调肺萎肺热、气胀食滞、饭食不消化、痰多、小便不畅、酒毒；生捣汁服食则可止消渴，治吐血、声嘶咽干、胸闷、大小便不畅等。

小贴士

白萝卜不适合脾胃虚弱者,如大便稀溏者,应减少食用。

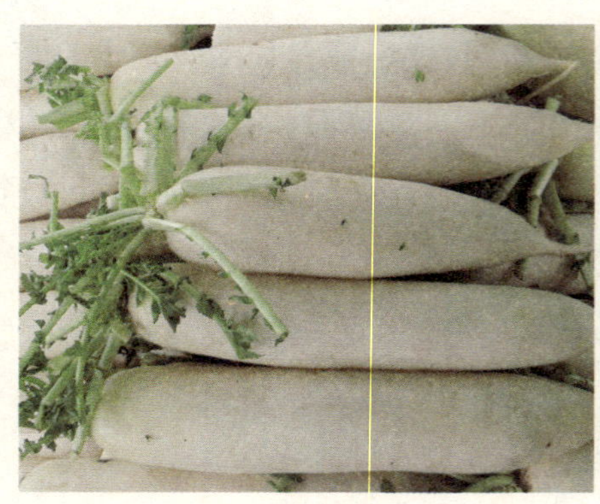

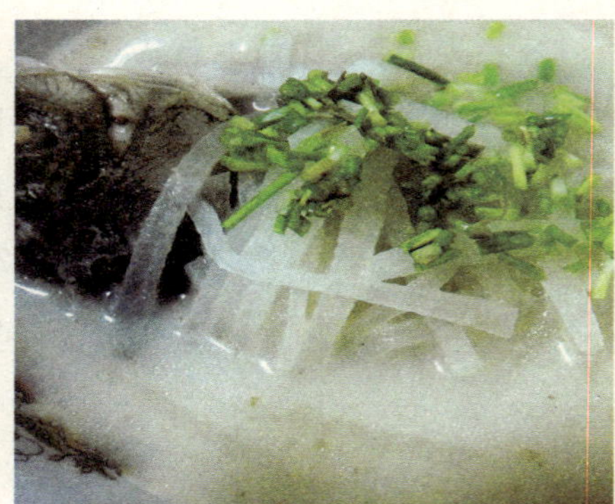

白萝卜鲫鱼汤

材料

鲫鱼500克,白萝卜200克,香葱、生姜、料酒、精盐各适量。

做法

STEP1 鲫鱼宰杀洗净,白萝卜去皮洗净切丝。

STEP2 香葱洗净切段,生姜洗净切片。

STEP3 锅内倒油,烧热,把鲫鱼煎至两面略呈黄褐色,倒入适量水、香葱段、生姜片、白萝卜丝及料酒,用大火煮至水沸后再用小火煮10分钟,放入精盐,取出葱段即可。

铁牛老师推荐:清炖羊肉萝卜汤

羊肉500克,白萝卜1000克,葱花10克,生姜10克,精盐、鸡精、胡椒粉适量炖来吃。羊肉性热,补气壮阳,有补脾肾、壮筋骨、祛风寒之功效;萝卜有消积化痰、解毒行气之功效。羊肉萝卜汤为食补之良方。

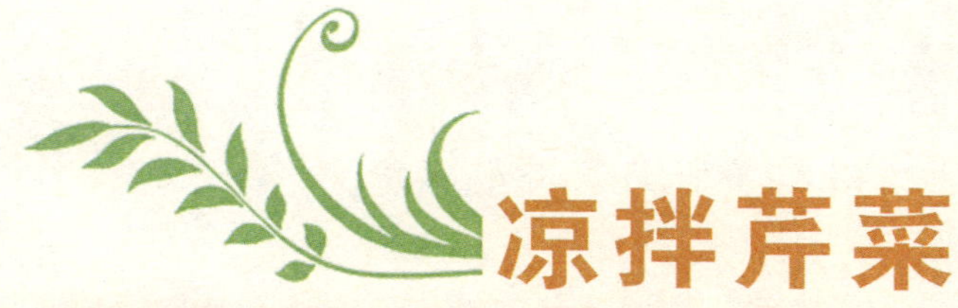

凉拌芹菜

清热解毒，降血压

凉拌芹菜是一道爽口凉菜，简单好做，又好吃。芹菜对糖尿病和高血压有很好的辅助调理效果。凉拌芹菜，可以最大限度地保存营养，起到降压的作用。

芹菜有“厨房里的药”之称，经常吃芹菜能增强抵抗力。容易出现感冒发烧、咽喉疼痛、口腔溃疡、心烦等症状的人，多食芹菜可清胃火、安心神、降压镇静。芹菜中富含水分和纤维，是减肥佳品。

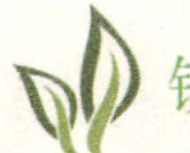

镇静安神，消除烦躁

芹菜中含有一种碱性成分，对动物有镇静作用，对人体能起安定作用。心烦气躁的小黄，不仅长出满脸痘，还急出了口腔溃疡。我劝她要多吃芹菜，凉拌最好。

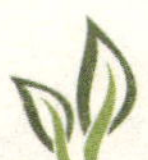

平肝降压，明目益气

常吃芹菜能防治高血压是被人们所熟知的。唐先生患有遗传性高血压，长时间服药使唐先生总感觉胃部不适。我让他用芹菜榨汁，可加苹果或蜂蜜，每天早上空腹喝。坚持 3 个月，他的血压逐步有所下降了。

清热解毒，消除浮肿

芹菜能够帮助肝脏解毒，清肝火。做销售的小冯很是苦恼，经常失眠，影响白天工作状态不说，还口臭，眼睛分泌物多，手胀胀的，客户都对他“敬而远之”。我让他多吃芹菜清肝火，早上吃芹菜红枣粥，晚上吃芹菜香菇瘦肉汤。肝火消了，口臭的症状也没了。

芹菜

别名：旱芹、药芹、香芹、蒲芹。

性味：性凉，味甘、辛。

功效：清热除烦，平肝，利水消肿，凉血止血。对高血压、头痛、头晕、暴热烦渴、黄疸、水肿、小便热涩不利、妇女月经不调、赤白带下等有很好的调理效果。

适宜人群：一般人群均可食用。脾胃虚寒、血压偏低、婚育期男士慎食。

小贴士

芹菜不要和海鲜一起吃；芹菜与甲鱼同吃会中毒；芹菜与菊花同食会引起呕吐；芹菜与鸡肉同食会伤元气。

凉拌芹菜

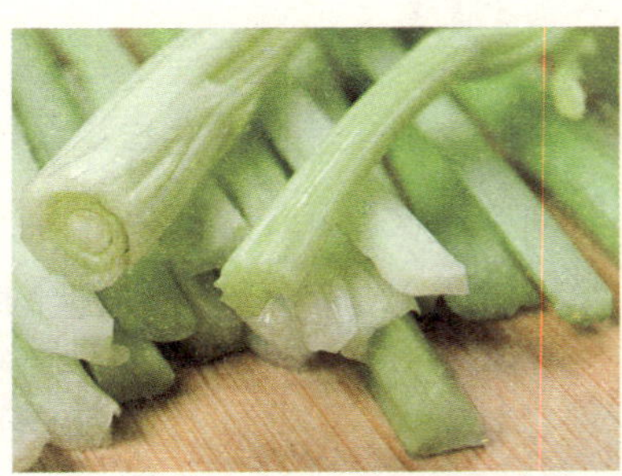

材料

芹菜250克，香油、料酒、酱油、食盐适量。

做法

STEP1 芹菜清洗干净，撕掉老筋，切成小段。

STEP2 烧一锅水，水开后，放入一小勺盐，倒入芹菜段，打开盖子煮沸。

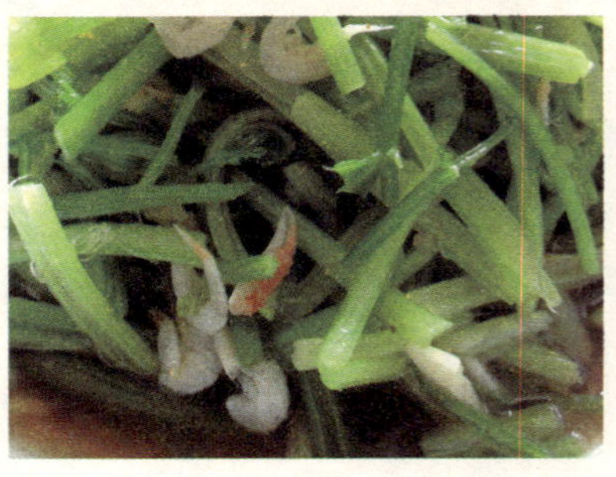

STEP3 用漏斗捞起芹菜段，放进冰水里泡5分钟(冰水用凉开水做)。

STEP4 捞出芹菜，加入配料即可。

铁牛老师推荐：芹菜花生粥

用芹菜(连根)120克，花生50克，粳米250克，食盐、味精少许。将芹菜、花生、粳米一同放入锅内，加水适量，用武火烧沸，再用文火熬至米烂成粥，加入适量调味品即可。此粥对高血压及冠心病等的调理有很好的辅助效果。

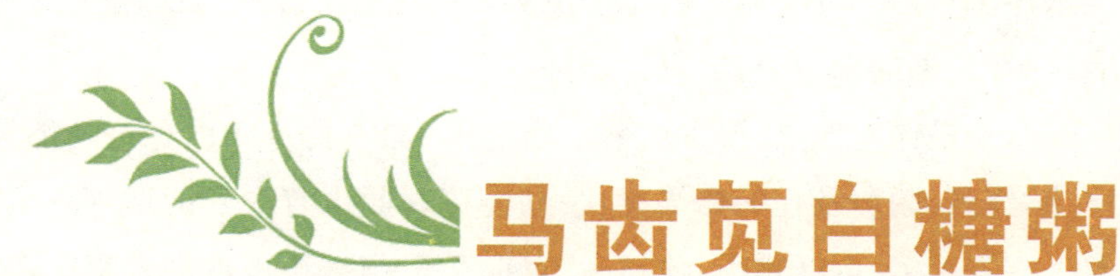

马齿苋白糖粥

痢疾克星，肠道健康的好帮手

马齿苋一直是民间食用的保健野菜，被称为“长寿菜”。民间至今还有将马齿苋洗净、烫过、切碎、晒干，贮为冬菜食用的习惯。马齿苋白糖粥可清热解毒、消肿利尿，适用于湿热或热毒痢疾、泄泻、疔疮、热淋等。

马齿苋对于湿热所致的肠道病基本上可以通调，比如痔疮出血、细菌性痢疾、肠道息肉、实热便秘等，是肠道健康的好帮手。

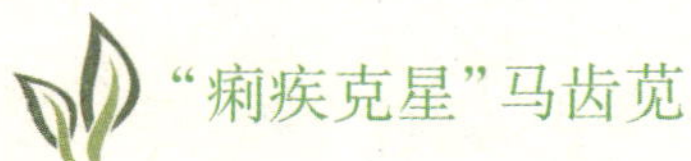

“痢疾克星”马齿苋

马齿苋能凉血止痢，是调理大肠热毒、血痢、下痢脓血非常好的食物。大肠湿热引起的肠炎腹泻，都可以用马齿苋来调养。田女士两岁多的儿子空腹吃了两根香蕉，结果一直拉肚子。我让她用马齿苋绿豆煮汤，或者用马齿苋煮粥给孩子吃，当天下午，孩子的症状就缓解很多。马齿苋有抗菌作用，对很多致病细菌都有抑制作用,有“痢疾克星”之称。

“天然抗生素”马齿苋

马齿苋具有抗菌消炎的作用,可用于各种炎症的辅助调理,有“天然抗生素”之称。如果有过敏性皮炎,可用清水将皮肤洗净,拿一点新鲜马齿苋捣烂抹在患处,再用马齿苋煮水喝,捞出来的马齿苋放点酱油、醋和香油拌着吃。小孩子容易得腮腺炎,可多吃蒜泥马齿苋,将新鲜马齿苋加水煮熟,捞出切段,放入蒜泥和酱油调味,拌匀即可,连续吃上一个星期,消炎抗菌。如果有牙周炎,可用新鲜马齿苋煮汤,喝汤吃菜。对各类炎症,马齿苋的作用还是相当明显的。

用马齿苋调理湿热所致的其他疾病

女人湿热下注,致使带下病。可用鲜马齿苋、白鸡冠花各 30 克,水煎服或者煮水熏蒸,每天 2 次,直到问题解决。马齿苋能清湿热,白鸡冠花也可凉血止血,有止带、止痢的功效,对妇科特别好。

湿疹是体内湿热、湿毒过盛而引起的,加上自身体内免疫功能失调,常伴有瘙痒、红斑、脱屑及丘疱疹等症状,马齿苋对此也有很好的调理效果。小冯患有湿疹一阵子了,刺痒难受,痒得睡不好,买了药膏涂也没啥效果。我告诉他用马齿苋煮水来洗,每天洗两三次,或者把马齿苋捣烂用汁擦患处,两种方法并用效果更好。小冯试用了几次,果然有好转。坚持半个多月后,湿疹全好了。

马齿苋

别名:长命菜、马齿龙芽、瓜子菜、五行草。

性味:性寒,味酸。

功效:有清热利湿、解毒消肿、消炎、止渴、利尿的作用。

适宜人群:脾胃虚弱、大便泄泻及孕妇忌食。

小贴士

马齿苋气味微酸而带黏性。以株小、质嫩、叶多、青绿色者为佳。可晒干收藏。忌与胡椒、鳖甲同食。

马齿苋白糖粥

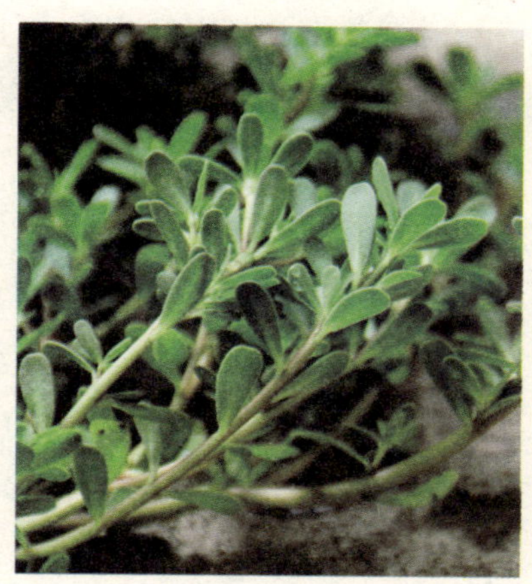

材料

鲜马齿苋200克,大米100克,白糖适量。

做法

STEP1 取鲜马齿苋洗净,切成小段。

STEP2 加大米和水适量,煮稀粥。

STEP3 加白糖食用。

铁牛老师推荐:马齿苋绿豆汤

鲜马齿苋200克洗净,先将绿豆50~100克煮至烂熟时,再加入马齿苋同煮熟食用,有清热、解毒、止痢的作用,适用于痢疾、肠炎、腹痛、脓血大便等。

南瓜小米粥

保护肠胃，润肺益气

南瓜有清热解毒的功效，而且膳食纤维非常丰富；小米粥被人们誉为是代参汤。南瓜小米粥既有很好的饱腹感，又是低热量食物，是养胃清肠的佳品。

南瓜帮助调愈胃溃疡

小张有段时间胃不舒服，时常隐隐作痛，尤其是在饿的时候。他的妈妈从老家乡下过来照顾他，带了好多土特产，还有几个刚摘下来的大南瓜。南瓜汤、南瓜粥、南瓜饼，几个大南瓜吃完了，小张的胃也不痛了。南瓜所含果胶可以保护胃黏膜，促进溃疡愈合；同时，多吃南瓜能促进胆汁分泌，加强胃肠蠕动，帮助食物消化。

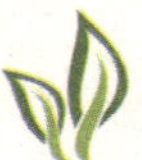

调理哮喘，南瓜帮大忙

在商场卖化妆品的小李，每天半夜都会咳醒，咳嗽有白黏痰，并会有胸闷、呼吸困难的症状，医生断定为支气管哮喘。我建议她试试蜂蜜姜汁蒸南瓜，南瓜500克，冰糖、蜂蜜各50克，姜汁适量，蒸来吃。半个月后，小李就打来电话说缓解了很多，晚上也不会咳醒了。

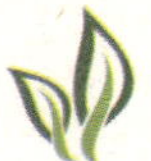

南瓜利尿通便

男人多吃南瓜，可以调理前列腺增生。开大货车跑长途的老林，愁容满面找到我，说跑长途上厕所经常憋着，便秘不说，最近都尿不出来了，尿痛还尿不净，一查是前列腺增生，不知道该咋办？我说这个好办，每天嚼食生南瓜籽，早、中、晚各一次，每次约30克，连食半个多月。吃生南瓜籽可使尿急、尿频、尿痛及尿失禁等症状减轻，夜尿减少。

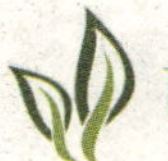

南瓜籽解毒驱虫

在农村，南瓜籽经常用来为小孩驱虫。南瓜籽可驱绦虫、蛔虫、蛲虫等寄生虫，一般人都可食用。南瓜籽炒熟，空腹吃。对于儿童来说，只要每天吃 30 克左右的南瓜子，2 ~3 天就可以达到驱虫效果。

南瓜

别名：倭瓜、金瓜、饭瓜。

性味：性温，味甘。

功效：有补中益气、消炎止痛、解毒杀虫的功能。可用于气虚乏力、肋间神经痛、疟疾、痢疾、支气管哮喘、糖尿病等症。

适宜人群：一般人群均可食用。湿热气滞的人少吃。患有脚气、黄疸的人忌食。

小贴士

南瓜和螃蟹、鲤鱼、海鲜类一起吃会引起中毒。和虾一起吃会引起痢疾，可以用黑豆、甘草解毒。

南瓜小米粥

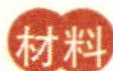

材料

南瓜 150 克，小米 100 克，糯米 100 克。

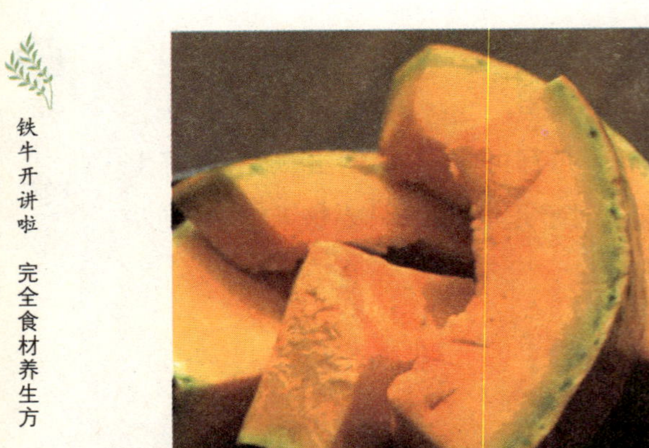

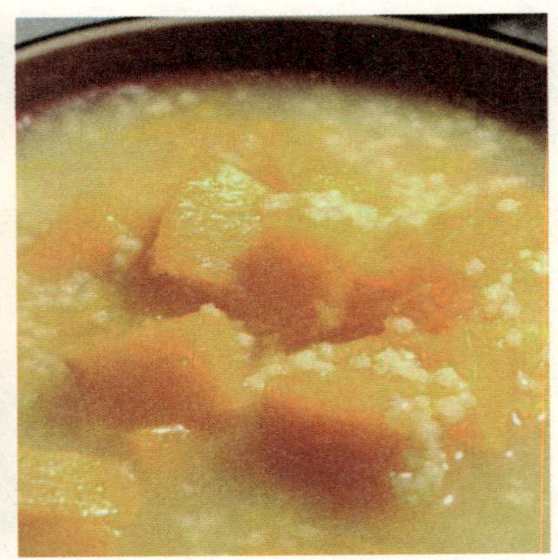

做法

STEP1 将南瓜去皮切成小丁。

STEP2 将小米、糯米淘洗干净后混合置于碗中，用清水浸泡1小时左右。

STEP3 将小米、糯米、南瓜倒入高压锅中，加入5倍的清水。

STEP4 大火烧至上汽后转小火，再熬煮10~15分钟即可。

铁牛老师推荐：蜜枣蒸南瓜

南瓜200克，蜜枣100克，蜂蜜10克；南瓜去籽、瓤，切成正方小块；将南瓜整齐地码在碗底，蜜枣放在中间，表面均匀地淋上蜂蜜；放入蒸锅，大火烧上汽后转小火，再蒸20~25分钟即可。这道菜南瓜粉烂，蜜枣香甜，有补血、健胃、益肺、调胃之功效，对老人、儿童、产妇滋补皆有益效。

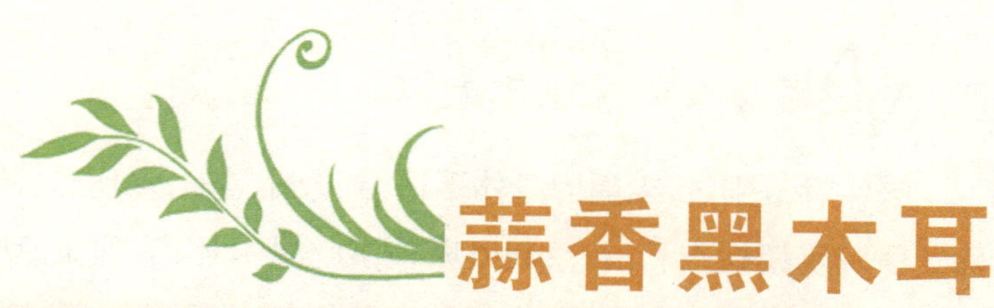

蒜香黑木耳

缓解冠心病，清肠排毒

黑木耳不仅是“血管清道夫”，也是“肠道清道夫”，它含有丰富的膳食纤维，能促进胃肠蠕动。大蒜除了杀菌消炎外，也是清肠排毒的好食材。二者搭配，让肠胃无毒一身轻。

黑木耳不但味道鲜美、营养丰富，还有补血、减肥、清肠等作用，对冠心病、动脉硬化、心脑血管病的调理很有效果。

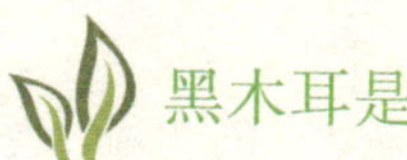

黑木耳是天然养颜佳品

黑木耳富含铁质，多食可防治缺铁性贫血。女人体虚贫血，可以喝黑木耳红枣汤，用黑木耳 50 克、红枣 30 枚、红糖少许煮熟食用，吃一段时间气血会明显提升。木耳的止血效果也很好。在银行工作的小廖过来找我，她说这两个月例假量比之前多很多，时间还会多延长两天。我告诉她，用木耳 20 克、粳米 60 克、红枣 5 枚、冰糖适量，一起煮粥，早晚服食。该食疗方法对虚劳咳嗽、咯血、便血也有很好的效果。

黑木耳是人体的“清道夫”

教师授课离不开粉笔，而长期吸入粉笔的粉尘，可引起慢性咽喉炎、慢性支气管炎。经常吃黑木耳，对清除吸入的粉尘很有帮助。

黑木耳含有丰富的植物胶原成分，它具有较强的吸附作用，对不小心吃下的头发、谷壳、木渣、沙子、金属屑等异物也具有溶解与氧化作用。常吃黑木耳能起到清理消化道、清胃涤肠的作用，对胆结石、肾结石也有很好的调理作用。从事矿石开采、冶金、水泥制造、理发、面粉加工、棉纺毛纺等空气污染严重的工作的人，应经常食用黑木耳。

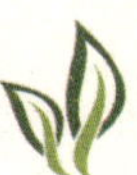

黑木耳能清除血液垃圾

去年春节刚过，老周因身体不适，到医院检查，发现患有冠状动脉粥样硬化，除了医院定期检查和治疗，我叮嘱他多吃黑木耳，清理血液中的垃圾，软化心血管。坚持吃了三个月，老周胸闷的症状缓解了很多，一直偏高的血压也有所下降了。

黑木耳

别名：云耳、木耳、树鸡。

性味：味甘，性平。

功效：有凉血、止血的作用，主要调理吐血、崩漏、痔疮出血、便秘带血等。因其含铁量高，可以及时为人体补充足够的铁质，所以它也是一种天然补血食品。

小贴士

黑木耳有活血抗凝的作用，孕妇不宜多吃。鲜木耳含有毒素，不可食用。大便稀溏者不宜食用。

蒜香黑木耳

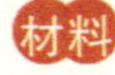

材料

鲜黑木耳200克，蒜头4颗，辣椒、生抽、香油、白糖、盐各适量。

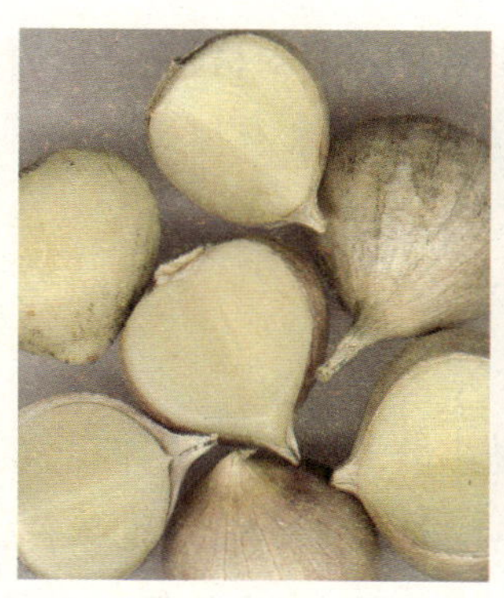

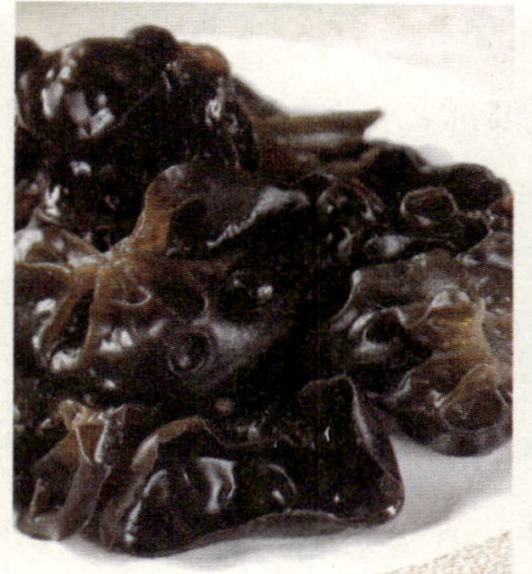

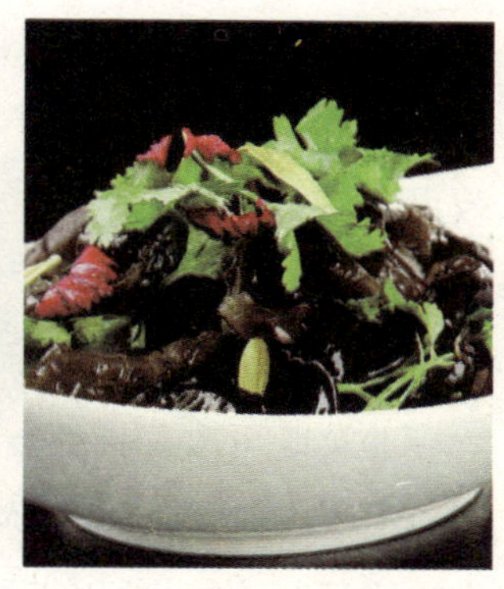

做法

STEP1 黑木耳洗净切小块状，烫一下沥干备用。

STEP2 蒜头、辣椒切末，加入生抽、香油、白糖、盐拌匀成酱汁。

STEP3 将酱汁与黑木耳块拌匀即可。

铁牛老师推荐：豆腐黑木耳粥

豆腐、黑木耳和大米一起煮粥，加点盐或者冰糖。豆腐可有效排毒，黑木耳中的胶质可以清涤肠胃。脸上长痘、便秘、大便出血、血压异常，都可经常食用。此粥也可以起到一定的解毒、消炎、瘦身的作用。

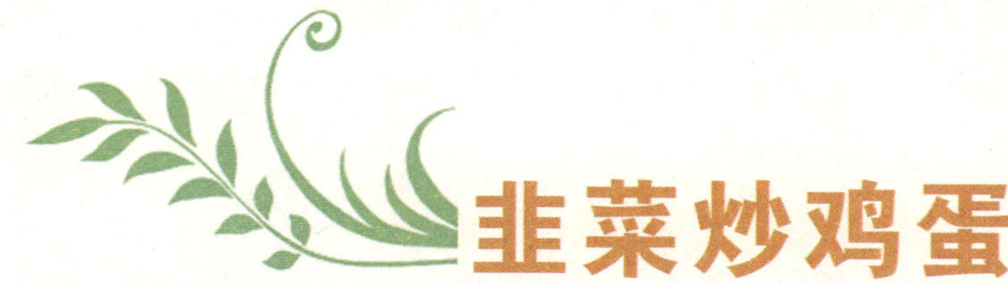

韭菜炒鸡蛋

滋补肝肾，蔬菜中的“伟哥”

韭菜温补肝肾、助阳固精。鸡蛋养心安神、补血、滋阴润燥。韭菜炒鸡蛋很适宜肾阳虚衰、阳痿、遗精、腰膝酸软、遗尿、小便频数者食用。

韭菜的叶、根、种子均可作为药用。在民间，韭菜被称为“壮阳草”、“洗肠草”，还被称为蔬菜中的“伟哥”。男人经常吃韭菜，能起到壮阳固精、滋补肝肾的功效；女人吃韭菜，对手脚冰冷、下腹冷、腰酸或妇女月经迟来有很好的调理效果。

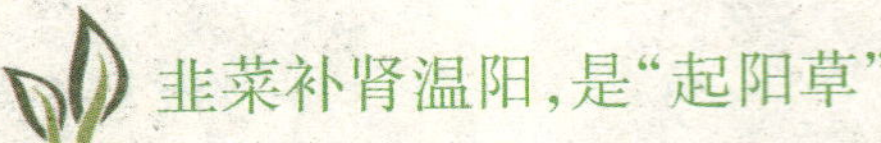

韭菜补肾温阳，是“起阳草”

韭菜既可改善腰膝酸痛，也能调理小便频繁、遗精多梦等肾虚症状，因此在药典上也有“起阳草”之称。用韭菜100克，羊肝150克，葱、姜、盐各适量，炒食，常吃可温肾固精，适用于男子阳痿、遗精、盗汗等症。此方对女人也很好。在月经来之前连食数天，对经期不规律、经量时多时少、乳房胀痛、时常叹息等症状也有很大的缓解作用。

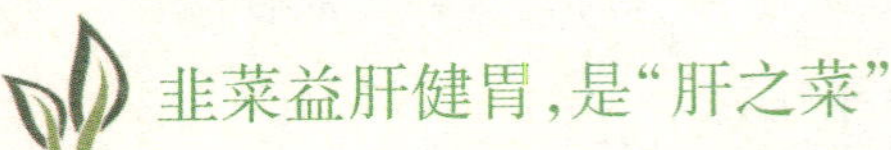

韭菜益肝健胃，是“肝之菜”

韭菜生食可散瘀活血，而熟食则有补足中气、滋补肝脏的作用。韭菜含有的特殊成分，使其散发出一种独特的辛香气味，有助于疏调肝气，增进食欲，增强消化功能。用新鲜韭菜、大米适量煮粥吃，可以健脾暖胃、驱寒排邪、养颜润肤。

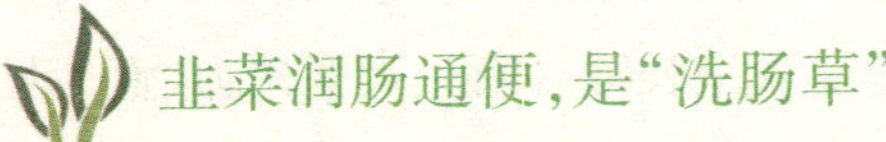

韭菜润肠通便，是“洗肠草”

韭菜含有较多的粗纤维，能增进胃肠蠕动，可有效预防习惯性便秘和肠癌，所以有“洗肠草”之称。50多岁的周阿姨大便秘结有10年以上，总是很疲惫，少气乏力，喜热怕冷。我问她爱不爱吃韭菜，她说也不排斥，不过吃得少。我让她每天用韭菜做菜吃，坚持一段时间。周阿姨回去吃了一个星期，便秘好多了。但要提醒大家的是，韭菜性温、味辛，不适宜伴有大便干结、状如羊屎、面红身热、口干口臭等症者食用。

韭菜

别名：扁菜、起阳草、懒人菜、长生韭、壮阳草。

性味：性温，味辛。

功效：可补肾益胃、散瘀行滞、安五脏、充肺气、行气血。主要调理阳痿、早泄、遗精、多尿、腹中冷痛、胃中虚热、泄泻、经闭、白带、腰膝痛和产后出血等病症。

适宜人群：一般人群均能食用。火旺、有眼病和胃肠虚弱的人不宜多食。

小贴士

初春时节的韭菜品质最佳，晚秋的次之，夏季的最差，有“春食则香，夏食则臭”之说。韭菜不宜与牛肉、菠菜、蜂蜜同食。隔夜的熟韭菜不宜再吃。

韭菜炒鸡蛋

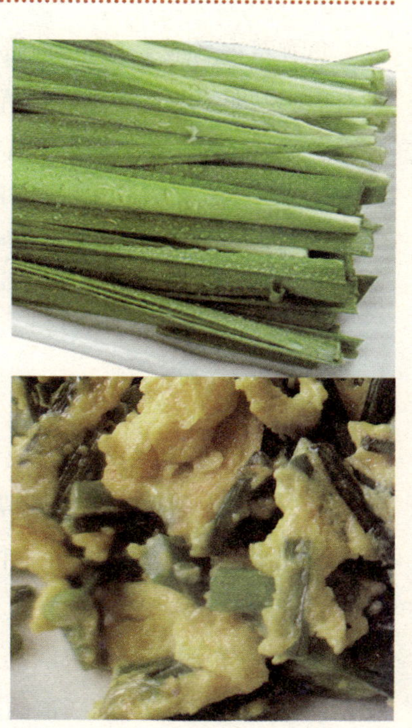

材料

韭菜250克，鸡蛋2个，食盐。

做法

STEP1 韭菜洗净切段待用。

STEP2 热油鸡蛋炒散盛出待用。

STEP3 热油煸炒韭菜。

STEP4 鸡蛋倒入加盐快速翻炒即可装盘食用。

铁牛老师推荐：韭菜炒核桃仁

核桃仁 30 克（去皮），先以麻油炒至微黄，放入适量食盐，后加入韭菜 120 克，炒熟食。核桃仁与韭菜同用，补肾助阳的功效更好，常用于调理肾虚阳痿、腰酸尿频等症。

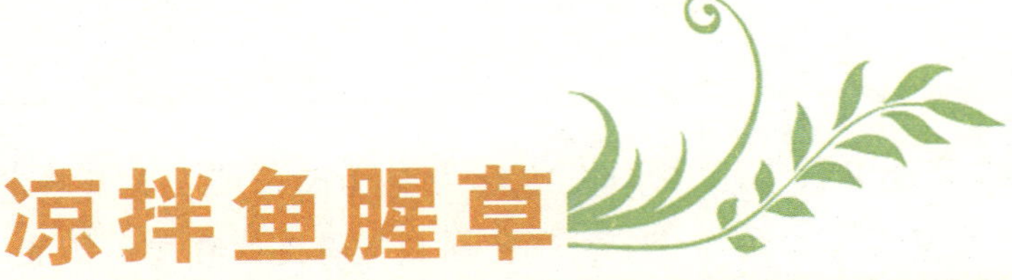

凉拌鱼腥草

消炎化脓，清热解毒

鱼腥草古名蕺菜，是一种野菜，也是一种常用的中药。日本人对它特别钟爱，称之为“仙药”。鱼腥草有清热解毒、利尿消肿的功效，做成凉拌菜，对上呼吸道感染、肺脓疡、乳腺炎、中耳炎等各种炎症有一定效果，是民间的一道传统佳肴。

鱼腥草被誉为“草药之王”，有抗菌、抗病毒、提高机体免疫力、利尿等作用，被称为“天然而又安全的抗生素”。

鱼腥草是天然的消炎药

几年前许先生找我，当时他说患有结肠炎已经好多年了，肚脐下经常扭痛，拉肚子。我告诉他用新鲜鱼腥草洗净，凉拌空腹吃，每天 2 次，每次 10 克左右，不要吃肥腻的东西。就这样一个月后，徐先生的肚子就不痛了。后来，他经常把鱼腥草当菜吃，多年来没有复发。从中医上说，部分结肠炎是由于湿热毒邪蕴积肠道所致，而鱼腥草有清热解毒、消炎排脓的作用，可用来调理结肠炎。但鱼腥草性寒，不属于湿热毒聚肠道的人慎用。儿童和青少年常见的流行性腮腺炎，鱼腥草也能帮上大忙。用新鲜鱼腥草适量，捣烂外敷患处，以纱布包扎固定，每天

2 次，3 天就会好。身体内的各种炎症，包括肺炎、咽炎、宫颈炎等，都可以经常用鱼腥草煮水喝。

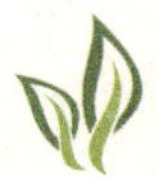

鱼腥草调理膀胱溃烂

关先生 60 多岁，前列腺出了问题，要插导尿管带尿袋。后来尿道时常发炎，导致尿道不通，只能从肚脐下面动了小手术，把导尿管直接插进膀胱。由于膀胱里经常积尿，造成膀胱溃烂，我建议他每天用鱼腥草 30 克，煮水喝。关先生坚持喝了两三个月，膀胱溃烂奇迹般地痊愈了。关先生说小小鱼腥草免去了二次手术之苦，解决了大问题。

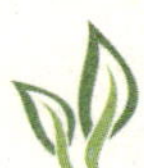

鱼腥草消炎排脓

得了痔疮，发炎流脓，用鱼腥草煮水喝，再用渣熏洗，有脓的脓会排除，没有脓的，用过几次痔疮就消了。当然，口腔溃疡用鱼腥草更不在话下。将鱼腥草捣烂，再用温开水冲着喝，口腔溃疡没两天就会好的。

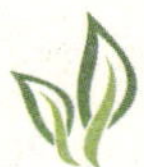

鱼腥草清热解毒，红疹子、皮肤病找它试一试

冯先生胳膊和小腿上莫名其妙地长了一些红疹子，有些痒，开始没当回事，自己到药店里买几支治疗皮肤病的药膏，结果没有效果。我建议冯先生坚持吃鱼腥草。冯先生买了一堆鱼腥草的根，洗净，每天用 20 克，泡茶喝，连根嚼下。一个月后，他身上的红疹子慢慢地消失了，皮肤不再痒了。

鱼腥草

别名：蕺菜、折耳根、臭菜、侧耳根、臭根草、臭灵丹、朱皮拱。

性味：味辛，性寒凉。

功效：清热解毒，利尿消肿。主要调理肺炎、肺脓疡、热痢、疟疾、水肿、淋病、白带、痔疮、湿疹、秃疮、疥癣等症。

适宜人群：一般人群均可食用。虚寒性体质及症状的人忌食。

小贴士

鱼腥草性寒，寒湿症的人食用要慎重。调理用，每次不宜吃太多，否则会伤及脾胃。

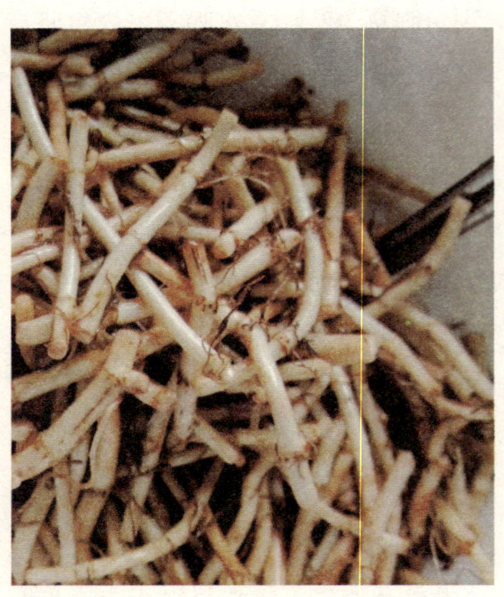

凉拌鱼腥草

材料

鱼腥草250克，精盐、花椒粉、辣椒油、白糖各适量。

做法

STEP1 将鱼腥草洗净，切成段，再用盐水泡几分钟。

STEP2 放精盐、花椒粉、辣椒油、白糖，拌匀即可食用。

铁牛老师推荐：鱼腥草蒸鸡

将全鸡加入精盐、姜、葱、胡椒粉和适量清水，上笼蒸至鸡熟透，再放入鱼腥草，略蒸即可出笼。鱼腥草与温中益气、补髓添精的鸡肉相配，有消炎解毒、温中益气的功效。可作为肺脓疡、虚劳瘦弱、水肿、脱肛等人的辅助食疗菜。

菠菜猪肝汤

养血明目，保护眼睛的好食方

菠菜富含铁质，有生血止血的作用；猪肝能补肝养血，明目养颜。两者同用，共具养血补虚之效。

菠菜止渴润肠、滋阴平肝、助消化，对高血压、头痛、目眩、风火赤眼、便秘等症有很好的调养效果。菠菜还富含维生素 C、胡萝卜素等，对贫血、血糖异常、视力减退、老年痴呆等有益。

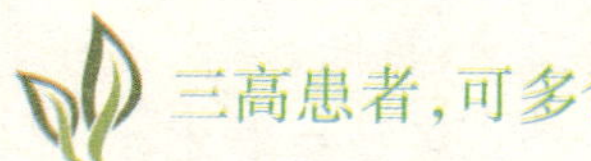

三高患者，可多食菠菜

菠菜是天然的降压药，菠菜叶中含有铬元素和一种类胰岛素的物质，能使血糖保持稳定，菠菜通血脉、利五脏的作用对高脂血的调节又有一定的帮助，所以，三高患者可多食菠菜。曾先生的老伴儿血压有点高，问我怎么改善。我告诉他用鲜菠菜及根 100 克，开水烫 3 分钟，捞起加麻油拌了吃。曾先生说，他和老伴吃了麻油菠菜，都感觉很舒服，坚持吃了一段时间，老伴神清气爽，而自己也有额外收获，便秘不知不觉没有了。

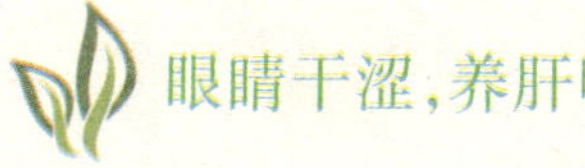

眼睛干涩，养肝明目找菠菜

杨女士 30 多岁，每天从早到晚盯着电脑写编程。眼睛干涩，经常要用眼药水。我让杨女士经常用菠菜、鲜藕、枸杞加点猪肝、羊肝煮汤做菜。吃了一段时间，杨女士的眼睛舒服很多。

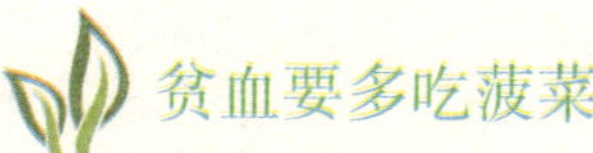

贫血要多吃菠菜

很多贫血的人没有明显症状，可以正常生活工作，严重一点的伴有头晕、头痛、乏力、易倦、心悸、活动后气短、眼花、耳鸣等症。菠菜养血补血，而且含有丰富的维生素和矿物质，贫血的人多吃菠菜很有好处。可以用菠菜 100 克，枸杞子 15 克，小米 100 克，煮成粥来吃，滋养肝肾，补血健脾，对小孩及中老年贫血尤为适宜。

菠菜

别名：菠棱菜、赤根菜、波斯草、鹦鹉菜、鼠根菜、角菜。

性味：味甘，性凉。

功效：有补血止血、利五脏、通肠胃、调中气、活血脉、止渴润肠、滋阴平肝、助消化的功效；主要调理高血压、头痛、目眩、风火赤眼、糖尿病、便秘、消化不良、跌打损伤、便血、坏血病、大便涩滞等症。

适宜人群：一般人群均可食用。肾炎、肾结石患者、胃肠虚寒、腹泻者忌食。

小贴士

菠菜不宜与鳝鱼、韭菜、黄瓜、蜂蜜、牛奶、豆腐同食。

菠菜猪肝汤

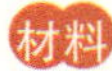

菠菜 250 克，猪肝 200 克，姜、油、盐、料酒各适量。

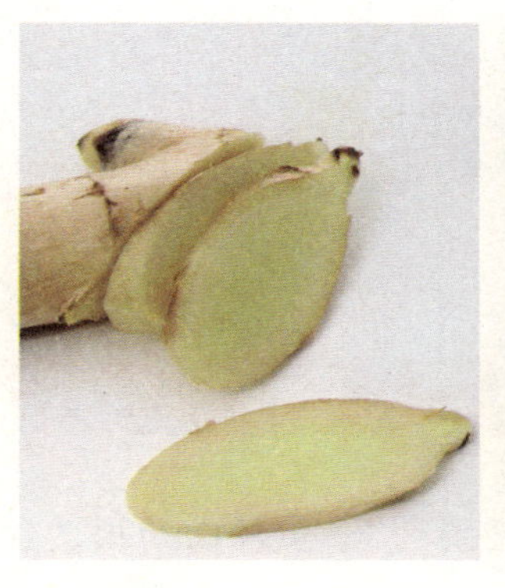

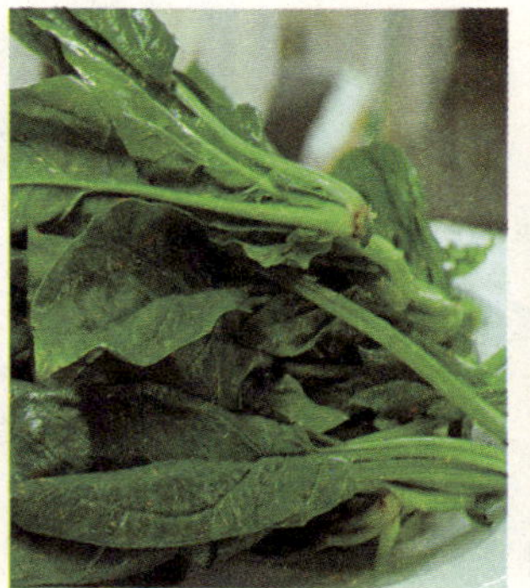

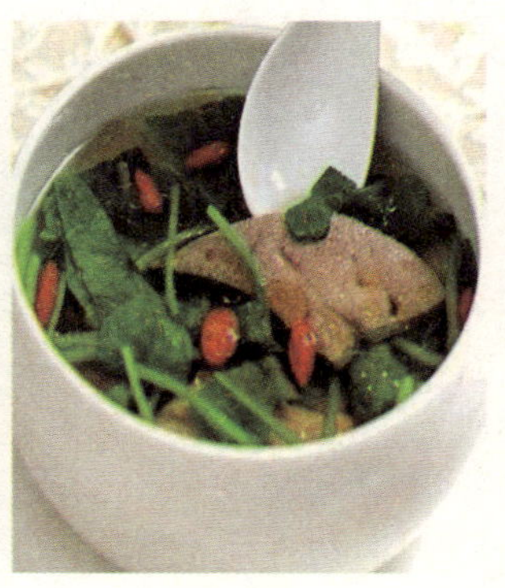

做法

STEP1 猪肝洗净切片，放入滚水中烫10秒，去除血水，捞起沥干水待用。

STEP2 菠菜从中间切半，姜切成丝。

STEP3 烧热2汤匙油，爆香姜丝，加入水、作料，搅匀，大火煮沸。

STEP4 放入菠菜拌匀以中火煮沸，再倒入猪肝片搅匀，便可起锅。

铁牛老师推荐：上汤菠菜

用菠菜、松花蛋或咸鸭蛋、鸡汤、盐同煮。上汤菠菜有减肥之效，对高血压、糖尿病也能进行有效的调理，对小儿佝偻病有着非常好的作用。

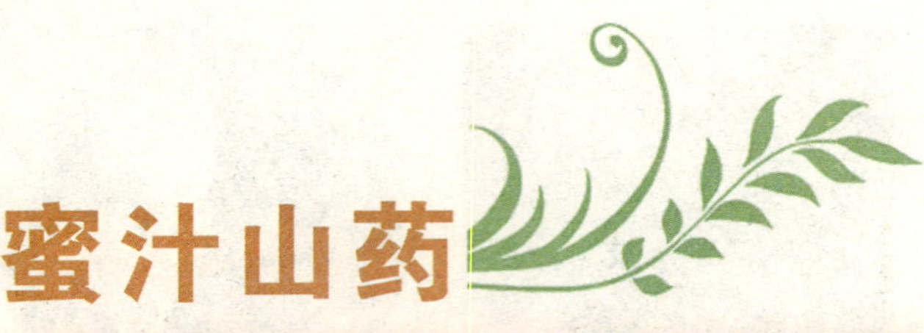

蜜汁山药

健脾益气，补气之佳品

山药补而不腻，香而不燥，中医认为它为“理虚之要药”。蜜汁山药很适合体虚瘦弱的人，能滋阴养血、强健体魄，还有健脑醒脑的作用。

山药有健脾、补肺、固肾、益精等功效。山药对于病后虚弱、妇女产后调养都有显著效果。

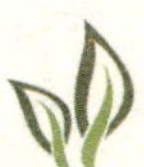

山药调养脾胃，补益强身

脾胃虚弱的人，常常会出现食少腹胀、少气懒言、大便稀溏、肢体倦怠等症状。用山药、大米加水适量煮成粥；或用山药、瘦肉加适量的盐、酒、姜、葱等调料一起煮汤，特别适合脾虚所致的腹胀、泄泻等症。一直不好好吃饭的孩子，或是长得瘦小面色发黄的孩子，可以将山药打成粉，用开水冲了或者煮了给孩子喝。坚持一段时间，孩子的脾胃功能就会得以改善。山药的补，补而不热，温而不燥，最适合孩子以及老年人的需要，常吃有益无害。

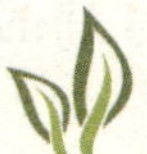

山药补肺润燥，小儿哮喘试一试

范女士的儿子患有哮喘。我让她多给孩子煮山药百合粥或炖冰糖雪梨，经常用山药泥加点蜂蜜给孩子吃。坚持了几个月，孩子的哮喘明显改善。山药是天然补肺润燥之品，是调理肺虚久咳、虚喘的良品，还能生津润燥、滋养皮肤。

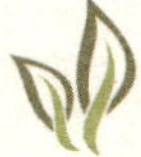

山药补肾也很好

山药补脾的同时，还能补肾。对肾气不足的人来说，将山药与羊肉一起炖成汤，不仅有利于吸收，还可以调理因肾气不足引起的尿频尿急、头晕健忘、下肢无力等症。对于因肾气不足而四肢冰冷、怕寒怕冷的人来说，用山药与乌鸡炖食也不错，需要补肾的人，不妨试一试。

山药

别名：薯蓣、山芋、薯药、大薯、淮山。

性味：味甘，性平。

功效：补脾、养肺、固肾、益精。主要调理脾虚泄泻、食少浮肿、肺虚咳喘、消渴、遗精、带下、肾虚尿频等症，外用治痈肿。

适宜人群：一般人群均可食用。大便燥结者不宜食用。

小贴士

吃山药宜去皮食用，以免产生麻、刺等异常口感。山药切片后需立即浸泡在盐水中，以防止氧化发黑。山药以产自河南焦作的“铁棍山药”和产自山东省菏泽市陈集镇的“陈集山药”最为名贵。

蜜汁山药

材料

山药300克，枸杞、冰糖、蜂蜜各适量。

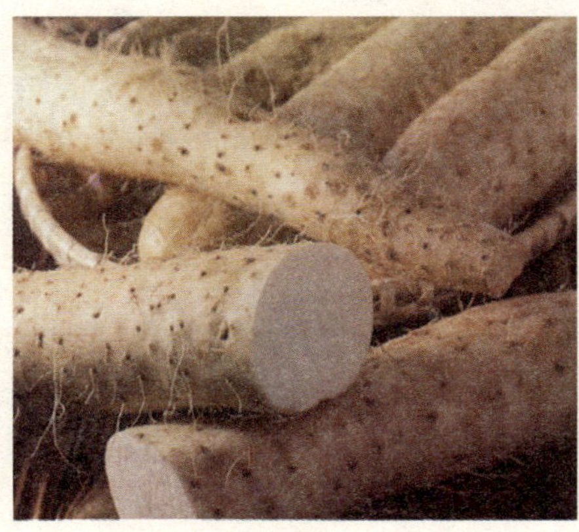

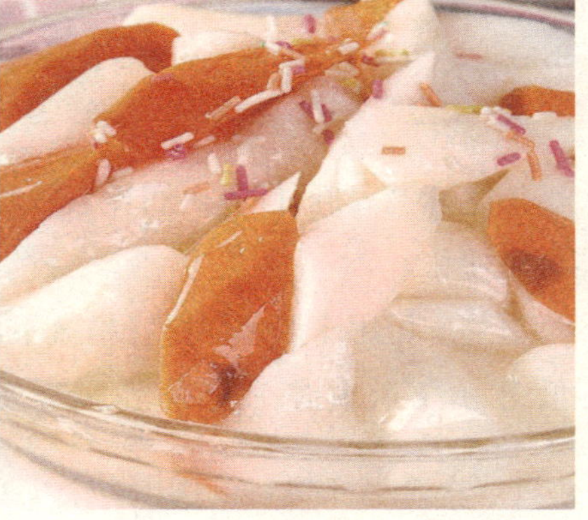

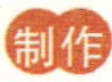

STEP1 用温水泡好枸杞备用。

STEP2 先将山药洗净去皮，切成6厘米长、1厘米厚的条，入开水焯1分钟左右，捞出整齐放在盘内，并将泡好的枸杞均匀地撒在码好的山药上。

STEP3 炒锅中加水，放入冰糖，小火烧之使冰糖完全融化，然后倒入蜂蜜，熬至开锅冒泡即可出锅，将蜜汁均匀地浇在山药上即可。

铁牛老师推荐：山药滋补汤

山药5克、玉竹10克、麦冬10克、枸杞5克、鸽子1只，炖汤喝。中医认为鸽肉可以治疗肾精不足引起的身体虚弱；而山药、玉竹和麦冬的合用，又能起到滋养肺阴的作用，这道汤特别适合大病之后的调养。

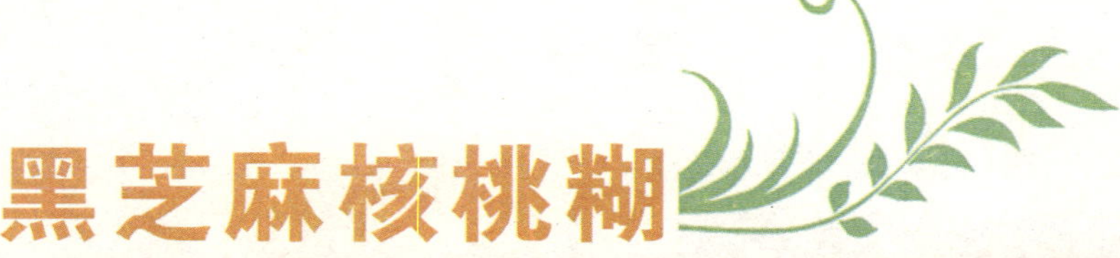

黑芝麻核桃糊

补肾养颜

黑芝麻滋养肝肾、养血润燥。常吃黑芝麻核桃糊会使皮肤润滑、少皱纹，还能调理便秘。

黑芝麻可用于调理因肝肾精血不足所致的眩晕、腰膝酸软、须发早白、脱发、四肢乏力、五脏虚损、皮燥发枯、肠燥便秘等症。

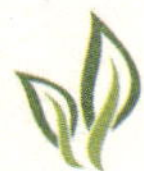

干咳无痰，用黑芝麻滋养

汤女士有70多岁了，干咳。我让她用黑芝麻50克，粳米100克，红糖适量煮粥吃。先将黑芝麻炒熟，研成细末；粳米煮粥，等到粥煮至黏稠的时候，拌入黑芝麻、红糖，再稍煮一会儿即可。汤女士吃了几次，症状就缓解了。此粥气香味美，肝肾不足、头昏眼花、肺燥咳嗽、咽干等症都可以常食。

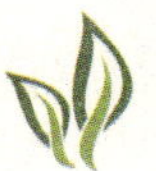

头昏眼花耳鸣，就吃黑芝麻

做策划工作的陈先生说，自己才40岁，感觉跟老人家似的，头昏眼花耳鸣。我告诉他这是工作劳神过度，经常熬夜，肝肾亏虚所致。用黑芝麻、桑叶等量，打成细粉用开水冲糊糊吃，每天早上和晚上各吃1次，清肝明目，补肾升阳。

黑芝麻防脱发，抗衰老

黑芝麻的神奇功效，还在于它含有的维生素E非常丰富。维生素E能促进细胞分裂，延缓细胞衰老，润肤美颜，经常食用能起到抗衰老和延年益寿的作用。另外，有习惯性便秘的人，肠内存留的毒素会伤害人的肝脏，也会造成皮肤的粗糙，黑芝麻滑肠通便，可使皮肤润泽。将黑芝麻配点核桃、山药、薏米等打成糊糊，每天早上煮来吃，营养又健康，美容又减肥。

芝麻

别名：脂麻、胡麻、油麻。

性味：味甘，性平。

功效：有补血明目、祛风润肠、生津通乳、益肝养发、强身体、抗衰老的功效。可用于调理身体虚弱、头晕耳鸣、高血压、高血脂、咳嗽、身体虚弱、头发早白、贫血萎黄、津液不足、大便燥结、乳少、尿血等症。

适宜人群：一般人群均可食用。慢性肠炎、便溏泄泻的人忌食。

小贴士

芝麻分黑白两种，食用以白芝麻为好，补益药用以黑芝麻为佳。芝麻既可食用又可作为油料。

黑芝麻核桃糊

材料

黑芝麻、核桃、糯米、白糖。

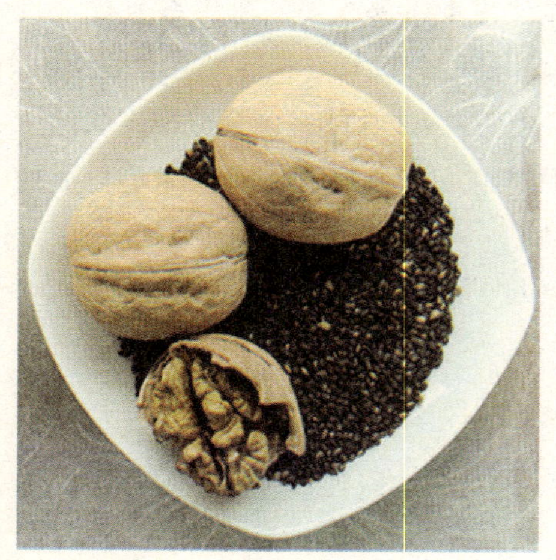

制作

STEP1 将黑芝麻、核桃肉放入锅中炒香，炒熟晾凉后加入糯米一同研碎待用。

STEP2 锅中加入少许水和白糖，然后倒入磨好的芝麻核桃粉用小火煮开，期间要不停地用勺搅动，待煮沸后即可关火。

铁牛老师推荐：芝麻粳米粥

黑芝麻30克，粳米60克，加水煮成稀粥吃，也可加糖调味食用。此方源于《本草纲目》，主要取芝麻补肝肾健筋骨的功效，可用于肝肾两虚、筋骨不健、四肢酸软无力、头发早白、大便干燥、体虚便秘等症。大便溏薄或泄泻者不要食用。

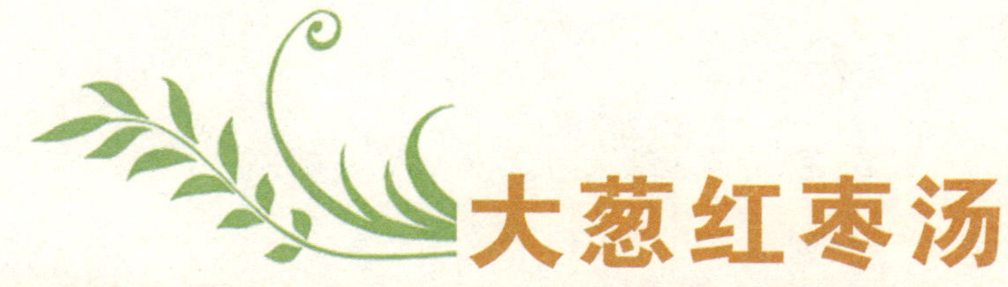

大葱红枣汤

健脾开胃，调理风寒感冒

大葱能够发汗解毒、通阳活血、发散风邪，对感冒、风寒、头痛等有较好的调理作用。大葱红枣汤补益脾胃、散寒通阳，可辅助调理心气虚弱、胸中烦闷、失眠多梦、健忘等症。

大葱作为常用的调味品，民间称其为“和事草”。大葱能调理的疾病很广，民间有“家里常存一把葱，有病不用上医院”的说法。

大葱为“肺之菜”，宣肺寒，调理风寒感冒

安女士的孩子2岁，有一阵子受凉感冒，咳嗽流鼻涕。我告诉她用葱白加葱须煮水给孩子喝。安女士说当天下午煮给孩子喝了，两个小时后就不怎么流鼻涕了，到晚上又喝了一次，孩子已经缓过神，精神劲来了。用大葱来调理风寒感冒，特别管用。初期感冒，就用葱根加葱白煮水，一天3次；感冒严重的就用葱根、葱白，加几个红枣、几个陈皮，几片姜煮水喝。

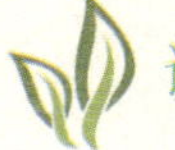

调理四肢麻木，大葱很管用

郭女士70有余，她说自己脚底麻，有时候小腿也麻。我建议她用大葱60克、生姜15克、花椒3克，煮水喝，每天2次。半个月后，郭女士的症状便改善很多了。如果手脚麻木，也可以用葱白根、生姜、陈醋各25克，煮水来泡手泡脚。

大葱能促进消化和睡眠

大葱含有的挥发油和辣素，有刺激性气味，能去除菜肴中腥膻油腻味，并散发特殊香气，刺激消化液的分泌，健脾开胃，增进食欲。大葱特别的香味，还有助于入眠，睡不着觉的时候，可以将大葱切碎后放在碗中，将碗放在枕边，可入睡。这种方法可以用来调理由神经衰弱引起的失眠症，很有效果。

大葱

别名：葱、青葱、芤、菜伯。

性味：味辛，性微温。

功效：发表、通阳、解毒。用于调理感冒风寒、恶寒发热无汗、头痛、腹痛、二便不通、虫积内阻、痢疾等症。

适宜人群：一般人群均可食用。过多食用会损伤视力，眼疾患者、胃肠道疾病特别是溃疡病患者、体虚多汗者不要食用。

小贴士

葱不宜与蜂蜜同食。

大葱红枣汤

材料

大枣20枚，葱白7根。

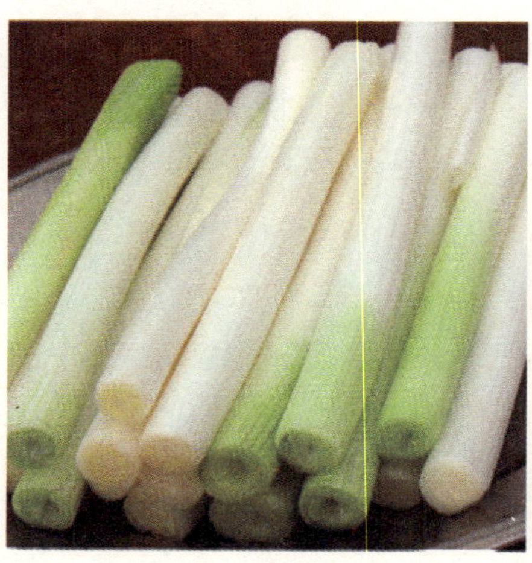

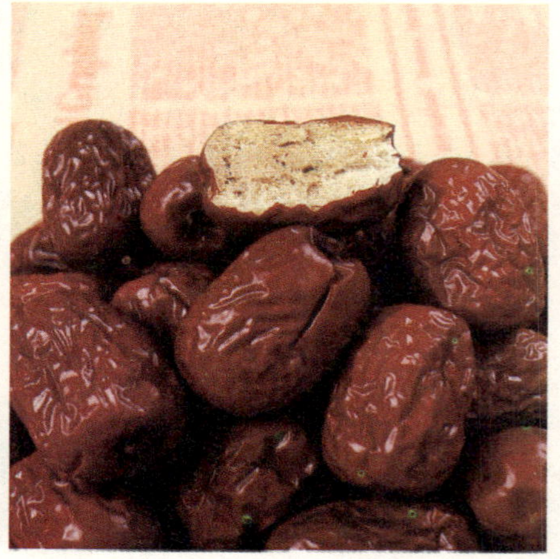

制作

STEP1 将红枣洗净，用水泡发，入锅内，加水适量，用文火烧沸。

STEP2 20 分钟后，加入洗净的葱白，继续用文火煮 10 分钟即成。

STEP3 服用时吃枣喝汤。

铁牛老师推荐：葱烧海参

葱、水发海参、清汤、菜心、调料各适量做成葱烧海参。具有滋肺补肾，益精壮阳的功效。适用于肺阳虚所导致的干咳咯血，肾阳虚的阳痿遗精以及再生障碍性贫血等症。

糖醋蒜

抗菌消炎，治咳嗽

大蒜是天然的广谱抗生素。糖醋蒜不仅能够增强人体生理机能、促进新陈代谢、延缓衰老，还可以预防心血管疾病和增强免疫力。

大蒜有温中消食、行滞气、暖脾胃、消积、解毒、杀虫的功效，主要调理饮食积滞、脘腹冷痛、水肿胀满、泄泻、痢疾、疟疾、百日咳、蛇虫咬伤以及钩虫、蛲虫等症。

大蒜抗菌消炎

大蒜含有的大蒜素，对多种致病菌都有明显的抑制和杀灭作用，是天然的植物广谱抗菌素。生吃大蒜是预防流感和预防肠道感染病的有效方法。食物中毒可以先吃几粒大蒜解毒、止痛。因虚弱受寒肚子痛，也可以找大蒜来帮忙。黄先生说儿子7岁多，夏天天热，孩子脱掉衣服坐在地板上玩，不知不觉趴在地板上睡着了，醒了就开始肚子疼。我让黄先生将大蒜头捣碎，加点糯米，加点蜂蜜，敷在孩子肚脐上，用一块纱布或保鲜膜固定住。要注意的是，急性腹痛或者因热所致的腹痛不宜用这种方法。

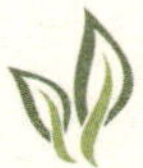

大蒜止痒杀菌，抑制牛皮癣

马女士双脚脚踝处，对称长了几块牛皮癣，有时候会痒得难受。我让她将大蒜捣烂加点芝麻油或者直接用蒜汁涂生有牛皮癣的地方，可以止痒也可以清除牛皮癣。大蒜可以促进新陈代谢，缓解瘙痒，加速创伤愈合，促进牛皮癣的调养。要注意的是，大蒜尽管有杀菌的作用，但是刺激性强，同样的症状，对有些人适用。对有些人就不适用，刚开始可先用少一点的大蒜试试，慢慢增加大蒜的量，不适宜就选择别的方法。

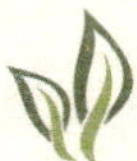

用大蒜来止咳

江先生的儿子在幼儿园多吃了几块西瓜，回家就咳得特别厉害。我让江先生用大蒜加冰糖煮水给孩子喝。用30克大蒜，10克冰糖，250克水，先用大火煮开，再用小火慢炖几分钟，最后熬成一小碗的量，让孩子喝下去。现在只要孩子咳嗽，江先生就会煮大蒜冰糖水给孩子喝，又方便又安全，关键是效果还好。

大蒜

别名：蒜、蒜头、胡蒜、葫、独蒜、独头蒜。

性味：味辛，性温。

功效：益脾肾、消积食、温中调胃、除邪祛毒。治虫毒，敷在蛇虫咬伤处和沙虱疮上，有极好的效果。

适应人群：一般人群都可食用。阴虚火旺、目口舌有疾、胃溃疡、十二指肠溃疡、肝病、眼病患者及正在服药的人忌食。

小贴士

大蒜具有较强的刺激性和腐蚀性，不要空腹吃，不然会造成胃部不适。大蒜不宜多吃，会对眼睛有刺激作用，引起眼睑炎和眼结膜炎。如果怕吃蒜后口腔有异味，可以在吃蒜后喝杯咖啡、牛奶或者绿茶，都可以起到清除口气的作用。

糖醋蒜

材料

蒜，白糖（或红糖），米醋（或陈醋），盐。

做法

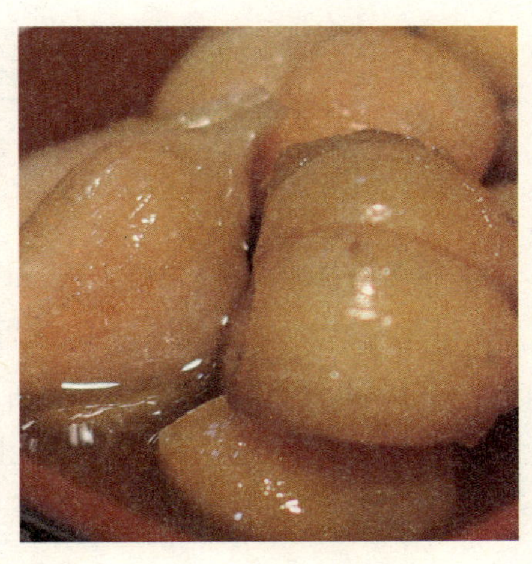

STEP1 新蒜买来后，把外面的老皮剥掉一些，剩下1～2层内皮。

STEP2 把蒜的根部切掉，茎部也切短一些，留下约1～2厘米长。

STEP3 准备一些凉开水，加点盐调成淡盐水，将切好的蒜浸泡在水里，泡一天一夜，中间换一次水。

STEP4 把泡好的蒜捞出来控干水分。

STEP5 按米醋和白糖3:1的比例调匀成糖醋水，多搅拌几次使糖完全溶解（糖和醋的比例可随意，喜欢甜的就多放点糖）。

STEP6 把控干水的蒜放到坛子或玻璃罐里，倒入调好的糖醋，量要没过蒜。

STEP7 盖好盖子，置于阴凉处一星期即可。

铁牛老师推荐：大蒜粥

大蒜、姜丝、瘦肉一起煮粥吃，大蒜有杀菌、消炎、止泻、利尿、降压等作用。大蒜粥既能强身健体，又能达到瘦身效果。动脉硬化、高血压、糖尿病、肥胖等常吃可增强抗病能力。脾胃虚弱、慢性胃炎患者要少吃或不吃。

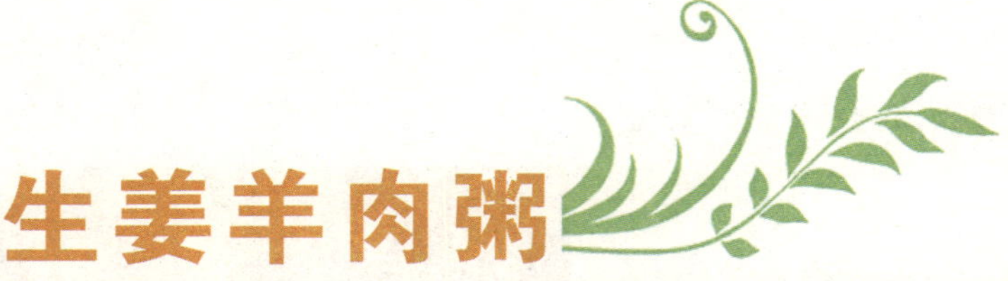

生姜羊肉粥

补肾暖胃，散风寒，增食欲

生姜有散寒发汗、化痰止咳、和胃、止呕等功效。生姜羊肉粥可以补肾暖脾胃，散风寒增食欲，对胃酸过少、脾胃虚寒、食欲不振者有很好的补益作用。

在民间，还有“家备小姜，小病不慌”“冬吃萝卜夏吃姜，不劳医生开药方”“男子不可百日无姜”等说法，可见生姜的作用不容小觑。

散寒升阳，男子不可百日无姜

姜是助阳之品，民间有“男子不可百日无姜”的说法。姜能够加快人体新陈代谢、抗炎镇痛，还能调节男性前列腺的机能，辅助调理中老年男性前列腺疾病以及性功能障碍。男人肾虚阳痿，可以用雄鲤鱼1尾（约500克），干姜30克，枸杞子10克，炖汤，调理效果会很好。干姜温中散寒，健胃活血，枸杞子滋补肝肾，益精明目，此汤可调养因肾阳虚衰而引起的阳痿、畏寒肢冷、腰疼、腰膝酸软、倦怠等。姜属辛温食物，适合有寒症的人食用，不宜多食，免得破血伤阴。如果有喉痛、喉干、大便干裂等热证，不要用姜。

温经活血，女人也离不开姜

中医认为，女性健康是以血的充足和脉络通畅为根本，而外来的寒邪，是对血脉伤害最大的因素，往往会造成肢体疼痛、痛经、恶露不下、崩漏等寒凝血淤的症状。常吃姜可以温暖子宫、通利血脉，起到驱除寒邪的效果。胡女士小腹冰凉，痛经很严重。我告诉她每天喝生姜红糖水，坚持了一个多月，痛经症状明显缓解，小腹和手脚也不像之前那么凉了，气色也好了很多。

生姜散寒发汗治感冒

章先生说，在空调房里待久后，浑身发紧，头发胀，脸僵硬，笑起来就好像扯着了一样。我告诉他随时口含生姜片或每天用 2 ~3 片生姜泡水喝，常走出来到办公室外活动一下。夏天，为了图凉快，有些人喜爱电扇空调对着身体吹，这样很容易受风寒，引起伤风感冒。不小心受了寒的人，可以及时喝点姜糖水，有助于驱逐体内风寒。

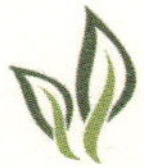

关节痛，用生姜可缓解

风寒骨痛、关节痛，可以用鲜姜、大葱各一半，切碎炒热，用布包好，贴在患处，可祛除寒湿，缓解疼痛。曾女士有关节炎，我告诉她把磨好的姜汁加热，趁热用纱布沾汁敷在患部，她按照我说的经常去做，关节疼痛比前些年缓解了很多。痛风时，可以用姜汁和熬萝卜叶的汁混合，然后擦拭患部，以此来减轻疼痛，效果很明显。

生姜

别名：紫姜、姜根。

性味：味辛，性微温。

功效：发汗解表、温中止呕、温肺止咳、解鱼蟹毒、解药毒。鲜姜可用于风寒邪热、伤寒头痛、鼻塞、咳逆止气、止呕、祛痰下气。干姜适用于寒冷腹痛、胀满、风邪消毒等。

适应人群：一般人群均可食用。阴虚、内有实热、患痔疮的人忌食，有高血压的人慎食。

小贴士

"早上吃姜，胜过吃参汤；晚上吃姜，等于吃砒霜。"因为生姜中姜酚刺激肠道蠕动，白天可以增强脾胃作用，夜晚则影响睡眠伤及肠道，所以夜晚不宜食用生姜。烂姜、冻姜不要吃，因为姜变质后会产生致癌物。

生姜羊肉粥

材料

生姜 20 克，羊肉 100 克，粳米 100 克，料酒 10 克，盐 3 克。

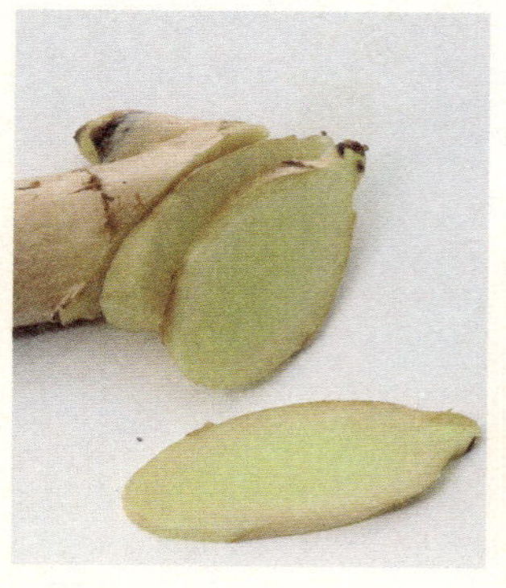

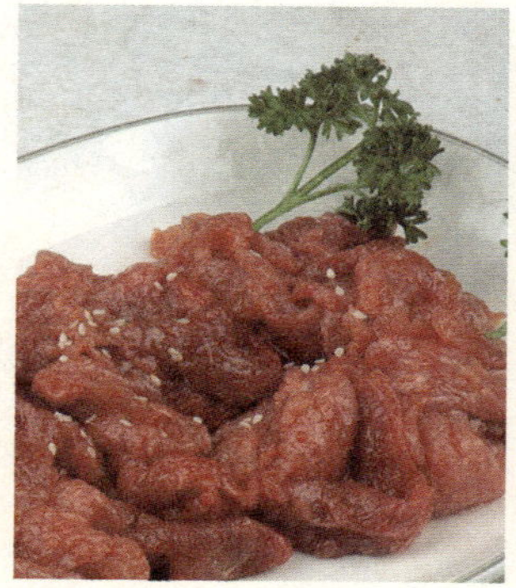

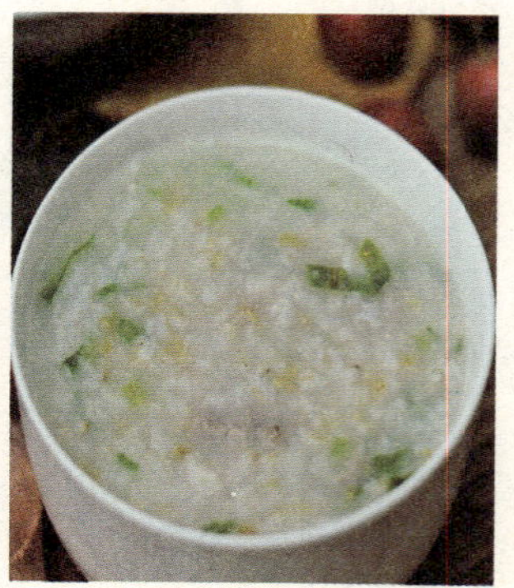

做法

STEP1 将生姜洗净切片；羊肉洗净，沸水氽血水，切 2 厘米见方块，粳米淘洗干净。

STEP2 将粳米、生姜、料酒、羊肉加水适量，置武火上烧沸，再用文火煮成粥，加盐调味即成。

铁牛老师推荐：红糖姜茶

红糖姜茶中红糖有养血、活血的作用，加到姜汤里，可改善体表循环，调理伤风感冒。需要注意的是，红糖姜茶只适用于风寒感冒或淋雨后胃寒，不能用于暑热感冒或风热感冒。

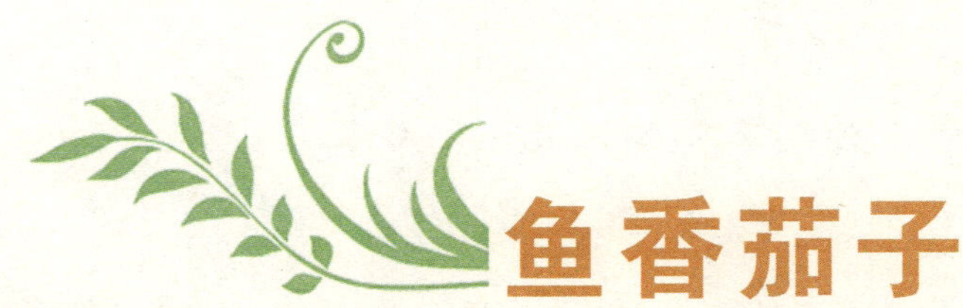

鱼香茄子

清热活血，保护心血管

鱼香茄子是一道常见川菜，有鱼香味，但是这种鱼香味并不来自鱼，而是由泡椒、葱、姜、蒜、糖、盐、酱油等调制而成的。此道菜营养美味，多食还能保护心血管。

茄子除了软化血管，防止小血管出血，还有清热去毒、活血化淤的作用，对皮下组织出血、受伤血淤及坏血病有一定的辅助调养作用。茄子宽肠的功效，对有热毒、脸上长疮、皮肤溃疡、内外痔等症状都有缓解作用。

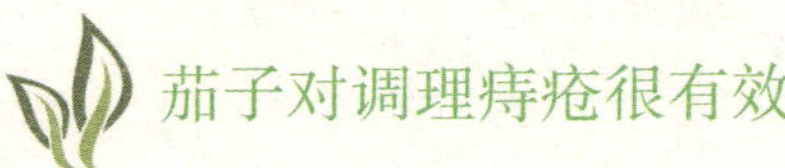

茄子对调理痔疮很有效

茄子属于寒凉性质的食物，有清热凉血、消肿解毒的作用，做成粥可以调理便秘及痔疮出血。内痔出血的人，可以用茄子 200 克，肉末 100 克，粳米 100 克，适量葱花、姜末和调味品做成粥。连续食用几天，痔疮便血会有很好的改善，对便秘也有一定的作用。

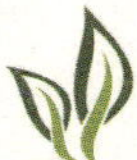

茄子对黄疸肝炎很有用

茄子能清热祛湿，患湿热黄疸的人，可多吃些茄子。一般用紫茄子 300 克，粳米 100 克煮粥，经常食用。直接蒸茄子来吃也可。

茄子能够降低胆固醇保护心血管

茄子含有丰富的维生素及钙、磷、铁等营养成分，还富含维生素 E，有防止出血和抗衰老的功能。常吃茄子，可以使血液中胆固醇水平不致增高，有预防高血压、冠心病、动脉粥样硬化、促进伤口愈合等作用。多吃蒜蓉拌茄子、芹菜茄子煲等，对降低胆固醇保护心血管有积极的作用。

茄子

别名：落苏、酪酥、昆仑瓜、矮瓜。

性味：味甘，性凉。

功效：具有清热止血、消肿止痛的功效，用于热毒痈疮、皮肤溃疡、口舌生疮、痔疮下血、便血等症。

适宜人群：一般人群均可食用。脾胃虚寒、体弱、便溏、哮喘不宜多食；手术前不宜吃茄子。

小贴士

吃茄子建议不要去皮。茄子忌生吃，以免中毒。

鱼香茄子

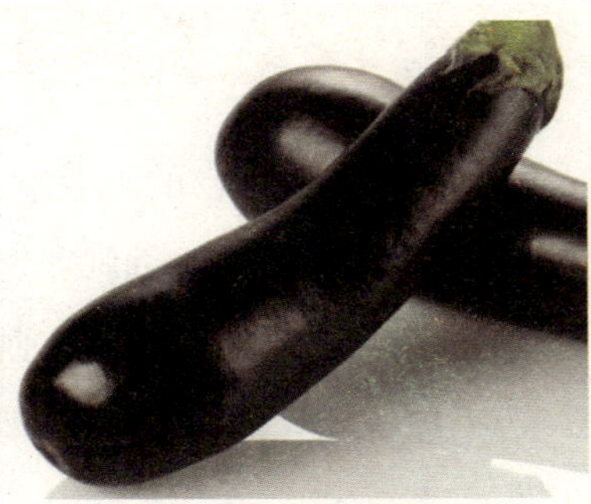

材料

茄子2条,肉丝少许,姜、蒜、葱、辣豆瓣酱、醋、糖、芡粉各适量。

制作

STEP1 将茄子洗净沥干,切成小圆段备用。

STEP2 大蒜洗净切末,葱洗净切成葱花,姜切末备用。把醋、糖、芡粉放入碗中,加水备用。

STEP3 将油加热后,放入茄子段炸软成金黄色时,捞起将油沥干。

STEP4 将姜、蒜、葱爆香后,倒入肉丝,倒入炸好的茄子拌炒一下。再加入碗中的调料拌炒,即可盛入盘中。

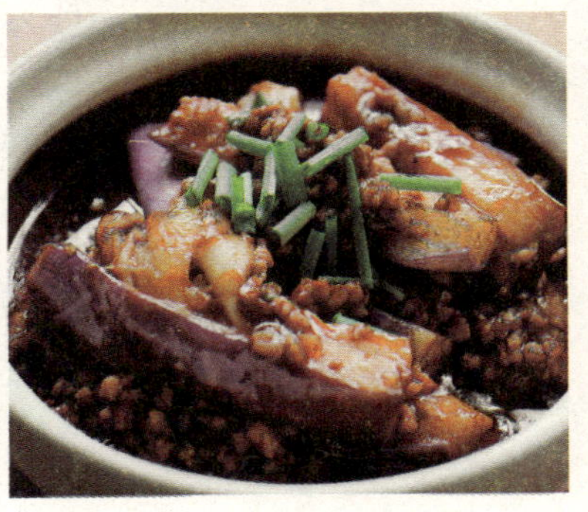

铁牛老师推荐:清蒸茄子

用茄子2个,洗净后切开放在碗内,加油盐少许,隔水蒸熟食用。有清热、消肿、止痛的功效,适用于内痔发炎肿痛、内痔便血、高血压等症。

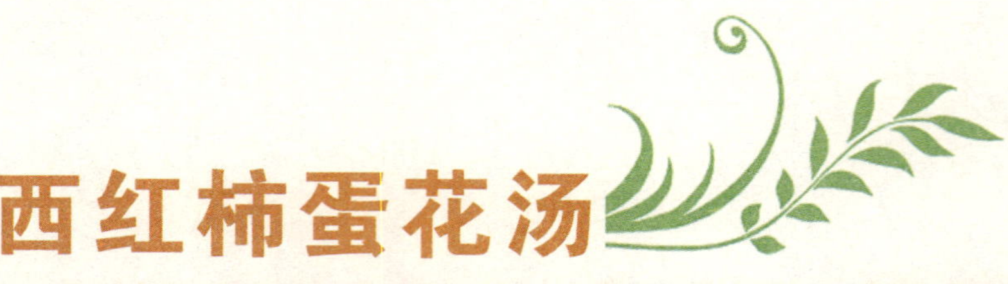

西红柿蛋花汤

生津止渴，健胃消食

西红柿含有丰富的维生素。西红柿蛋花汤是一道常见的食物，有很高的营养价值，即生津止渴又健脾养胃、增进食欲。

西红柿清热生津、养阴凉血、健胃消食，可用于高血压、眼底出血、牙龈出血、口舌生疮、食欲不振等症的调理。

西红柿健胃消食，润肠通便

西红柿含有苹果酸、柠檬酸等有机酸，能促使胃液分泌，加速对脂肪及蛋白质的消化吸收，同时可增加胃酸浓度，调整胃肠功能，润肠通便，有助胃肠疾病的康复。西红柿炒鸡蛋是最常见的吃法，口感好，还对肠胃好。

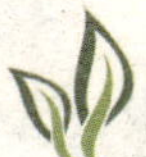

西红柿可以清热解毒

西红柿有清热生津、养阴凉血的功效，对发热烦渴、口干舌燥、牙龈出血、胃热口苦、虚火上升有较好的调理效果。西红柿切片，放入白糖或蜂蜜拌来吃，或者煮汤热饮，可以防止中暑。如果在夏天有发烧迹象，可以将西红柿汁和西瓜汁各半杯混合饮用，每小时饮一次，退烧效果不错。

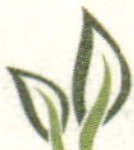

西红柿可以降脂降压、防止血栓的发生

西红柿中含有丰富的维生素 C、番茄红素及果酸，可降低血胆固醇，预防动脉粥样硬化及冠心病。另外，它含有大量的钾及碱性物质，能促进血中钠盐的排出，有降压、利尿、消肿作用，对高血压、肾脏病有良好的辅助调理作用。经常发生牙龈出血或皮下出血的人，吃西红柿有助于改善症状。患冠心病及中风的病人，每天用西红柿榨汁饮用有益于疾病的康复。

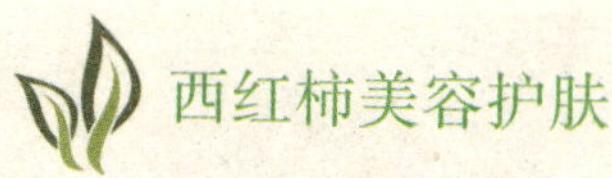

西红柿美容护肤

西红柿中含有胡萝卜素和维生素 A、维生素 C，有祛斑、护肤等功效。对于皮肤黑且粗糙的人，可以将西红柿捣汁后涂于脸上，停留约 15 分钟后用清水洗净，可有效去除面部死皮。西红柿中的番茄红素是很强的抗氧化剂，补充番茄红素，能够延缓衰老，增强免疫功能，减少疾病的发生。

西红柿

别名：洋柿子、番茄、狼桃、番李子、番柿、六月柿、洋海椒、毛腊果。

性味：味甘、酸，性凉。

功效：有生津止渴、健胃消食、清热解毒、凉血平肝、补血养血和增进食欲的功效。

适宜人群：一般人群均可食用。肠炎、菌痢及溃疡活动期病人不宜食用。

小贴士

脾胃虚寒及月经期间的妇女不宜生吃西红柿。西红柿不宜空腹吃，易引起腹痛，造成胃不适、胃胀痛。不熟的不宜吃，不宜长时高温加热。

西红柿鸡蛋汤

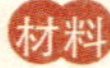

材料

西红柿 2 个，鸡蛋 2 个，葱花、食盐等。

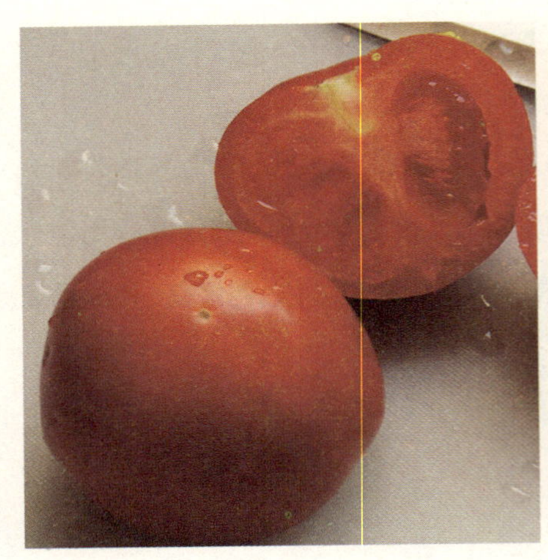

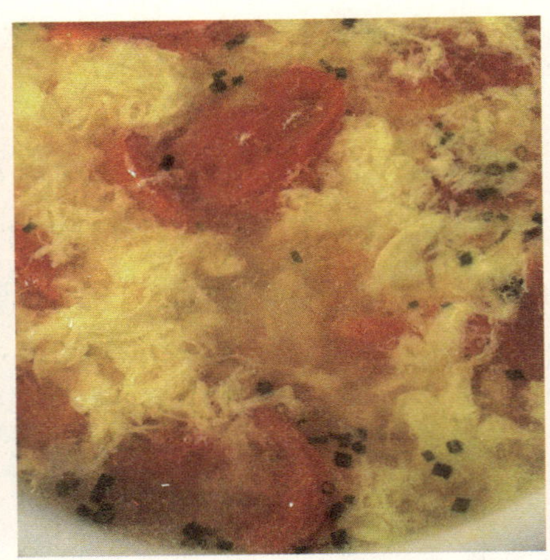

制作

STEP1 在锅里放入少量的油并烧开。

STEP2 切好的西红柿放入锅中炒一会儿，加入清水及适量的盐。

STEP3 待煮沸后加入已经搅拌均匀的鸡蛋液，注意鸡蛋液要转圈打入，翻炒。

STEP4 出锅后将准备好的葱段撒入，即可食用。

铁牛老师推荐：糖拌西红柿

将熟透的西红柿切成小片，加适量的白糖或红糖搅拌均匀，酸甜爽口，生津止渴。可补充丰富的维生素，是夏季家庭餐桌的佳品。

洋葱拌黑木耳

降“三高”的“菜中皇后”

洋葱被称为“菜中皇后”。洋葱拌黑木耳是一道爽口的凉菜,常吃可软化血管,降低血脂。

洋葱有健胃、消食、平肝、润肠、祛痰、利尿及发汗等作用,是相当好的养生食材。

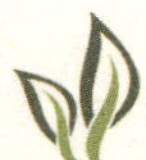

流感来了,试试洋葱

洋葱有较强的杀菌作用,可抵御流感病毒。感冒的时候,喝了加洋葱的热汤,可帮助发汁退热。如果鼻塞,用一小片洋葱抵住鼻孔,洋葱的刺激气味,会使鼻子瞬间畅通起来。如果咳嗽,可用纱布包裹切碎的洋葱,覆盖在喉咙到胸口之间。伤风鼻塞时可以吃洋葱糯米粥,用糯米 100 克煮粥,煮至快熟时加入洋葱略煮,趁热食用,效果很好。

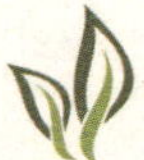

洋葱可促进消化

洋葱有提高胃肠道张力、促进消化的作用,可用于调理消化不良、食欲不振、食积内停等症。肠胃不好的人,可以常吃以洋葱为主的蔬菜汤,也可以腌洋葱来吃。用洋葱适量,每头切成 2 ~6 瓣,放入泡菜坛腌浸 2 ~4 天(夏天 1 ~2 天),等到味酸甜而略辛辣时就可以食用了。常吃有助于增加胃酸分泌,适用于消化不良、食欲减退、胃酸不足的人。

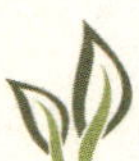

洋葱可以降血压、降血脂、降血糖

将洋葱洗净,剥去外皮,切成薄片,加入适量食用醋,放上一天,第二天就可以食用了。经常吃醋泡洋葱,可有效降低血糖,清除血液垃圾,减少老年斑,延缓皮肤老化。高血脂、高血压等心血管病人,平时可以多吃炒洋葱。将洋葱切成细丝，食用油适量，大火烧热，再放入洋葱丝翻炒，加盐、酱油和少许醋、白糖拌炒后食用，有健胃理气、降血压、降血脂功效，常食可预防胃肠病、高血压、高血脂。

洋葱防止骨质流失

现代权威研究报告证实，洋葱是能够防止骨质流失的一种蔬菜。最简单实用的健骨补钙方法，就是在饮食中增加蔬菜的摄入，尤其是常吃点洋葱。

洋葱

别名：玉葱、葱头、胡葱、大葱头。

性味：味甘、微辛，性温。

功效：有和胃润肠、发散风寒、温中通阳、散瘀解毒的功效。主要调理外感风寒无汗、鼻塞、宿食不消、高血压、高血脂、痢疾等症。

适宜人群：一般人群均可食用。有皮肤瘙痒性疾病、眼疾以及肠胃炎的人少吃。

小贴士

洋葱一次不宜食用过多，容易引起视物模糊和发热。在碗柜里放一盘切好的洋葱片，不仅会驱走蟑螂，还可防止食物变质。新漆的房间或家具，有一种难闻的油漆味，把一只洋葱切成片浸在一盘冷水中，放在室内，油漆味便会消失。

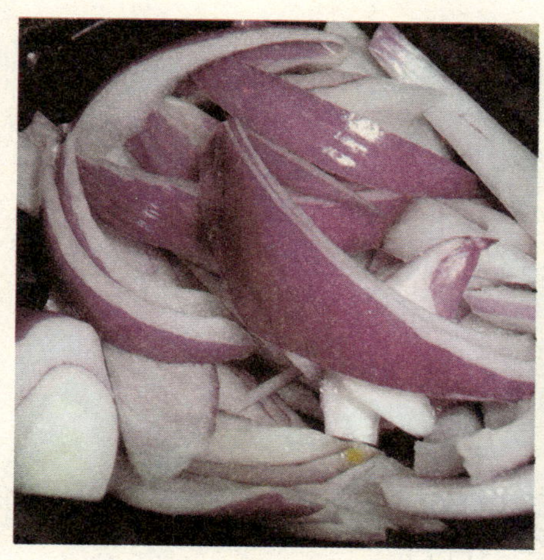

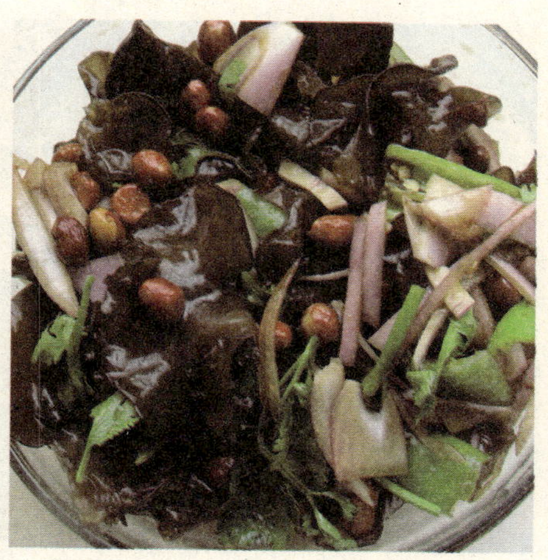

洋葱拌黑木耳

材料

洋葱一颗，黑木耳适量，生抽、盐、醋、糖适量。

制作

STEP1 将黑木耳用清水浸泡后择去杂质，入沸水焯过后待用。

STEP2 将洋葱洗净切成丝入盘。

STEP3 将黑木耳加入洋葱盘内，加适量的调味拌匀，加少许蒜茸即可食用。

铁牛老师推荐：洋葱红枣汤

红枣20枚洗净，洋葱20克，同煮，吃枣喝汤。此方有安神益气的作用，可治神经衰弱、病后体虚、胸中烦闷、失眠多梦、记忆减退等症。

3

五畜篇

五畜为益，益为补益的意思。中医认为，五畜为血肉有情之品，最为补人，能滋养人体精血。适当食用肉类，能使人的体格强壮，体能充沛，但若是吃得多了，身体无法吸收转化的部分，就容易在体内堆积造成脏腑负担或形成有害物质。

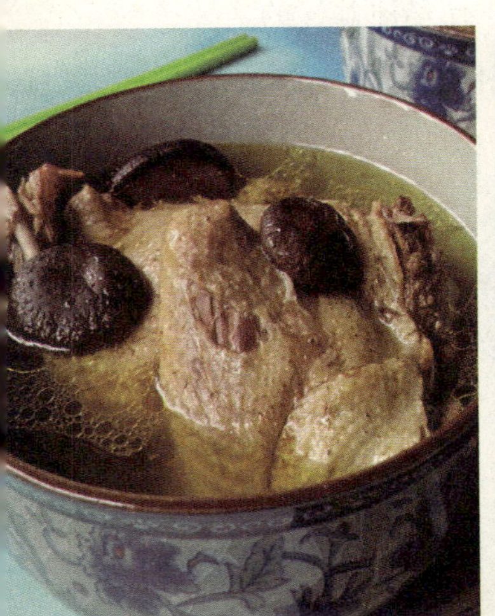

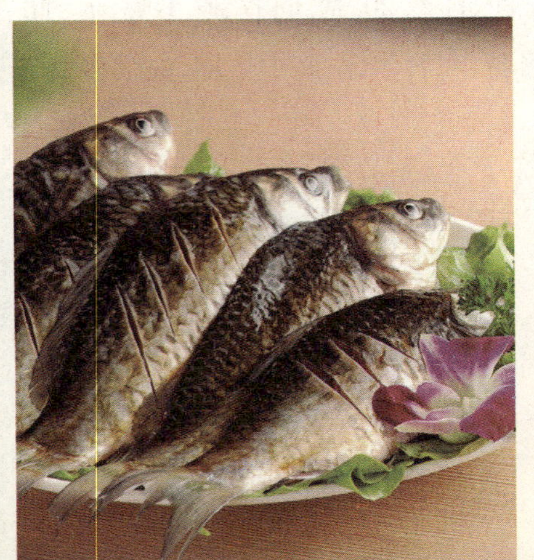

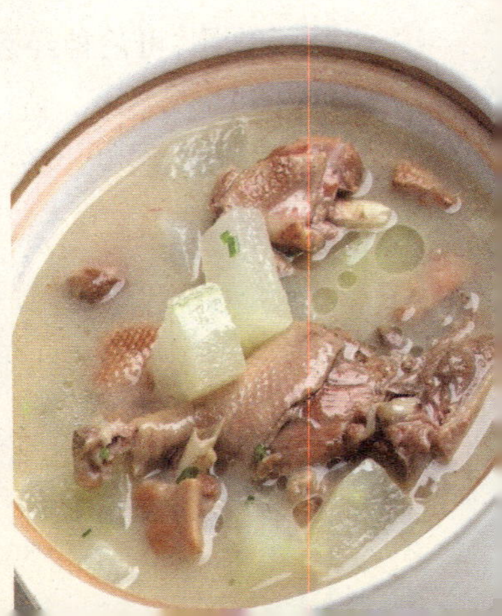

白胡椒猪肚汤

祛风散寒，增强食欲

白胡椒猪肚汤是一道很常见的滋补菜肴，喝上一碗热乎乎的白胡椒猪肚汤，能够祛风散寒，增强食欲，还能吃出好心情。

用猪肚炖汤喝对于脾胃虚弱的老年人、妇女和孩子，可以起到急补脾胃的作用；对于中气不足、男子遗精、女子带下者有很好的改善效果。气血亏损、体虚之人可多吃猪肚汤。

猪肚健脾胃，增食欲

脾胃虚弱是现代人的常见毛病。在报社工作的小杨外出采访跑新闻，回来赶稿排版面，繁忙的工作让他常常忘了按时吃饭，久而久之，脾胃虚弱，食欲缺乏，气色也不好，我让他每天吃些猪肚汤，里面放点白人参、白胡椒，细嚼慢咽。几个月后再见到他，气色好了很多，人也胖了点。

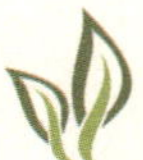

猪肚止胃痛，补气血

小区李阿姨帮女儿带孩子，最近头晕腹胀，以为是带孩子累的，我告诉李阿姨，她是脾胃有了问题，造成气血生化不足，贫血头晕。可以用胡椒生姜炖猪肚，每个星期吃几次，喝汤吃肉。没过多久，李阿姨喜笑颜开地找到我说，胃不痛了，头也不晕了。

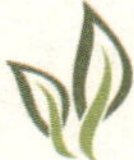

猪肚强体质，补虚损

猪肚不仅解决胃的问题，还解决肾的问题。陈先生 45 岁，年纪不大背驼得厉害，他见到我说再发展下去，拄拐杖不说，真不想活了。我建议他用猪肚加花生、莲子、人参、核桃仁炖汤，每星期吃两次。就这样吃了几个月，肾气补足了，遗精尿频改善了，陈先生的背也越来越直了。

猪肚

性味：性微温，味甘。

功效：健脾胃、补虚损、通血脉、利水。可以用于调理胃寒、心腹冷痛，因受寒而致的消化不良以及虚寒性的胃、十二指肠溃疡等。

适宜人群：适用于气血虚损、身体瘦弱者。血脂高的人不宜食用。

小贴士

新鲜猪肚黄白色，肚内无硬块和硬粒，弹性较大。猪肚和菱角不能一起吃，会引发腹痛。

白胡椒猪肚汤

材料

猪肚1个，白胡椒15克，葱、姜、蒜、盐、生粉少许。

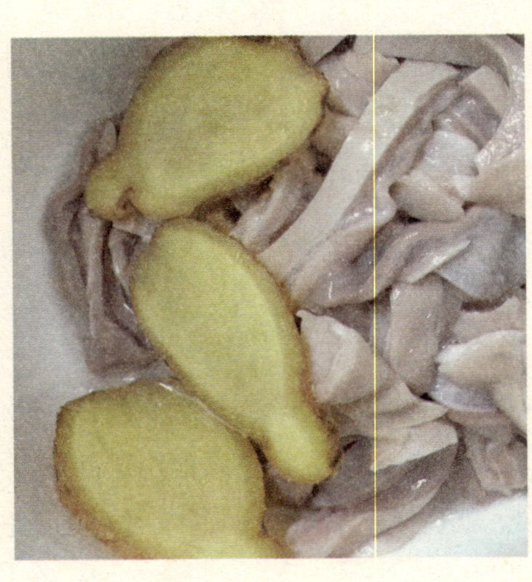

做法

STEP1 白胡椒放入纱布中，用锤子捶打成碎末。

STEP2 猪肚用盐和生粉反复冲洗数次，放入沸水中汆烫1分钟，捞起沥干水。

STEP3 把白胡椒放入猪肚内，将猪肚的首尾用线扎紧，锅内注入适量清水，大火煮沸，改小火煲2小时。

STEP4 加入少许葱、姜、蒜、盐调味便可。

铁牛老师推荐：猪肚包鸡

猪肚包鸡是一道广东客家名菜，又名“凤凰投胎”，做法有很多种，味道都很不错。胃寒者最适宜吃猪肚包鸡。将鸡切块加上胡椒、党参、白果、枸杞等放入猪肚中煮，吃肉喝汤，有很好的滋补、驱风、驱寒的作用。肾亏的人吃了，能减少夜尿多的症状；燥热虚火夜梦多的人吃了，能够改善睡眠。猪肚包鸡汤不仅可以暖胃养胃，对于产妇也有很好的补养效果。

酸菜猪肉炖粉条

滋胃肾，增气力

酸菜猪肉炖粉条是东北的一道乡土菜，深受大众喜爱。酸酸脆脆的口味，不仅促进肠胃健康，还滋补身心。

猪肉是日常生活中最主要最普遍的肉类补益食材，有补虚强身、滋阴润燥、丰肌泽肤的作用。凡是病后体弱、产后血虚、面黄瘦弱的人，都可以食用猪肉进行调理。

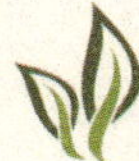

猪肉固肾补虚，增气力

魏先生50多岁了，儿子在城里打拼，自己在家乡种田。有次小魏问我，父亲一个人在家乡生活，一年不见感觉很虚弱的样子，经常干咳。我建议小魏给父亲补一补，用去皮的栗子250克，猪瘦肉200克，洗净切块，炖汤煮粥都可以，加点盐调味食用。也可以用猪瘦肉250克，莲子30克，百合30克，煮汤或煮粥吃。常吃可缓解年老体虚、慢性气管炎等症状。

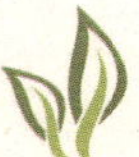

多吃猪肉，让肌肤光滑润泽

用猪肉煮汤喝，可以缓解由于津液不足引起的烦燥、干咳、便秘等症状。古医书记载："猪肉其味隽永，食之润肠胃，生津液，丰肌体，泽皮肤。"

猪肉百搭，养血补虚

猪肉是很好的搭配食材，使食物更加美味的同时，还能促进其他食材发挥自己本身的效用。苹果雪梨猪瘦肉汤，润肺消燥、清热化痰；黄芪田七猪瘦肉汤，益气活血、安神宁心；红枣木耳猪瘦肉汤，净化血液，清除血栓；苦瓜猪瘦肉汤，清热解毒、调节血糖；等等。

猪肉

性味：味甘咸，性平。

功效：有补肾养血、滋阴润燥的功效。

适宜人群：一般人群均可食用。肥胖、高血脂、高血压的人慎食。

小贴士

优质的猪肉，脂肪白而硬，且带有香味。肉的外面往往有一层稍带干燥的膜，肉质紧密，富有弹性，手指压后凹陷处立即复原。

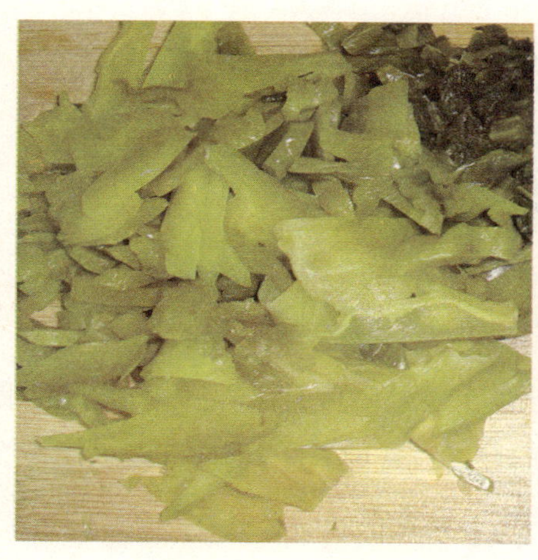

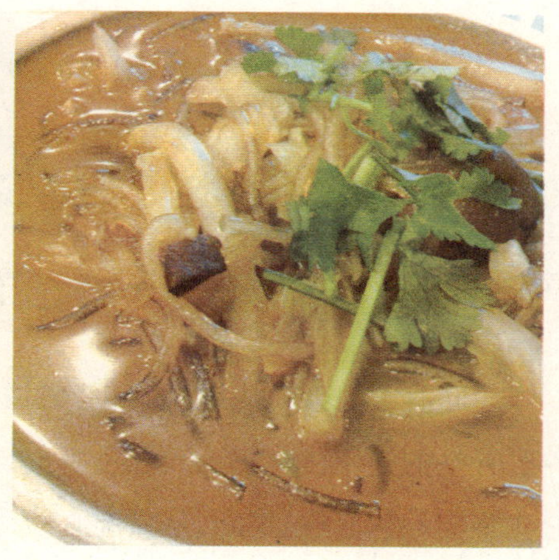

酸菜猪肉炖粉条

材料

五花肉、粉条、酸菜、花椒、八角、葱、姜、盐。

做法

STEP1 五花肉用水煮到七八分熟，凉了切片备用。

STEP2 粉条用水泡软，酸菜切细丝。

STEP3 锅里加油烧热，放入花椒、八角先爆香，放入葱、姜炝锅，加入高汤，放盐调味。

STEP4 加入酸菜、粉条，开锅以后下肉片，炖熟。

铁牛老师推荐：枸杞叶猪肝汤

枸杞叶猪肝汤由枸杞叶与补肝、养血、明目的猪肝加生姜煮成。猪肝含铁量较高，是养血、补血的佳品；枸杞叶有清热止渴、祛风明目的功效；姜既可缓解体寒腹痛，还能去除食材的腥膻。枸杞叶猪肝汤常常用于调理风热目赤、双目流泪、视力减退、夜盲、营养不良等症。

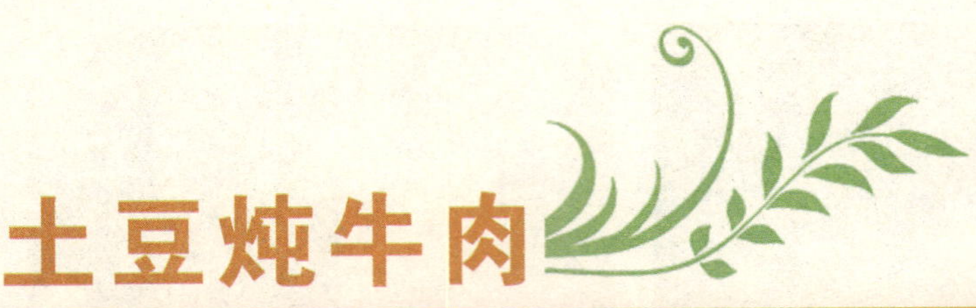

土豆炖牛肉

滋养脾胃，强筋健骨补气血

民间有“牛肉补气，功同黄芪”的说法。土豆炖牛肉有滋养脾胃、强筋健骨、养肾补气的作用，体虚乏力、面色萎黄、筋骨酸软、气虚自汗者，都可以多食。

牛肉补气血、温经脉，是血虚心悸、消化不良者很好的补益食材。

病后气血双亏，可吃牛肉补益

气血消耗亏损，食用牛肉有很好的补虚效果。可以取鲜牛肉 150 克（剁成肉末），枸杞 20 克，与大米 100 克同煮粥。粥熟时加适量姜末，熟后加油盐调味即可。牛肉健脾强胃、补中益气，牛肉汤、牛骨汤都是很好的补益食物。

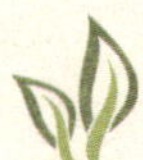

孩子爱流口水、遗尿可食牛肉缓解

小林家的孩子是早产儿，抵抗力一直不够强，三岁的时候，还流口水、遗尿，白天睡觉也会尿床。我让林女士多给孩子炖牛肉汤喝，加些山药、土豆或南瓜，煮粥也可以，炖汤煮粥时加山楂肉，牛肉更容易炖烂。经过一段时间，孩子的症状明显缓解，胃口、体质都好起来了。

气虚自汗可多食牛肉

贾女士 40 多岁，常觉身倦体乏，没有气力，爱出汗，严重时每天要换几套衣服。我判断她是体虚自汗，告诉她用牛肉 250 克，黄芪、党参、淮山、浮小麦各 30 克，大枣 10 枚，生姜 10 克一起煮汤，煮到牛肉熟后加适量食盐，调味食用。吃了一段时间，贾女士的症状果然就缓解了。

常喝牛骨汤，防止骨质疏松

牛骨头炖汤，可以常常做来给老人和小孩喝，老人常喝牛骨汤，能增强身体制造血细胞的能力，防止骨质疏松。小孩常喝牛骨汤，补钙的同时促进骨骼发育，提高免疫力。汤中加入姜片和胡椒粉，还有驱寒利湿的功效。

牛肉

性味：味甘，性平。

功效：牛肉补脾胃、益气血、强筋骨。可用于调理久病体虚、面色萎黄、头晕目眩等。

适宜人群：一般人群均可食用。老年人、儿童、身体虚弱及病后恢复期的人吃牛肉非常好。

小贴士

牛肉做菜时，放一个山楂、一块橘皮或一点茶叶，牛肉易烂。牛肉和猪肉不能一起食用。牛肉是发物，对于患有疮毒、湿疹、瘙痒等皮肤病症者应戒食，患有肝炎、肾炎者也应慎食，以免病情加重或复发。

土豆炖牛肉

材料

牛肉、土豆、香菜、盐、胡椒、葱、姜。

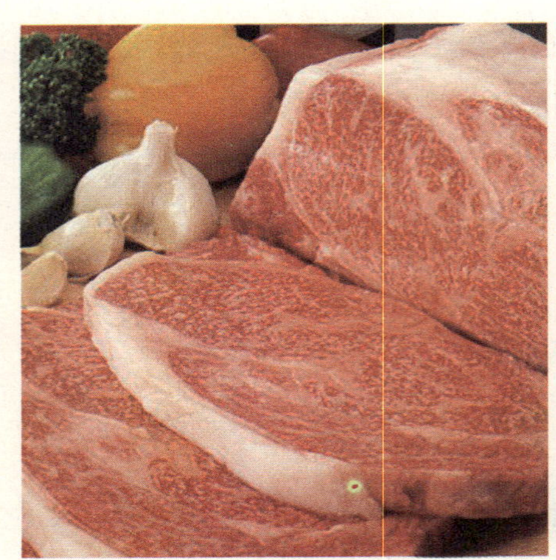

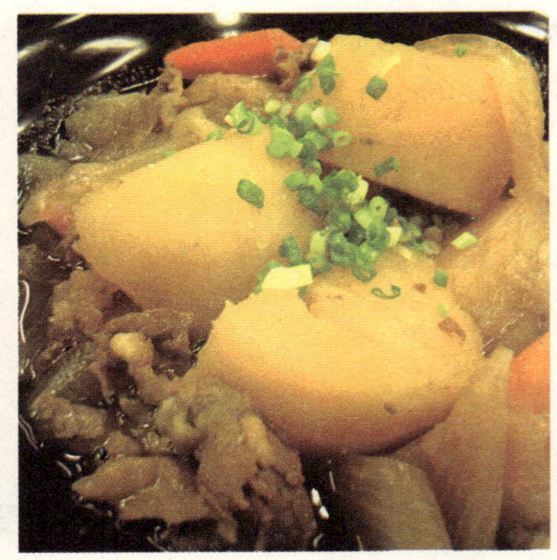

做法

STEP1 牛肉洗净切块，土豆洗净切块，葱、姜、香菜洗净切段。

STEP2 热锅下油，倒入牛肉翻炒一会儿，放入葱段、姜片，炒出香味儿，加入开水。

STEP3 水开后加盖焖煮一个小时左右，放入土豆块、盐，继续炖半小时，加胡椒、香菜，即可食用。

铁牛老师推荐：西湖牛肉羹

西湖牛肉羹，香淳润滑、鲜美可口，是一道很好的健脾开胃羹汤。此羹用牛肉、香菇、豆腐、鸡蛋、香菜做成，养血、润燥、补虚，适于手脚冰冷、贫血、虚弱者食用。

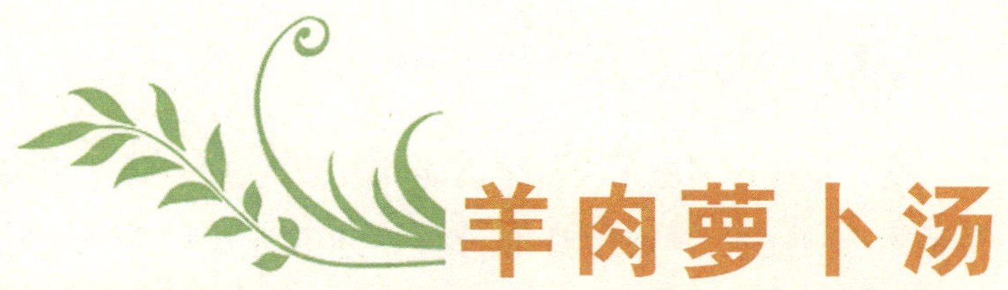

羊肉萝卜汤

养脾胃，补肝肾

民间有“要想长寿，常吃羊肉”的说法，羊肉既能补身体，又能御风寒，对一般风寒咳嗽、慢性气管炎、虚寒哮喘、肾亏阳痿、腹部冷痛、体虚怕冷、腰膝酸软、面黄肌瘦、气血两亏、病后或产后身体虚亏等一切虚状均有补益效果。羊肉萝卜汤不仅美味，还有补中健胃、益肾壮阳的作用，适用于有病后体虚、腰疼怕冷、食欲不振等症者。

羊全身都是宝。羊肉、羊血、羊骨、羊肝、羊奶、羊胆等可用于多种疾病的调养，具有较高的药用价值。祖国传统医学认为，羊肉是助元阳、补精血、疗肺虚、益劳损之佳品，是一种优良的温补强壮剂。

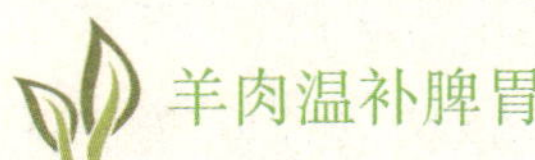

羊肉温补脾胃

羊肉是属于温性的，吃羊肉对胃肠好，经常吃羊肉可以帮助人体分泌消化酶，保护胃壁和胃黏膜，改善胃部的消化功能。刘先生的儿子5岁左右，孩子不好好吃饭，个头瘦小，经常生病。我建立刘先生多给孩子吃点羊肉粥：将羊肉切成小粒；大米或者小米适量，加水煮成粥；放点食盐、生姜、花椒调味做成羊肉粥食用。羊肉粥有壮胃健脾之功，主要是因为羊肉温中补脾。脾胃虚弱、食欲不振或虚寒呕逆的人都可以用它来调养。

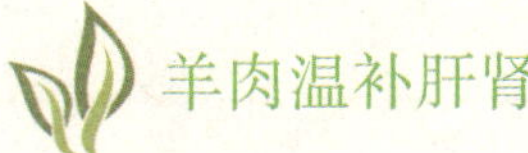

羊肉温补肝肾

吃羊肉对男人来说是不错的选择，羊肉中含有的营养成分，不仅可以辅助调养肺结核以及气管炎这些疾病，对男士阳痿早泄等症状也有很好的效果。肾功能不太好的人，可以经常用羊肉炖汤来吃，羊肉萝卜汤就很好。将羊肉、萝卜、甘草、生姜同时放锅内煮汤，加少量食盐调味。羊肉萝卜汤有补中健胃、益肾壮阳的作用，同时对病后体虚、腰痛怕冷、食欲不振也有不错的效果。

羊肉补血温经

女人也应该多吃羊肉。羊肉能够升阳气、暖身体。很多女人比较容易出现手足冰冷的症状，羊肉性温和，多吃些还不会上火，可帮助祛寒，还能补血，很适合手脚冰冷的人食用，当然血虚经寒所致的腹部冷痛，也可以多食用羊肉。用当归、黄芪、生姜、羊肉炖成汤，女人常食，效果很好。羊肉温中补虚，黄芪补气，当归补血、缓急止痛，生姜温中健胃。当归黄芪羊肉汤可用于脾胃虚寒、里急腹痛、胁痛或气血不足等症。

羊肉

性味：味甘，性温。

功效：羊肉有补精血、益虚劳、温中健脾、补肾壮阳、养肝等功效。对虚劳瘦弱、腰膝酸软、脾胃虚弱、食少反胃、头昡目糊、肾阳不足、气血亏虚、阳痿、产后虚冷、缺乳等病症有良效。

适宜人群：一般人群均可食用，尤适宜体虚胃寒者。有发热、牙痛、口舌生疮、咳吐黄痰等上火症状者不宜食用；肝病、高血压、急性肠炎或其他感染性疾病及发热期间不宜食用。

小贴士

羊肉的吃法很多，爆、炒、烤、烧、酱、涮等等不一而足。不过因为它有一股令人不快的膻味，而受到一部分人的冷落。在烹调羊肉时，加入适量的料酒和生姜，不仅可以去膻气，还能保持羊肉原有的风味。

羊肉萝卜汤

材料

羊肉、白萝卜、大枣、葱、姜、香菜、黄酒、胡椒粉、盐。

做法

STEP1 羊肉切块用凉水浸泡1~2小时，再放入凉水锅中，烧开焯出血沫，然后取出用热水将浮沫冲洗干净。

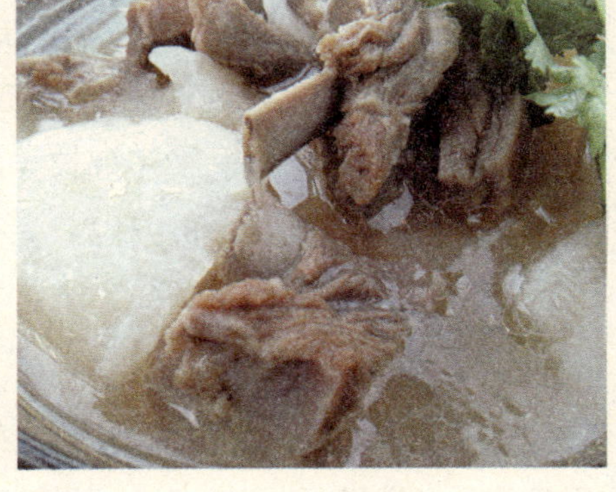

STEP2 白萝卜去皮切块，大葱、香菜、姜洗净切好备用。

STEP3 取砂锅，放入羊肉、姜、葱、大枣和足量的水，开大火烧开后，撇去浮沫，淋入黄酒，改小火炖一个多小时。

STEP4 把白萝卜块放入砂锅，大火烧开转小火继续炖30分钟左右，至萝卜软烂，加适量盐、香菜和胡椒粉调味即可。

铁牛老师推荐：枸杞炖羊肉

羊肉加枸杞炖煮，有固精明目、强筋补肾的作用，适用于男子阳痿、早泄，女子月经不调、性欲减退等肾虚患者。对年老体弱、视力减退、头晕眼花等症效果也很好。

淮山鹌鹑粥

补气血，滋润养颜

鹌鹑有益中补气、强筋骨、耐寒暑、消结热、利水消肿的作用。淮山能够健脾胃、助消化。鹌鹑和淮山一起煮粥吃，有益气健脾、补气血、消湿积的作用，可以用来调理肚腹胀满、食欲不振、脾虚便溏、身体虚弱等症。

俗话说："要吃飞禽，鸽子鹌鹑。"鹌鹑被称为"动物人参"。鹌鹑蛋也是一种很好的滋补品，被称为"卵中佳品"。

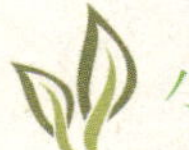

小儿疳积，面黄肌瘦，多吃鹌鹑肉

何先生夫妻俩在外打工，4 岁的女儿作为留守儿童由年迈的老母抚养。寒假接孩子来城里，孩子特别瘦，面色萎黄，头发稀疏干枯，一问才知道这孩子不爱吃饭，平时就到商店买点火腿肠、方便面、辣条之类的吃。我告诉何先生，孩子是因为喂养不当，脾胃受损导致的瘦弱，就是所谓的小儿疳积。平时还是要让孩子多吃些五谷杂粮、汤羹粥，每天做些淮山鹌鹑粥给孩子吃或者将鹌鹑蒸熟了吃。一个假期过去了，孩子改掉了吃零食的习惯，爱吃饭了，比之前胖了不少。

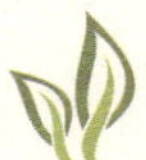

老年人病后虚弱，炖鹌鹑来吃

谢女士的老爸 70 多岁了，一场重感冒，老人家精神状态明显不如从前，感冒是好了，可是头晕疲乏，不想吃东西，眼看人越来越消瘦，不知道该怎么办。我让谢女士每天给老爸炖些鹌鹑汤，加点羊肉，或者党参、山药，喝汤吃肉。吃了一段时间，老人家食欲好了起来，精神也越来越好了。鹌鹑炖汤补气生津、健脾养胃，对产后或病后体虚，老年人精神困倦、饮食不振、身体瘦弱等很有帮助。

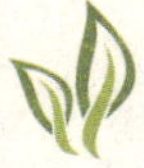

小孩尿床，鹌鹑蛋解决问题

韩女士的儿子 3 岁了，从小就有尿床的毛病，严重时一晚会尿床 2 次。用了很多方法都没有什么成效。我告诉她每天早上蒸一个鹌鹑蛋给孩子，空腹吃。就这样吃了2个星期，孩子已不再尿床了，现在过去一年了，孩子尿床的毛病没再犯。小孩子出现尿床的现象，是因为肾气不足导致的固摄不住，鹌鹑蛋补五脏、益中续气、实筋骨，孩子气足了，就不再尿床了。

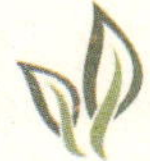

鹌鹑蛋营养丰富，可以美容养颜

鹌鹑蛋所含营养丰富，对贫血的女性，它的调补、美肤功用很显著。常吃鹌鹑蛋，可以达到美容养颜的效果。

鹌鹑肉

别名：鹑、䳺、罗鹑、赤喉鹑、红面鹌鹑。

性味：味甘，性平。

功效：可补中益气、清利湿热。用于浮肿、肥胖型高血压、糖尿病、贫血、胃病、肝大、肝硬化、腹水等多种症状的调理。

适宜人群：一般人均可食用，是老幼病弱者的上佳补品。

鹌鹑蛋

别名：鹑鸟蛋、鹌鹑卵。

性味：味甘，性平。

功效：有补益气血、强身健脑、丰肌泽肤等功效。主要调理贫血、营养不良、神经衰弱、月经不调、高血压、支气管炎、血管硬化等病症。

适宜人群：一般人群均可食用。有心血管疾病者不宜多食。

小贴士

感冒期间不要吃鹌鹑。鹌鹑肉和菌类一块吃，容易导致痔疮；和猪肝一块吃，容易导致脸上长雀斑。

淮山鹌鹑粥

材料

鹌鹑、淮山、大米、香葱、姜、料酒、香油、盐。

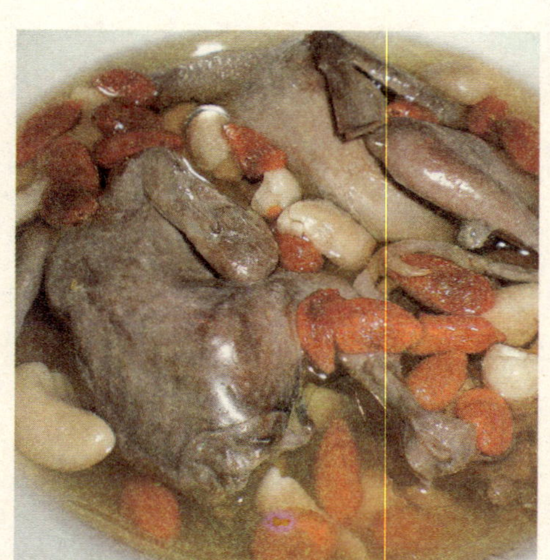

做法

STEP1 鹌鹑清洗干净，切成小块。

STEP2 切好的鹌鹑块用沸水加料酒焯透、冲凉。

STEP3 淮山去皮后，切成丁；姜切成细丝；香葱切成葱花备用。

STEP4 先把鹌鹑煲汤至熟，再往汤里放入淘好的大米、淮山和鹌鹑，煮半小时后，滴数滴香油，然后加入盐调味。

STEP5 待鹌鹑粥出锅时，撒上姜丝、葱花即可。

铁牛老师推荐：银耳鹌鹑蛋汤

用银耳、鹌鹑蛋、冰糖少许炖汤。此汤清热解毒、通便止血，适宜口干舌燥、大便秘结、咯血的人食用，健康人食用有防癌保健作用。

香菇鸽子汤

助阳提神，补肝肾

鸽子的营养价值很高，民间有“一鸽胜九鸡”的说法。它既是美味佳肴，又是滋补佳品。香菇鸽子汤可以健脑益智，提高记忆力，延年益寿，还有改善血液循环、增强体质、增加皮肤弹性的作用。

《本草纲目》中记载：“鸽羽色众多，唯白色入药。”白鸽被称为“白凤”。鸽子肉有补肝壮肾、益气补血、清热解毒、生津止渴等功效。鸽子蛋因含有丰富的蛋白质和营养物质，被称为“动物人参”。

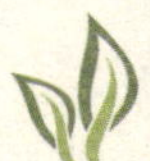

供血不足眩晕，吃鸽子来补一补

人到年纪大的时候，因为脑动脉硬化，供血不足，大脑缺氧，出现眩晕症是比较常见的。年近 70 岁的姜女士就是这样，看了医生也没彻底解决问题。我建议她用鸽子炖汤喝，加点天麻。一只鸽子可以一次吃完或分次吃完，连吃 7 只，症状就会缓解。姜女士吃完 7 只鸽子，之后偶尔还会炖鸽子汤喝，两年了，眩晕的问题好多了。

神经衰弱失眠，用鸽子来提神镇痛

在商场站柜台的郑女士，有段时间晚上睡不着觉，白天上班总感觉很困，腰腿泛酸，双脚有胀胀的感觉，感觉自己好像生病了。我建议她经常吃点鸽子汤，可以加点枸杞、黄芪、党参等。因为鸽子肉中含有丰富的B族维生素，可以提神，促进肌肉活动灵活，使血液循环良好，消炎镇痛，对腰腿痛等症状有很好的改善作用，经常站立或者体力劳动者，都可以常炖些鸽子汤，以预防和改善腰腿痛。

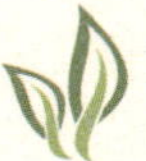

鸽子肉可以加快伤口愈合

邓先生家7岁的儿子不慎摔倒了，脸上摔破了一个口子，还有擦伤。除了让邓先生用芝麻油和蜂蜜调和涂伤口外，我让他炖些鸽子汤给孩子。鸽子汤富含胶原蛋白，有愈合创伤的作用。其实各类手术后的病人，都可以用鸽子炖汤来康复进补。

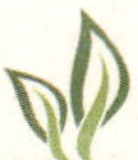

鸽子蛋养颜护肤

有贫血、月经不调、气血不足的女性常吃鸽子蛋，不但有美颜润肤的作用，还可精力旺盛、容光焕发。盐焗鸽子蛋，或者煮粥炖汤的时候加几个鸽子蛋，常食不仅补益气血、延缓衰老，还有补肾养肝、清热解毒的作用。

鸽子肉

性味：性平，味甘咸。

功效：具有滋肾益气、祛风解毒、补气虚、益精血、暖腰膝、利小便等作用。

适宜人群：一般人群均可食用。尤适宜老年人、孕妇、儿童、体虚病弱的人。

鸽子蛋

别名：鸽子卵、家鸽卵、鸽蛋。

性味：味甘咸，性平。

功效：具有补肝肾、益精气、助阳提神、解疮毒等作用，可治疗阳痿、营养不良、肾虚所致的腰膝酸软、心悸失眠等症。

适宜人群：一般人群均可食用。尤适宜老年人、儿童、体虚贫血者、高脂血症患者。食积胃热者、性欲旺盛者及孕妇忌食。

小贴士

鸽肉忌与猪肉同食。吃鸽子以清蒸或炖汤最好，这样能使营养成分保存最为完好。

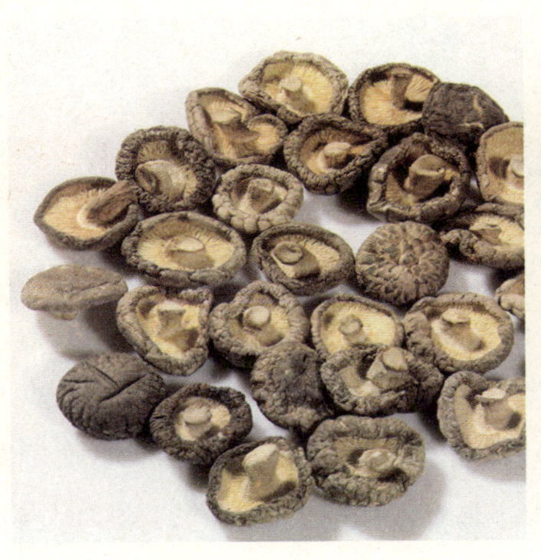

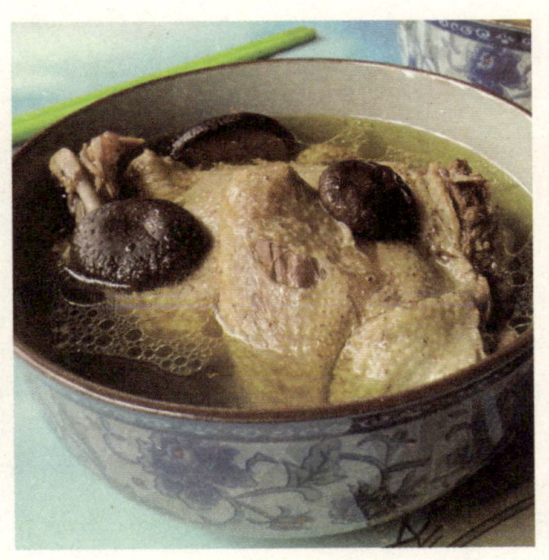

香菇鸽子汤

材料

鸽子、香菇、红枣、枸杞、葱、姜、盐、料酒。

做法

STEP1 鸽子洗干净，切大块，放入锅内。

STEP2 加水半锅，加入料酒、姜、香菇，大火煮沸后转小火煮40分钟。

STEP3 放入红枣、枸杞继续煮至鸽肉熟软。

STEP4 加盐、葱花调味即成。

铁牛老师推荐：天麻炖鸽子蛋

天麻炖鸽子蛋可以祛风化痰，可调养手脚麻木症，并可以调理由肝虚引起的头痛、眩晕症状。

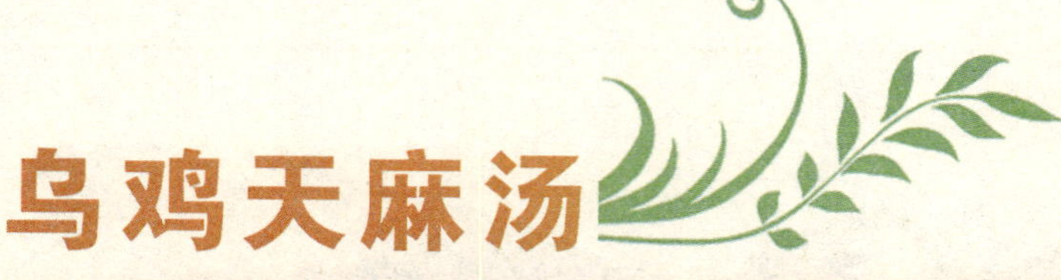

乌鸡天麻汤

气血双补，益肝肾

乌鸡一直被认为是滋补上品，被誉为“妇科圣药”，有舒经活血、调节内分泌的作用，同时乌鸡还能滋补肝肾、益气补血、止崩治带等，而天麻对头痛、头昏、眩晕、偏头疼等症有很好的调养效果。乌鸡天麻汤营养丰富，是民间滋补秘方。

乌鸡可以调理女人虚损之症，如腰酸腿痛、消渴久痢、头晕目眩、贫血萎黄、失血过多、月经不调、白带过多、不孕症等。乌鸡常被用来补养产妇，滋补久病虚弱或失血过多者。

用乌鸡调养女性宫寒、气血不足

女性月经疼痛、白带异常、不孕不育等，都和宫寒有关。黄女士月经紊乱，经量少而且色淡，神疲气短。我让她用乌鸡炖汤吃，加点黄芪、当归、红枣、枸杞、淮山、冬虫夏草，益气补血。没多久黄女士的症状就缓解了，脸色红润，精神充足。

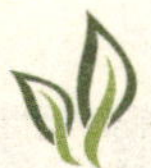

乌鸡补肝肾，治头晕眼花

万女士40岁左右，半年内眩晕了3次，也去药店买了药吃，但效果不好。万女士还经常耳鸣，记忆力减退，人容易疲劳。我让她用乌鸡肉50克、枸杞子10克炖汤，加少量的盐、生姜，肉熟后喝汤吃肉。肝血不足就容易眩晕眼花，肾气不够就容易耳鸣疲惫。乌鸡枸杞汤补肝肾，养气血。

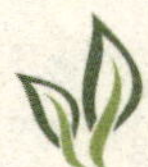

神经衰弱，头痛失眠，乌鸡也能帮上忙

向先生说自己老感觉头重、头涨、头部有紧压感，晚上翻来覆去睡不着觉，白天萎靡不振、反应迟钝，老想睡觉。我告诉他用乌鸡经常炖汤喝，加点天麻或枸杞。向先生反馈说效果确实不错。

乌鸡

别名：乌骨鸡、药鸡、武山鸡。

性味：性平，味甘。

功效：有滋阴清热、补肝益肾、健脾止泻等作用。食用乌鸡，可提高生理机能、延缓衰老、强筋健骨，对防治骨质疏松、佝偻病、妇女缺铁性贫血等有明显功效。

适宜人群：一般人群均可食用。尤适宜体虚血亏、肝肾不足、脾胃不健的人。

小贴士

乌鸡连骨熬汤滋补效果最佳。炖煮时不要用高压锅，使用砂锅文火慢炖最好。

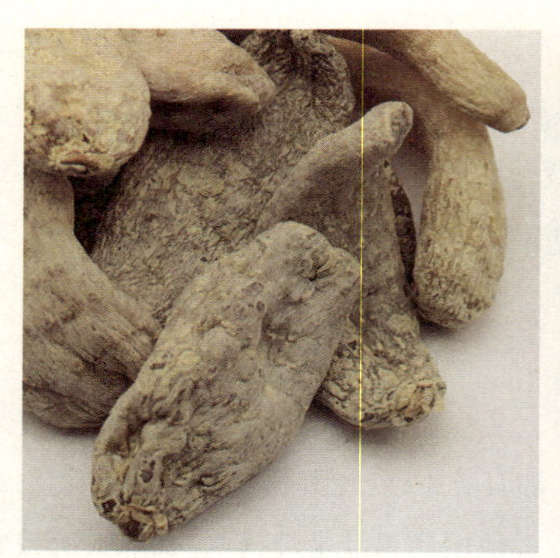

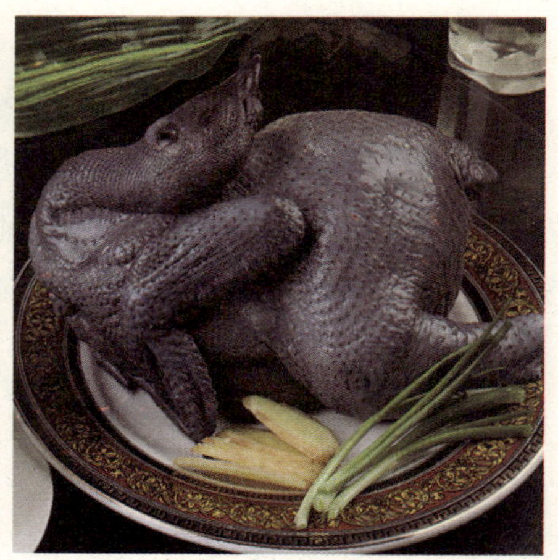

天麻炖乌鸡

材料

乌鸡、天麻、姜、葱、盐。

制作

STEP1 将乌鸡用开水汆过，除去腥气。

STEP2 把葱、姜和天麻塞进乌鸡肚子里。

STEP3 将乌鸡放进锅里炖，直至鸡肉炖烂。

铁牛老师推荐：乌鸡红枣汤

用乌鸡、红枣、生姜炖汤喝。红枣自古以来是补血佳品，而乌鸡更能益气、滋阴，特别适合女性，对于宫寒、月经紊乱等的调理效果很好，经常食用还能美容。

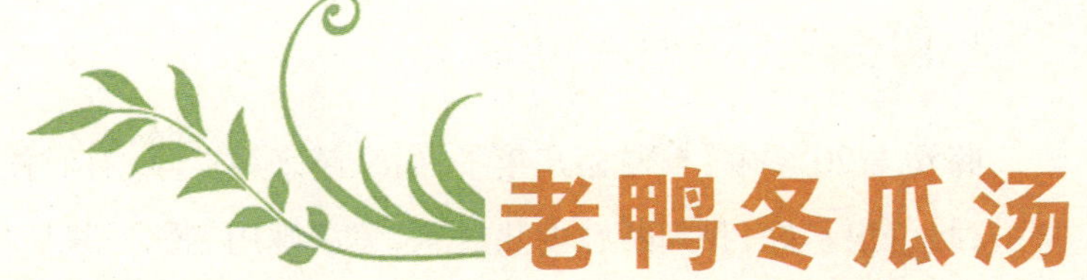

老鸭冬瓜汤

滋五脏之阳，清虚劳之热

民间有“大暑老鸭胜补药”的说法。老鸭能够滋养五脏、补血行水、养胃生津。老鸭配冬瓜煮汤滋阴降火、健脾祛湿、养肝明目，尤其适宜夏天食用。

“秋风起，鸭子肥”，雄肥鸭的营养十分丰富，最补人。鸭子性偏寒，滋阴润肺，最适宜夏秋季节食用。

鸭子清热滋阴

高血压患者，如果伴有眩晕耳鸣、头目胀痛、面红目赤、急躁易怒、头重足轻、口干舌燥、心悸健忘、失眠多梦等症，可以推断是肝阳上亢型高血压。从中医上说，通常要清热滋阴。可以用瘦鸭一只切块，炖到半熟，加用水发过的海带和去皮切块的荸荠各250克，小火炖熟，捞去浮油，吃肉喝汤。鸭肉与海带共炖食，可软化血管，降低血压，对动脉硬化、高血压以及心脏病有不错的效果。

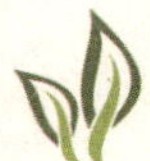

鸭子健脾养胃

脾胃有热，通常会引起口舌生疮、咽干口燥、食欲不振、大便燥结等症。可以用老鸭一只，洗净切块，保留鸭内金。炖半熟时加入鲜藕100克，黑木耳50克，小火炖熟，加适量盐，喝汤吃肉。

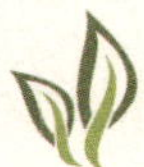

鸭子利尿消肿

脾肾功能不足，固摄不够，就会出现小便不利、尿少、水肿等症状。要健脾固肾、利尿消肿，可以试试老鸭冬瓜汤。老鸭一只去内脏；赤小豆250克，先泡半天后用纱布包好，和鸭子一起炖；快熟时加冬瓜约500克，加调料适量，小火炖熟，多喝汤。

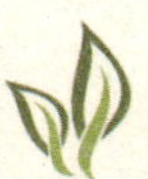

鸭子调养便血、痔疮出血

薛女士20多岁，有便秘几年了，后来越来越严重，有时候还便血。看她满脸痘痘，脸色很不好，我判断她内热过剩，建议她用老鸭一只切块，加清水炖至八分熟，再加鲜藕、鲜竹笋各250克，炖熟，加盐调味，喝汤吃肉。因内热盛、血热妄行而导致的咯血、便血或痔疮出血，都可以食用老鸭来凉血止血，缓解症状。

鸭肉

性味：性寒，味甘咸。

功效：可大补虚劳、补血行水、养胃生津、清热健脾。治身体虚弱、病后体虚、营养不良性水肿。

适宜人群：一般人群均可食用。虚寒、胃部冷痛、腹泻清稀、腰痛、寒性痛经以及肥胖、动脉硬化、慢性肠炎者应少食。感冒患者不宜食用。

小贴士

鸭肉、鸭血、鸭内金全都可药用。鸭肉与桑葚同食会引起胃痛；与甲鱼同食会引起水肿泄泻等。

老鸭冬瓜汤

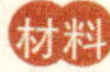

材料

鸭子、冬瓜、姜、葱、蒜、香菜、盐、糖、胡椒。

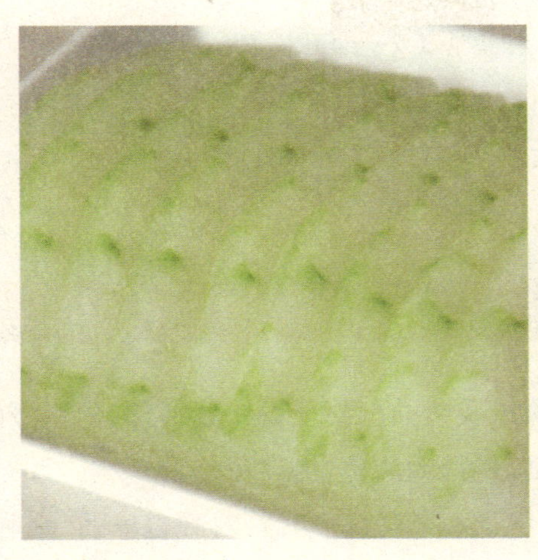

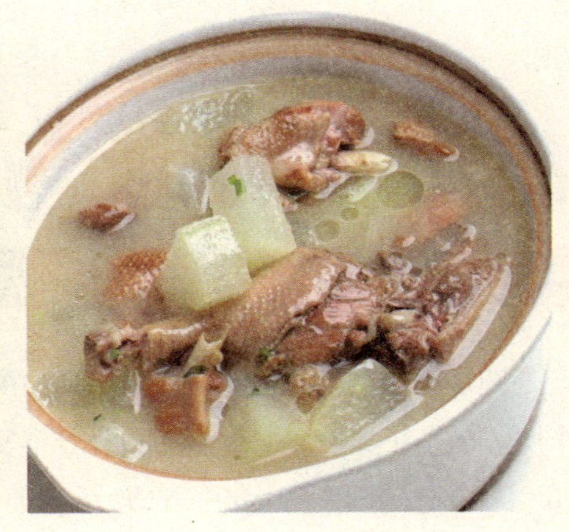

制作

STEP1 将鸭子洗净切块。

STEP2 锅中放热水,加入切好的鸭子,小火煮40分钟。

STEP3 放入冬瓜条、姜片、葱段、蒜头、糖、盐、胡椒粒再煮。

STEP4 煮到冬瓜软烂,撇去上面的浮油,加入香菜、葱末调味后出锅。

铁牛老师推荐:鸭肉粥

鸭肉、糯米一起煮粥吃。鸭肉粥有养胃、补血、生津的功效,对病后体虚者大有好处。

胡萝卜鲫鱼汤

益气健脾，明目养颜

鲫鱼肉中含有丰富的蛋白质、蛋白酶以及鱼油。胡萝卜有健脾胃、化积滞的作用。胡萝卜鲫鱼汤味道鲜美、营养丰富，能帮助消化、提高免疫力。

鲫鱼有健脾利湿、和中开胃、活血通络、温中下气之功效，对脾胃虚弱、水肿、溃疡、气管炎、哮喘、糖尿病有很好的滋补食疗作用。

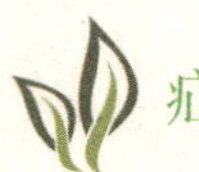

疝气试试鲫鱼汤

刘先生的儿子快 2 岁了，得了腹股沟疝气，外观看包块不大，但是不知道该怎么办。我让刘先生用鲫鱼和小茴香炖汤给孩子喝。活鲫鱼 100 克，小茴香 10 克炖汤，不放油、盐，每天 1 次，连喝 1 个星期。1 个多星期后，孩子不但疝气好了，感冒也比平时好得快、好得彻底。疝气是由于小孩发育不健全，老年人体质虚弱、中气不足，寒气、湿气、浊气、怒气乘虚进入导致气血运行受阻形成。鲫鱼和小茴香都有活血通络、温中下气的作用，对此有很好的效果。

水肿多喝鲫鱼汤

黄女士的儿子 12 岁，下肢、头面、腰身等部位浮肿，去医院就诊确诊为肾病综合征。我告诉她，赤小豆鲫鱼汤对肾病综合征引起的水肿有很好的效果。用赤小豆 50 克，鲫鱼 1 尾，葱、姜、胡椒适量，煮汤，每日食用 1 次。在配合医生治疗的前提下，黄女士每天坚持炖给孩子吃。1 个月后，孩子的水肿有了明显的缓解，四肢、腰身部位的水肿已不明显，只是眼睑部位偶尔有些轻度水肿。赤小豆鲫鱼汤也适合因心脏、肝脏等疾病引起水肿者，以及妇女更年期水肿、妊娠水肿妇女食用。

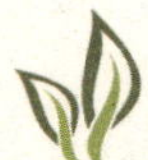

鲫鱼补虚又通乳

民间流行给产后妇女炖食鲫鱼汤，既可以补虚，又有通乳催奶的作用。木瓜鲫鱼汤、大枣鲫鱼汤、通草鲫鱼汤、猪蹄鲫鱼汤等等，都是补虚通乳的佳品。鲫鱼汤不仅营养丰富，还健脾利湿、补中益气、通乳汁，是产妇的滋补好汤。

鲫鱼

别名：河鲫、鲋鱼、鲫瓜子、喜头鱼、海附鱼、鲭。

性味：味甘，性平温。

功效：具有和中补虚、除湿利水、补中益气的功效。

适宜人群：一般人群均可食用。高血脂患者少食。感冒的人忌食。

小贴士

鲫鱼不宜和芥菜、麦冬、沙参、蜂蜜、冬瓜、猪肝、鸡肉、野鸡肉、鹿肉等一起食用。吃鲫鱼前后忌喝茶。

胡萝卜鲫鱼汤

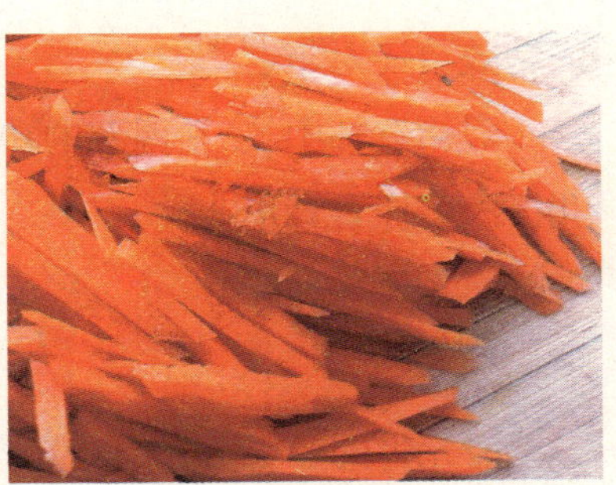

材料

胡萝卜、鲫鱼、陈皮、红枣、葱、姜、盐。

做法

STEP1 胡萝卜去皮洗净，切厚片，红枣（去核）、陈皮（浸软、去白）洗净。

STEP2 生鲫鱼去鳞、鳃、内脏等，洗净，抹干水，下油起锅稍煎黄。

STEP3 把全部用料放开水锅内，大水煮沸后，小火煲2小时，调味食用。

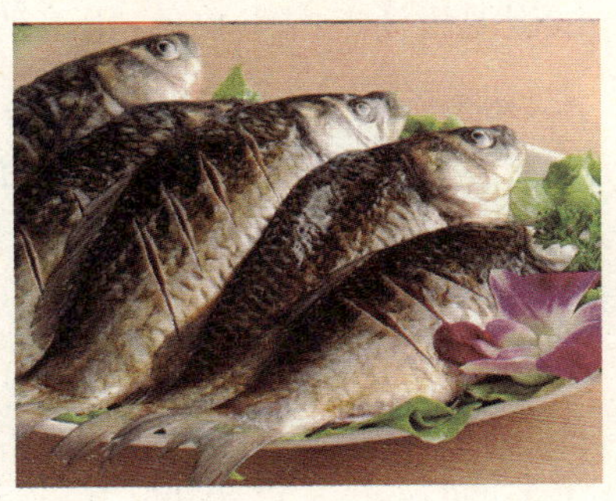

铁牛老师推荐：葱闷鲫鱼

葱、姜加豆瓣酱闷鲫鱼。鲫鱼和胃、健脾、活血通络；姜化痰止咳、散寒解表；豆瓣酱辅助调整血压、护肤养颜。葱闷鲫鱼鲜美醇香，有益气健脾、利尿消肿、清热解毒的功效。

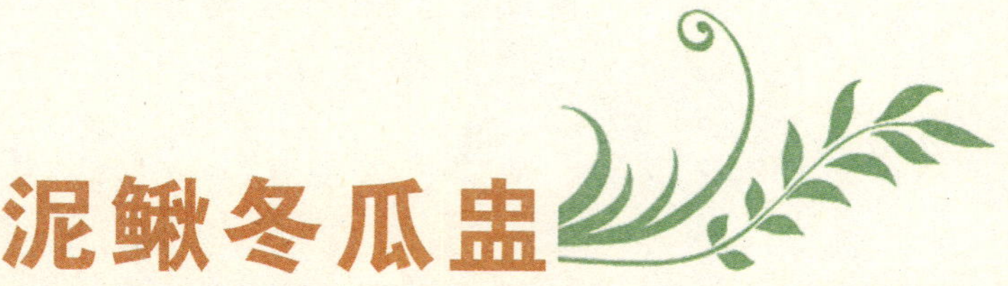

泥鳅冬瓜盅

补中益气，清热祛湿

泥鳅肉质细嫩，味道鲜美，有“水中人参”的美誉。冬瓜润肺生津、化痰止渴、清热祛暑。二者同煮，除了味美营养外，还有补中益气、祛风利湿、利尿消肿的功效。

泥鳅有补中气、祛湿邪的功效，特别适合身体虚弱、脾胃虚寒、营养不良、小儿体虚盗汗者食用。

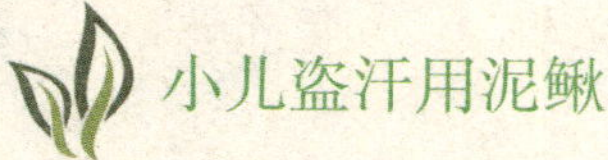

小儿盗汗用泥鳅

潘先生的儿子7岁，有段时间厌食特别严重，还伴有严重的盗汗。我告诉他试试泥鳅汤。泥鳅数条，用茶油煎至金黄色，放生姜5片，加水3碗，再加入黄芪、党参各15克，淮山30克，红枣10枚，一起煎至1碗，分次食用。潘先生按着这个方法给孩子1天喝3次泥鳅汤，连喝了1个星期，孩子的盗汗竟然好了。

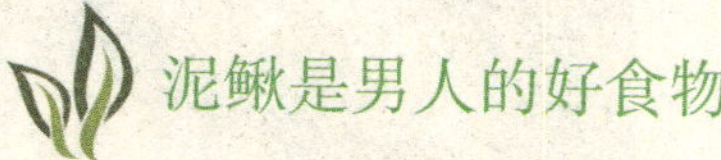

泥鳅是男人的好食物

洪先生30岁左右，愁眉不展地问我遗精、阳痿该怎么办。我告诉他泥鳅能帮上他的大忙。泥鳅500克，大枣6枚（去核），生姜3片，将泥鳅开膛洗净，加水与红枣、生姜煮熟食用，每天 2 次，10 天为 1 个周期。也可以用泥鳅数条，加酒酿煮熟，临睡前喝汤吃肉，连用半个月。这两种方法，洪先生换着吃，半个月后，喜笑颜开。

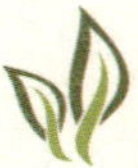

泥鳅补中气、祛湿邪

周先生 60 多岁，便秘，时常伴有脱肛。我判断周先生是年老体衰，中气不足，气虚下陷，肛门固摄无力，排便或腹压增加时直肠脱出。我告诉他用泥鳅，加黄芪、党参炖汤喝，或者用泥鳅煮粥吃。吃泥鳅一段时间，气血充足了，症状就缓解了。

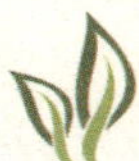

用泥鳅调理夜尿频多、小便不利

郑先生有段时间不思饮食，夜尿频繁，每天晚上要起来五六次，总感觉尿不干净。我判断他是脾胃气虚、肾气虚弱所致，便让他经常用泥鳅炖汤吃，山药泥鳅汤、人参泥鳅汤、冬瓜泥鳅汤、泥鳅炖豆腐等等，常食泥鳅，补脾利湿，对小便不利及脾虚胃弱者有良效。

泥鳅

别名：鱼鳅、鳅鱼、和鳅、委蛇、粉鳅。

性味：味甘，性平。

功效：补益脾肾，利水解毒，适用于脾虚泻痢、热病口渴、小儿盗汗、小便不利、阳事不举、痔疮、皮肤瘙痒等病症。

适宜人群：一般人群均可食用。

小贴士

要选择鲜活、无异味的泥鳅食用，不得选择死泥鳅。泥鳅不宜与狗肉、螃蟹同食。

泥鳅冬瓜盅

材料

泥鳅数个、半个冬瓜、葱、姜、黑胡椒、盐。

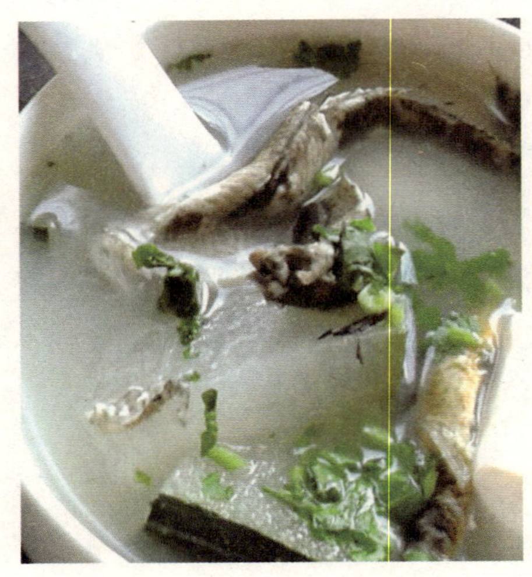

做法

STEP1 将冬瓜去皮,泥鳅洗净,备用。

STEP2 将冬瓜皮放入水中煮,待变色后即可。

STEP3 锅中放少许油,将葱、姜爆香,煸炒泥鳅,炒到表面焦黄拿出备用。

STEP4 锅中放油,再次爆香葱姜,放入煮好的冬瓜皮水大火烧开,捞出葱、姜后放入泥鳅,然后一并倒入冬瓜盅内,上锅蒸20分钟,关火,放入香葱末、黑胡椒即可。

铁牛老师推荐:泥鳅炖豆腐

泥鳅有益气养血、补虚益脏之功;豆腐营养丰富,有清热的作用。泥鳅炖豆腐,补脾益气、开胃清热。

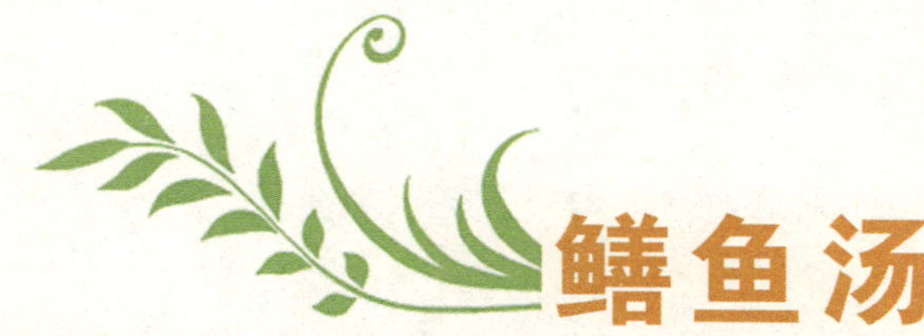

鳝鱼汤

补气血，强筋骨，祛风通络

鳝鱼有补气血、强筋骨、祛风湿等功效，常吃鳝鱼有很强的补益功能，特别对身体虚弱、病后以及产后之人更为明显。鳝鱼炖汤，肉嫩鲜美，营养丰富，美味又滋养。

民间有“鳝鱼是眼药”的说法，过去患眼疾的人都知道吃鳝鱼有好处。“小暑黄鳝赛人参”，鳝鱼不仅是美味佳肴，而且具有一定的药用价值。

眼干、眼涩、眼疲劳，食用鳝鱼调一调

用两三条鳝鱼，内脏去掉，切段，和胡萝卜、大枣一起炖汤。经常食用能防治夜盲症、干眼病，还对体倦乏力、头晕、眼花有很好的滋补作用。经常用电脑、熬夜的人，可以试一试。

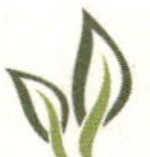

鳝鱼补血补气

吴先生的儿子患有严重的贫血，我告诉他用鳝鱼炖汤煮粥给孩子吃，补血补气，效果很好。吴先生托人买了一些野生大鳝鱼养在家里，每天用一条给孩子炖汤或者做粥吃。一个月后孩子的状态就好了很多。

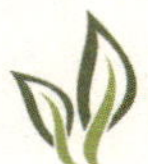

腰酸背痛、虚弱无力，多吃鳝鱼

对于肝肾功能不足导致的腰酸背痛、虚弱无力，鳝鱼的调理效果也很好。鳝肉 200 克、猪瘦肉 100 克，放入碗内，隔水炖，连吃数次，肾虚腰痛就可缓解。对于产后虚弱的人，可以常食干煸鳝鱼，将鳝肉 500 克切丝，放入锅内煸炒，炒熟后加姜末、盐、适量黄酒调味即可食用。鳝鱼有补气益血、祛风通络的功效，体倦无力、心悸气短、腰腿酸痛的人都可用来调养。

鳝鱼

别名：黄鳝、田鳗、长鱼、罗鱼。

性味：性温，味甘。

功效：有补中益气、养血益脾、强精止血、滋补肝肾、祛风通络等功效，适用于内痔出血、气虚脱肛、产后瘦弱、妇女劳伤、子宫脱垂、肾虚腰痛、四肢无力、风湿麻痹、口眼歪斜等症。

适宜人群：一般人群都可食用。有瘙痒性皮肤病者忌食。因虚热致病的人不宜食用。

小贴士

鳝鱼不宜与狗肉、狗血、南瓜同食。黄鳝的血有毒，误食会损害人的神经系统，使人四肢麻木、呼吸功能衰竭，严重的会死亡。但它的毒素不耐热，一般煮熟食用不会发生中毒。民间用鳝鱼血治病，就是利用血中毒素的作用。死黄鳝不能食用，会中毒。

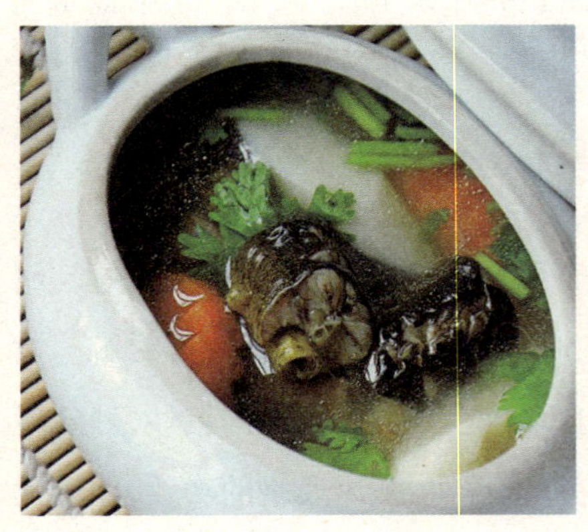

鳝鱼汤

材料

鳝鱼、葱、姜、盐。

做法

STEP1 鳝鱼500克，去肠杂，切段，洗净。

STEP2 加水煮熟，加葱、姜、盐调味即可。

铁牛老师推荐：韭菜炒鳝鱼

韭菜炒鳝鱼是一道平补的菜，可以长期服食。对性欲减退、阳痿早泄、头晕耳鸣、筋骨无力、风湿酸痛等症状有很好的调理效果。但是有热症的人（如口干、痰黄、便硬）或有感冒的人，不宜食用或少食。

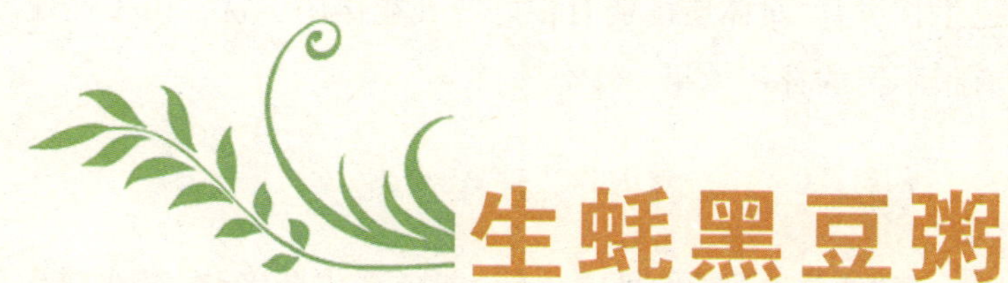

生蚝黑豆粥

补肾壮阳，益身心

黑豆和生蚝一起煮粥，美容功效很好，不仅能排除体肉多余的水分和油脂，达到瘦身的效果，还能强筋健骨、滋润皮肤。

生蚝可调中益气、养血活血、补肾壮阳、强身健体，常食还有润肤养颜的功效。生蚝壳可以入药，磨成粉末，称为“牡蛎”。

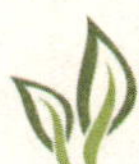

生蚝补肾壮阳，提升免疫力

生蚝最被人熟知的功效就是补肾壮阳。煎、烤、煮、炒都行，每天吃 2 个，坚持吃 2 个月，男人女人因肾虚所致的各种疲惫、酸痛、精力差等亚健康症状，以及男人的无性欲，女人的月经失调症状，都会得到很好的缓解。生蚝能够调中益气、养血活血，对肾功能有很好的促进作用，同时能提高身体的免疫力。

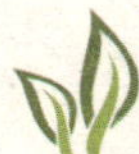

安心宁神吃生蚝

生蚝有很好的安神作用，对心神不安、烦扰不寐、血虚心悸有很好的调养效果。肖先生有段时间总是焦虑不安，睡不好，常常整晚都在做梦。我看他是肾气不足、血虚所致，告诉他每天吃3~5个生蚝，不要吃生的，煮粥炖汤加生姜、红枣或芹菜，炒生蚝加韭菜、香菇等。吃了半个月，肖先生就能睡个踏实觉了。生蚝中所含的多种维生素与矿物质，可以调节神经、稳定情绪。

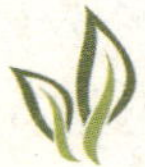

缺锌，吃生蚝来补

儿童因为先天体质或后天饮食问题，缺锌是很常见的现象。食欲减退、生长发育缓慢、免疫力低下、多动、反应慢、注意力不集中、视力下降、口腔溃疡反复发作等等，都有可能是缺少锌元素所致。生蚝锌含量很高，而且能提升免疫力，促进生长发育，对体质虚弱有很好的补益作用。常常用生蚝炖汤煮粥给孩子吃，会有很不错的补锌效果。

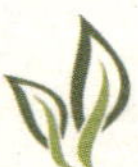

生蚝美容养颜，延年益寿

有“海底牛奶”称号的生蚝，能延缓皮肤老化，减少皱纹的形成。生蚝中所含的钙元素，能使皮肤滑润、有血色；钾可缓解皮肤干燥及粉刺；其他维生素可以调节油脂的分泌，使皮肤光润。为了美丽健康，可以经常吃一些生蚝。

生蚝

别名：牡蛎、蛎蛤、海蛎子、蛎黄、鲜蚵。

性味：味咸、涩，性微寒。

功效：有镇惊安神、软坚散结、收敛固涩的功效，主要调理眩晕耳鸣、手足震颤、心悸失眠、烦躁不安、乳房结块、自汗盗汗、遗精尿频、崩漏带下、湿疹等症。

适宜人群：一般人群均可食用。皮肤病患者忌食。脾胃虚寒、腹泻者不宜多吃。

小贴士

春夏季的生蚝没有秋冬季的味道好。一定要挑选外壳完全封闭的生蚝。生吃要选择来自洁净海域的优质生蚝。

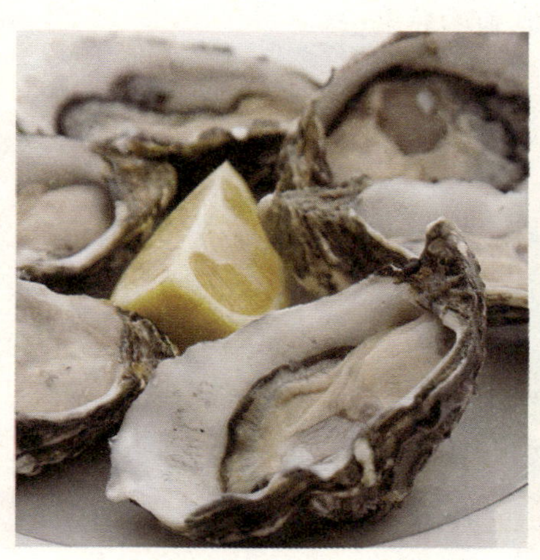

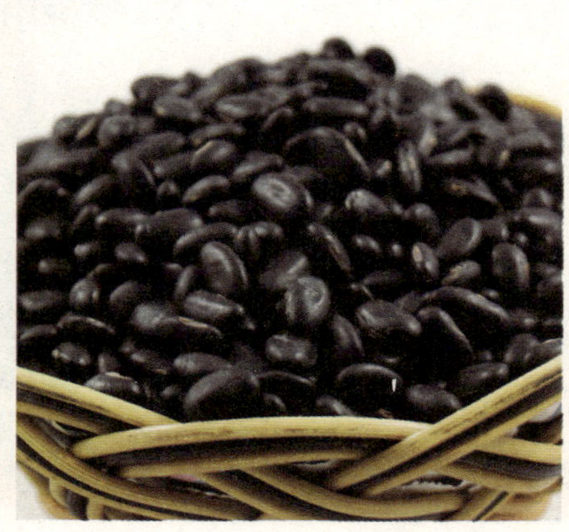

生蚝黑豆粥

材料

生蚝、黑豆、粳米、葱、盐、麻油。

做法

STEP1 黑豆洗净,浸泡一夜;粳米洗净,浸泡30分钟备用;生蚝、葱洗净。

STEP2 将黑豆、白米放入锅中,加入适量水煮成粥。

STEP3 加入生蚝、盐煮熟。

STEP4 撒葱末、淋麻油,即可食用。

铁牛老师推荐：生蚝韭菜汤

生蚝有美容养颜、滋阴补血、补肾壮阳的效果。韭菜也有“起阳”之效，而且自古就被视为补血养颜的佳品。生蚝和韭菜一起煮汤，不仅可以增进食欲，还有补肾助阳、养血活血的效果。

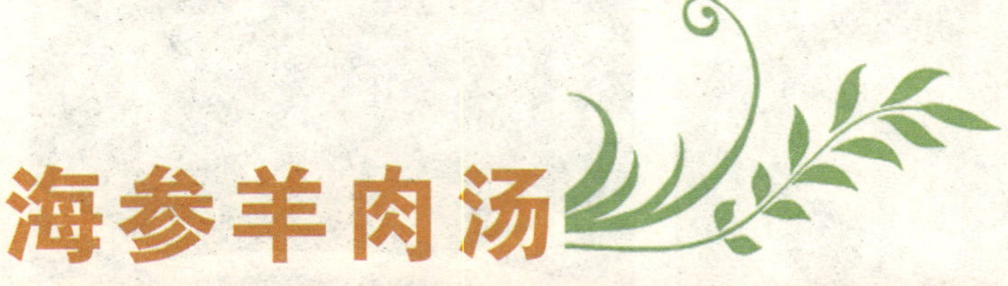

海参羊肉汤

补肾壮阳，驻颜抗衰老

海参被称为“海人参”，由此可见其营养价值之独特。海参填精血、益肾气，羊肉温补肾阳。海参羊肉汤补阴阳，强肾气，可用于肾虚所致的阳痿、小便频繁。

海参有补肾壮阳、益气滋阴、通肠润燥等作用，被认为是补肾壮阳之佳品。经常食用海参，对男子因肾虚引起的虚弱消瘦、腰膝酸软、遗精、遗尿等症状，能起到很好的调养效果。

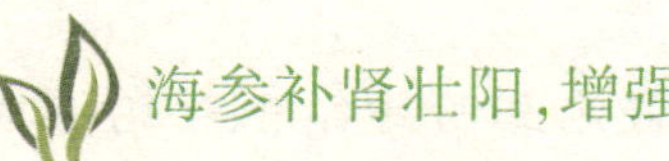

海参补肾壮阳，增强体质

肾气不足、体质虚弱的人，往往精神疲乏，萎靡不振。女性会手脚冰凉，有气无力，抵抗力差；男性会夜尿频多，遗精遗尿，腰酸背痛。常吃些海参，可促使阳气生发、祛除寒气、增强体质。70余岁的周先生很纳闷，为什么自己小便的时候头部打激灵。我告诉他是因为人年纪大了，肾气不足了，气血虚。我建议他经常吃些海参，用海参做成海参羊肉汤、海参粥、海参羹之类的。，他依言照做，确实效果不错。

心慌气短，试试海参来调理

李女士说自己每天开车上下班，很少走路。周末陪同事一起爬山，走了不到十分钟就心慌气短。到医院检查说是严重贫血。我建议她可以每天吃点海参大枣粥、海参山药小米粥、海参黄芪党参汤之类的。这样可以补脾益气，补益精血。

海参滋阴养血，润肠通便

海参含有丰富的蛋白质，柔滑软糯，可以滋阴养血、润燥滑肠。一般老年人肾水不足，或妇女产后血虚津亏，会出现大便燥结的症状，用海参炖汤煮粥进行调理是很好的选择。

海参美容养颜，抗衰老。

海参中的胶原蛋白以及其他丰富的营养成分，不仅可以生血养血、延缓衰老，还可以使肌肤充盈，皱纹减少，消除面部色斑，让皮肤看起来细腻而富有光泽。海参和生蚝一起煮粥可以护肤养颜、强身益精、减少皱纹和雀斑。

海参

别名：海男子、土肉、刺参、海鼠、海瓜皮。

性味：性微寒，味甘咸。

功效：有补肾益精、养血润燥、止血的功效。对精血亏损、虚弱劳怯、阳痿、梦遗、肠燥便秘、肺虚咳嗽咯血、肠风便血、外伤出血等有很好的调理效果。

适宜人群：一般人群均可食用。有急性肠炎、菌痢、感冒、咳痰、气喘、大便溏薄、出血的患者忌食。

小贴士

海参不能和甘草一起吃;海参也不适宜与醋一起食用。年龄太小的儿童最好少吃海参。

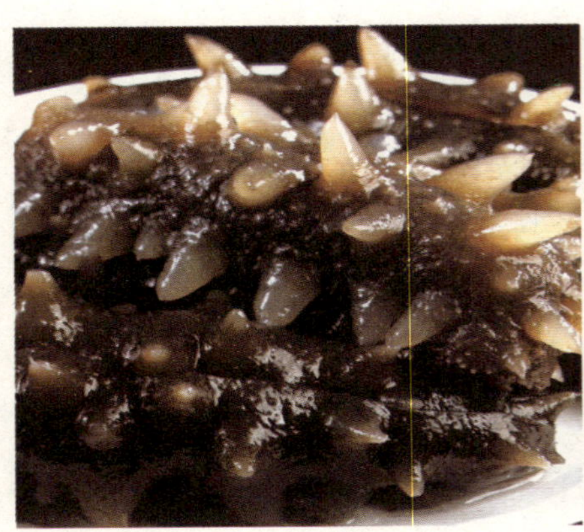

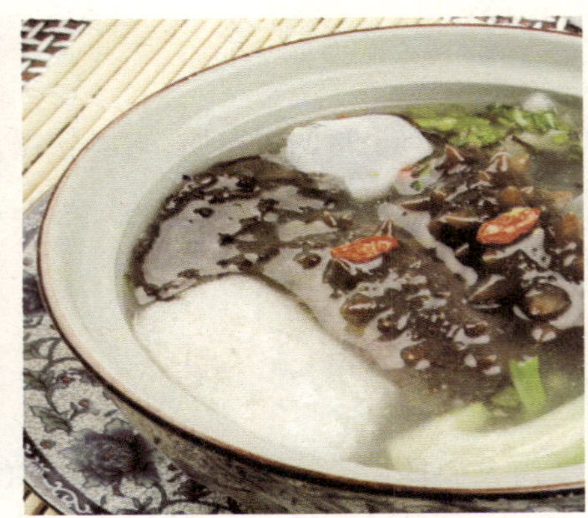

海参羊肉汤

材料

水发海参、羊肉、姜、盐。

做法

STEP1 水发海参、羊肉切片煮汤。

STEP2 肉熟后加盐、姜等调味食用。

铁牛老师推荐:海参冰糖羹

海参、冰糖同用,补肾益精、滋阴润燥,可用于调理肝肾阴虚所致的头晕、腰酸、咽干、心烦等,同时对高血压、动脉硬化也有很好的调养效果。

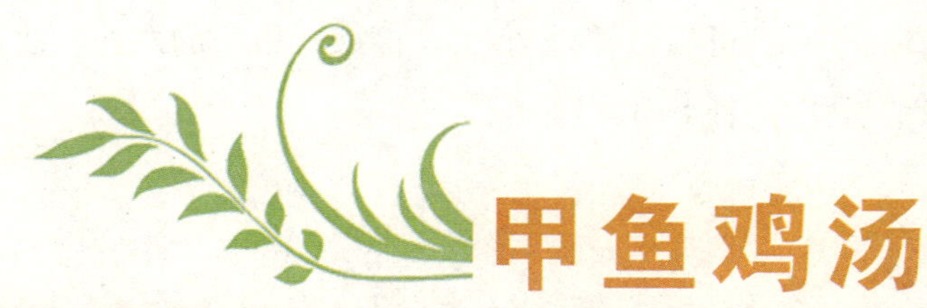

甲鱼鸡汤

滋肝肾之阴，清虚劳之热

甲鱼鸡汤，鲜美可口，可以清除血液内杂质，调节人体免疫力，提高抗病能力，对许多慢性病及身体虚弱者有明显的调理作用。

甲鱼有养阴、凉血、清热、散结、补肾等作用。甲鱼的背甲称鳖甲，有滋阴潜阳、软坚散结的功能，用于热病伤阴、闭经、肝大脾大、胁肋胀痛等症，也是重要的抗肿瘤常用药物。

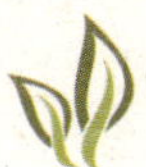

甲鱼滋阴壮阳，是肾虚的好选择

甲鱼滋阴壮阳，常吃能补肾虚。用野生甲鱼 1 只(300 克以上)，熟地黄 15 克，枸杞子 10 克，炖汤来喝，1 个星期 2 ~ 3 次。甲鱼肉能滋阴凉血；枸杞滋补肝肾、益精明目；熟地滋阴补血。

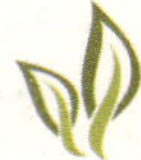

甲鱼是女人贫血的好选择

罗女士 40 多岁了，总是感觉胸闷热燥，每天凌晨盗汗醒来再难入眠，日渐消瘦，经常犯晕，总是感觉很疲倦。我判断罗女士是阴虚内热，需要滋阴养血，建议她用野生甲鱼来补一补。甲鱼 1 只(约 500 克)，去头及内脏，切块，用纱布包当归 50 克、党参 50 克，与甲鱼共煮直到肉烂，去纱布包，加盐及味精，吃肉喝汤。调料中不用花椒、辣椒、八角、桂皮等辛温发散之食材。罗女士吃了几只甲鱼，症状改善了很多。

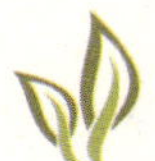

甲鱼滋补肝肾，散结消肿

姚女士将近 50 岁了，脸部浮肿得厉害，我判断她是肝肾功能不足所致，建议她可以吃甲鱼来调一调。用野生甲鱼 500 克、山药 40 克、桂圆肉 20 克清炖至肉熟，吃肉喝汤。加入山药、桂圆可健脾胃、生气血，而且山药、桂圆药性偏温，与甲鱼同炖，既可加强补益功效，又能减轻甲鱼的寒性。此汤滋养元阴、解毒退热、散结消肿，为补肝肾之佳品。

甲鱼

别名：鳖、水鱼、团鱼、鼋鱼、元鱼、老鳖、王八。

性味：味甘咸，性平。

功效：有养阴补血、益肾填精、止血之功效，用于血虚体弱、久咳咯血等症状。

适宜人群：一般人群均可食用。肝炎、肠胃功能虚弱、消化不良的人慎食。

小贴士

买甲鱼必须买活的，千万不能图便宜买死甲鱼，甲鱼死后体内会分解大量毒素，容易引起食物中毒。不可与黄鳝、蟹一同食用。

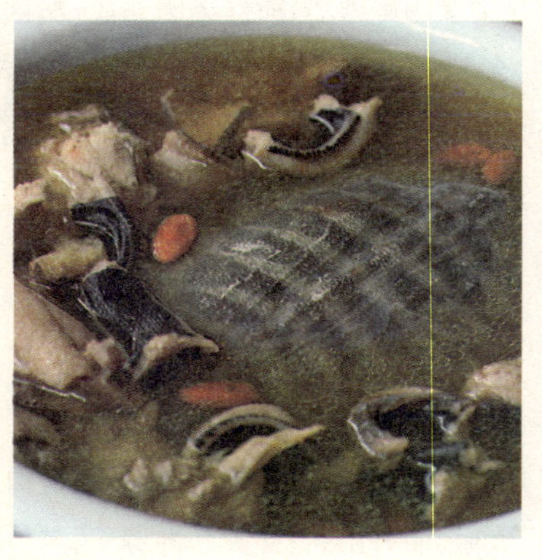

甲鱼鸡汤

材料

甲鱼、鸡、黄酒、盐、白糖、葱、姜。

做法

STEP1 将鸡切块，炖成鸡汤。

STEP2 甲鱼去内脏，放入热水中浸泡，除去白黏膜并揭去背壳，将甲鱼肉切块。

STEP3 甲鱼肉放入鸡汤内，加入黄酒、盐、白糖、葱、姜，煮好后即可食用。

铁牛老师推荐：竹笋红烧甲鱼

竹笋红烧甲鱼，由甲鱼、竹笋烹烧而成，味道鲜咸可口。甲鱼有较好的净化血液的作用，经常食用可以降低血压、降低胆固醇，有益于高血压、冠心病患者。竹笋红烧甲鱼滋补肝肾，是身体虚弱者很好的滋补食材。

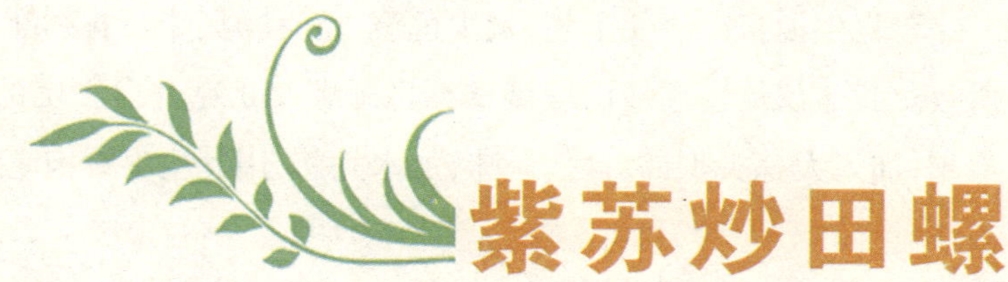

紫苏炒田螺

清热明目利尿，痔疮的克星

用紫苏叶炒田螺，可以祛除田螺本身的泥腥味，使其本身的肉鲜味更浓郁，还有利水通淋、清热祛湿的功效。

田螺肉质丰腴细腻、清淡爽口，有清热、明目、利尿、通淋等作用，常用于调理小便不畅、黄疸、中耳炎、痔疮等症。

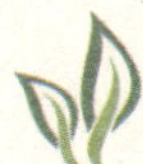

田螺清热明目，调理风热眼

早上醒来，小张发现上下眼睑粘着，睁不开眼，起来照镜子，发现结膜充血，双眼红赤。我判断小张的症状是受了风热，得了风热眼，也就是急性结膜炎。我让小张吃枸杞叶煲田螺。田螺“消黄疸，清火眼，利大小肠之药也”。枸杞叶有补虚益精、清热明目的功效。枸杞叶煲田螺清肝明目，对风热眼的调养很有帮助。

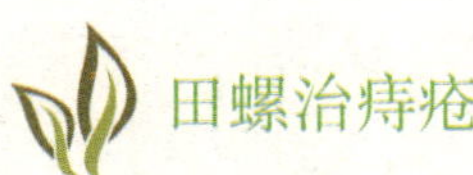

田螺治痔疮

“十人九痔，田螺来治。”不管是内痔还是外痔，用大田螺一只，将盖去掉，放入冰片 10 克，5 分钟后取田螺水涂肛门，每天 2 次，1 个星期可愈，禁止吃酒、辣物。中医认为，田螺有较强的清热利水、除湿解毒功效。痔疮多因湿热内蕴所致，以田螺汁和冰片涂抹痔疮处，能起到清热祛湿、消肿止痛的功效。田螺治痔疮，外用可以，内服同样见效。孙先生得了痔疮，外痔膨出肛门外，疼得厉害，坐都坐不住得趴着。我告诉他就用辣椒炒田螺，放些糖和酒，每天吃一次，连吃几天。孙先生连吃了一个星期，症状果真有所缓解。

田螺清热解毒，利湿通淋

鲁先生说自己小便不利，量少色黄，还有臊臭味。我判断他是因为湿热下注所致。我建议他食用炒田螺试试。将田螺 250 克洗净去尾部，在热油锅内略炒片刻，加入大蒜头少许，食盐调味，加水煮熟，用针挑出螺肉吃。

田螺

别名：大田螺、黄螺、田中螺。

性味：味甘咸，性寒。

功效：有清热、解暑、利尿、止渴、醒酒的功效，主要调理热结小便不利、黄疸、脚气、水肿、消渴、痔疮、便血、目赤肿痛等症。

适宜人群：一般人群均可食用。脾胃虚寒、便溏腹泻、胃寒、风寒感冒期间、女子行经期间及妇人产后忌食。

小贴士

田螺肉不宜与蛤蚧、土霉素同服；不宜与牛肉、羊肉、蚕豆、猪肉、面、玉米、冬瓜、香瓜、木耳及糖类同食；吃螺不可饮用冰水，否则会导致腹泻。

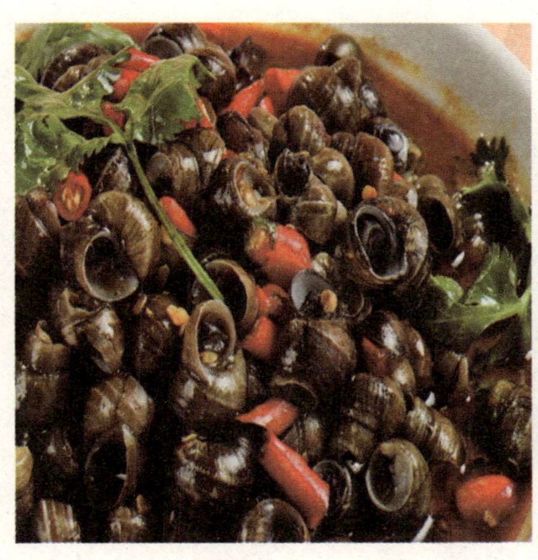

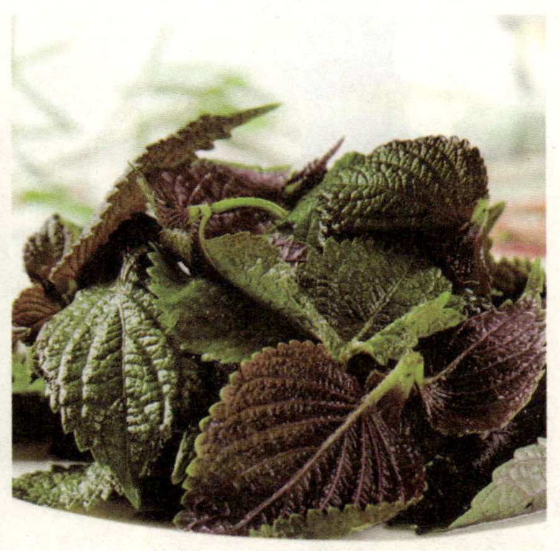

紫苏炒田螺

材料

田螺、紫苏、蚝油、姜丝、生抽、蒜末。

做法

STEP1 田螺用清水浸过夜，让其充分吐尽泥沙。

STEP2 用钳子将田螺尾钳去，然后将田螺洗干净再焯水。

STEP3 紫苏去枝留叶，洗净后切碎。

STEP4 锅内放少量油，烧热后加入姜丝蒜末，爆香后加入田螺。

STEP5 翻炒后加入适量清水、生抽、蚝油，然后盖上锅盖焖至汁收。

STEP6 最后加入紫苏碎炒匀即可。

铁牛老师推荐：枸杞田螺汤

将葱、姜爆香，加入田螺肉炒匀，再加入清水用大火烧沸，最后加入小白菜、枸杞、盐，煮成汤。此汤补肝肾、清热解毒，适合急性黄疸型肝炎以及患有肾病的人调养用。

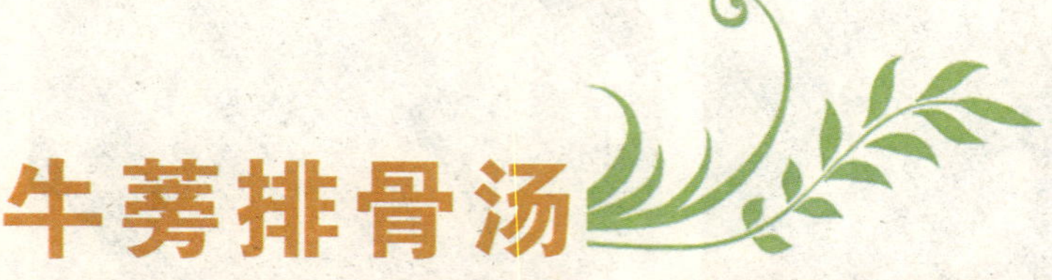

牛蒡排骨汤

补肾壮骨，滋肝补虚，养血宁心

牛蒡被称为“东洋参”，散风、除热、解毒，是一种营养价值极高的食材，富含维生素及矿物质。牛蒡排骨汤能够补阳益髓、壮体抗老。

一般我们说到排骨，指的就是猪排骨。事实上，猪牛羊的排骨都有类似的功效。排骨除含蛋白质、脂肪、维生素外，还含有大量磷酸钙、骨胶原等，可为幼儿和老人提供优质的钙质。

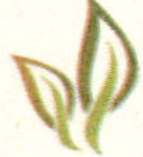

多吃排骨，补肾壮骨

中医主张以形补形。动物排骨中含有的骨胶原等成分，有补肾壮骨、温中止泻的功效。老年人、小孩子常常吃些排骨汤、焖排骨、红烧排骨，能够促进骨骼生长和保健，预防骨质疏松。

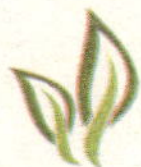

山药薏米排骨汤解决烦人的湿疹

廖女士很发愁，她的手一沾水就长湿疹出水泡，严重到手指、手掌都溃烂了。

我告诉她食用山药薏米煲排骨以祛湿利水、补脾胃。廖女士连续吃了几天，手上的湿疹不经意间退下去了，后来几天有点发展的小苗头，廖女士继续坚持了半个月，湿疹烂手完全好了。

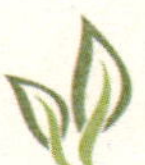

黄豆焖排骨是健脑益神的佳品

压力大、精神紧张的人可以试试黄豆焖排骨，或者黄豆排骨汤。尤其是考试前后的学生，有的学生会出现精神疲乏、四肢无力、记忆力下降、心悸等现象，这多和临考前精神紧张、过度用脑有关。常服食黄豆焖排骨，对调节大脑神经、增强智力及消除疲劳，都是大有好处的。

排骨

别名：肋排、子排。

性味：味甘咸，性平。

功效：补肾养血、滋阴润燥、润肌肤、利二便、止消渴，主要调理热病伤津、肾虚体弱、产后血虚、燥咳、便秘等症。

适宜人群：一般人群都可食用，尤适宜气血不足、阴虚纳差者。湿热痰滞、肥胖、血脂较高者慎食。

小贴士

排骨要煮熟，以杀死其中的寄生虫。

牛蒡排骨汤

材料

牛蒡1条、排骨250、黑木耳、姜片、料酒、盐等。

做法

STEP1 将排骨放入锅里煮开,3分钟后捞起,洗去血沫。

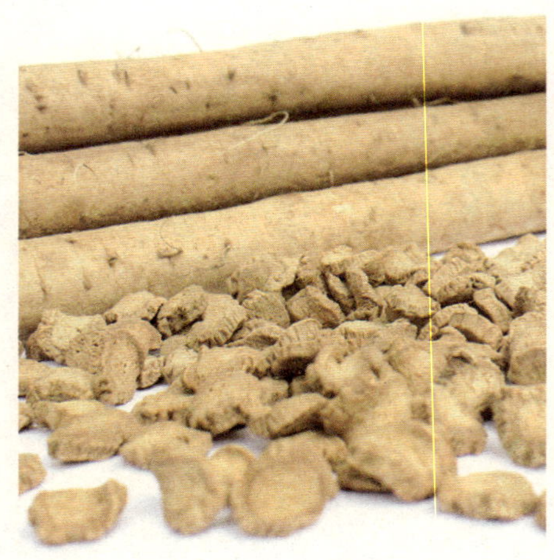

STEP2 牛蒡去皮切厚片,放入清水中滴几滴白醋防止氧化变色。

STEP3 黑木耳用冷水泡发,撕成小片。

STEP4 把焯过水的排骨和姜片放入锅里,加足量清水烧开,加1勺料酒转小火。

STEP5 半小时后加入牛蒡继续炖20分钟,再加入黑木耳炖10分钟。

STEP6 加盐调味即可。

铁牛老师推荐:红烧排骨

红烧排骨是一道家常菜,不仅可以维护骨骼健康,还有滋阴润燥、益精补血的功效。特别适合气血不足、虚弱无力的人食用。湿热痰滞、肥胖、血脂较高的人不宜多食。

五果篇

水果富含水果酵素，能够加速体内新陈代谢，净化血液，提高身体免疫力。人们通常认为，食用水果对身体肯定有益，而且多多益善，其实不然。顺应自然，吃水果要应季，要根据自己的体质以及水果的性味，适量地吃，智慧地吃。

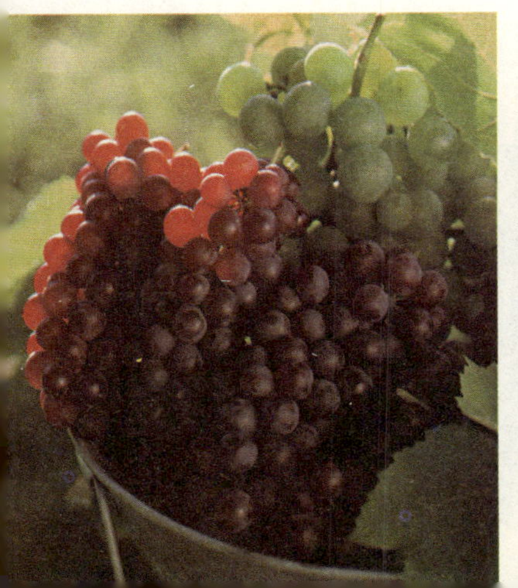

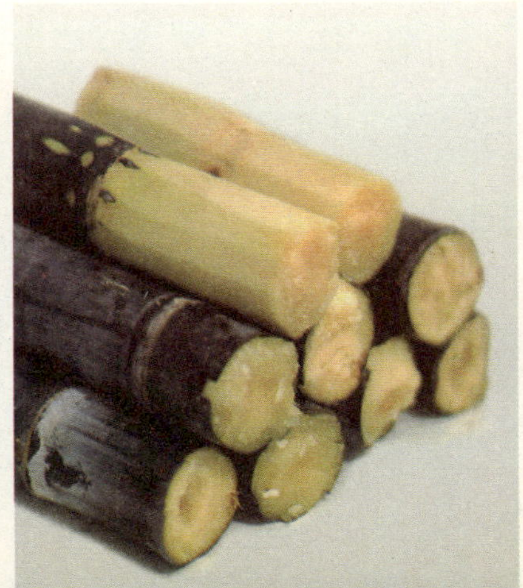

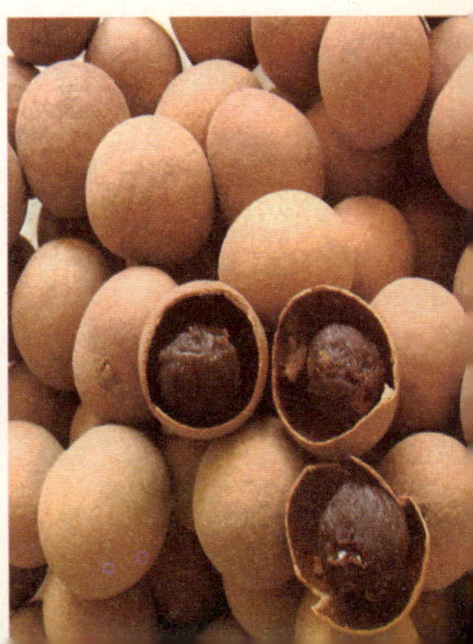

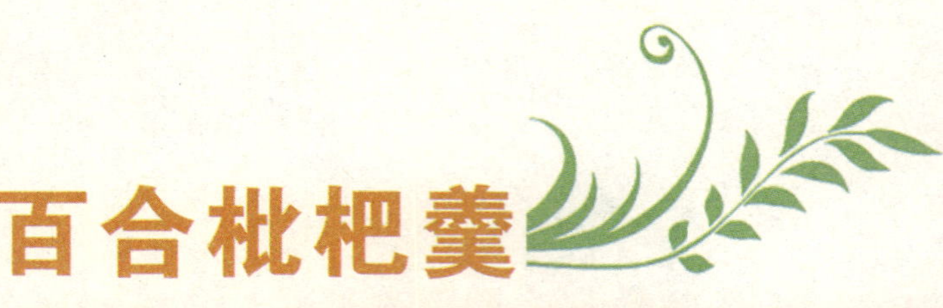

百合枇杷羹

润肺止咳，健脾和胃

枇杷果肉柔软多汁，味道鲜美。百合和枇杷一起做成羹，有健脾润肺、清热止咳的功效，适用于有肺结核、久咳吐血、病后虚烦、口渴等病症的人食用。

枇杷有润肺止咳、止渴和胃的功效，常用于咽干烦渴、咳嗽吐血、呃逆等症。而且枇杷全身都是宝，果肉、叶、花、核、皮、根均可入药。

枇杷调理咽喉肿痛

林先生扁桃体发炎，咽喉肿痛。他说家里有新鲜的枇杷，问我怎么吃最好。我告诉他用新鲜枇杷 50 克，洗净去皮，加冰糖 5 克，炖半小时后，吃果肉喝果汤，林先生喝了几次，症状就明显缓解了。

枇杷开胃和胃，增食欲

枇杷酸酸甜甜，能够生津止渴，促进消化，增强食欲。平时炖汤的时候加几个枇杷果，可口养胃。枇杷叶对胃也很好，将枇杷叶晾干制成茶叶泡饮，还有泄热下气、和胃降逆的功效，可用于调理胃气上逆、打嗝呕吐。孙先生有段时间常常想吐，我让他摘一些新鲜的枇杷叶，洗过之后泡茶喝或者煮水喝。孙先生喝了几次，效果很好。

枇杷叶润肺止咳，防感冒

毛女士的儿子 5 岁了，经常咳嗽，医院诊断为支气管炎。我告诉她，以后再咳嗽就摘一些新鲜的枇杷叶，在火上烤一下，不要烤焦，把刷不掉的小绒毛烤没就可以了，然后将叶子切成条煮水，大火烧开，小火炖到水变成红色，不限量不限次地饮用，止咳效果很好。

枇杷

别名:腊兄、金丸、卢橘、粗客。

性味:性平,味甘酸。

功效:果,清肺、生津止渴;叶,祛痰止咳。适宜于调理肺热咳嗽、久咳不愈、咽干口渴、胃气不足等症。

适宜人群:一般人群均可食用。脾虚泄泻者、糖尿病患者忌食。

小贴士

枇杷核有毒勿食。枇杷一定要成熟了才能食用。糖尿病患者勿食枇杷。枇杷放在冰箱内,会因水汽过多而使枇杷果变黑,营养流失,所以,枇杷最好储存在干燥通风的地方。

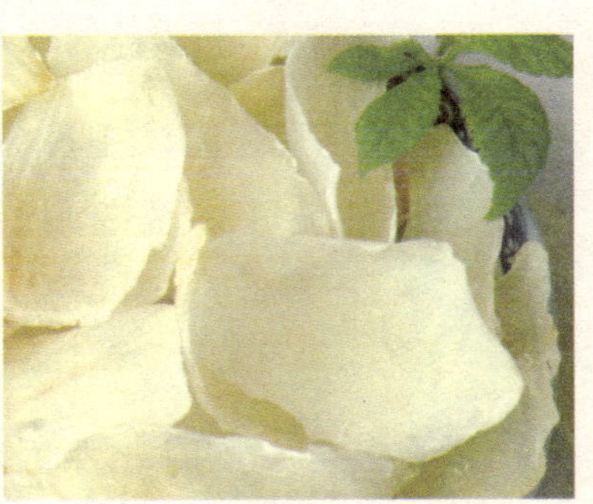

百合枇杷羹

材料

鲜百合30克,鲜枇杷30克,淀粉、白糖适量,桂花少许。

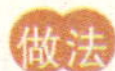

STEP1 将百合、枇杷一同放入锅内,水煮。

STEP2 将熟时,加入适量的淀粉,调匀成羹。

STEP3 食用时,加白糖和桂花各少许。

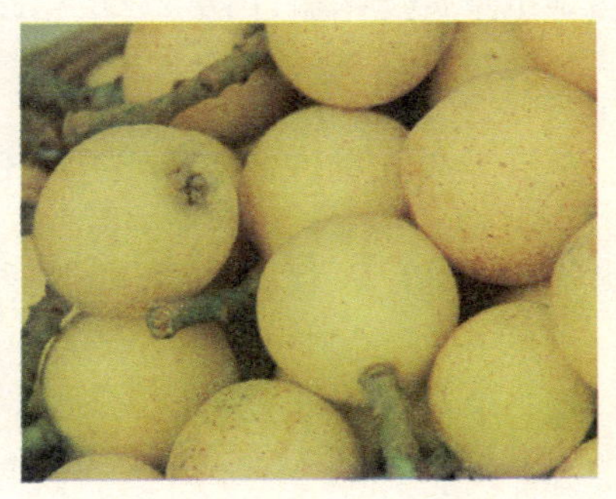

铁牛老师推荐：枇杷银耳羹

新鲜枇杷150克，银耳10克，白糖30克，熬煮成羹食用。此羹有滋补润肺、生津止咳、下气的功效。可作为肺热咳嗽、咯痰不爽，或肺燥咳嗽、肺结核等病症的调养食物。

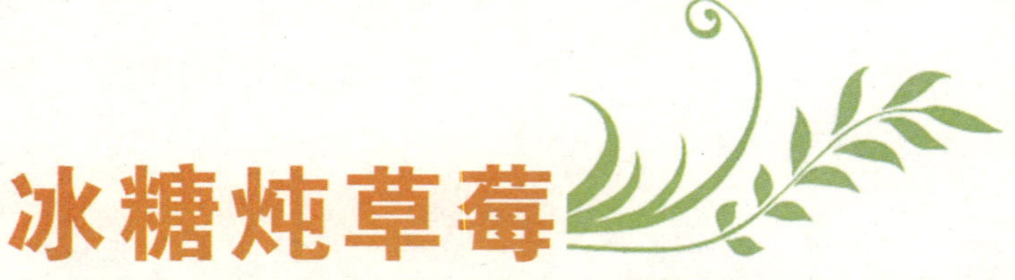

冰糖炖草莓

润肺清肝，养护脾胃

草莓有"水果皇后"的称号。草莓清热去火，冰糖补中益气，二者同煮，酸酸甜甜，润肺止咳、生津止渴。

草莓有润肺生津、健脾和胃、利尿消肿、解热祛暑的功效，适用于肺热咳嗽、食欲不振、小便短少、暑热烦渴等症的调理。

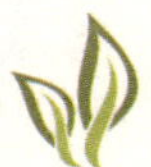

草莓止干咳

潘女士气促、胸闷，呼吸困难，一到晚上或凌晨就咳嗽，还是干咳。我告诉她试试草莓炖冰糖，用草莓60克，冰糖30克，将草莓洗净，放入碗中，加冰糖，放锅内隔水蒸熟，每天吃3次。潘女士吃了两三天，症状明显缓解。若有烦热干咳、咽喉肿痛、声音嘶哑的症状，可用草莓鲜果洗净榨汁，每天早晚各喝一杯。

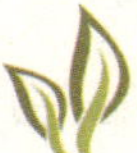

草莓养肝明目，降血脂

草莓中含有丰富的维生素、胡萝卜素，有明目养肝的作用，还可以增强肝脏的排毒功能。同时，草莓中富含抗氧化剂，能够软化血管，有降血压、降血脂的作用。

所以常吃草莓，在补充维生素的同时，还能预防动脉硬化、高血压、高血脂等疾病。

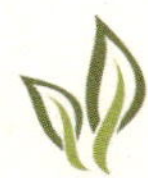

草莓助消化

草莓中含有丰富的膳食纤维，能刺激消化液分泌，增加食欲，帮助消化，促进胃肠蠕动，及时排出体内废物。最好能在饭后吃上几颗。若有积食腹胀、胃口不佳的状况，可以在饭前吃一些草莓。

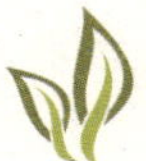

草莓美容养颜，抗衰老

爱美的女士都知道草莓有美容的功效。草莓含多种果酸、维生素及矿物质，可增强皮肤弹性，有美白和滋润保湿的功效。现在市面上有很多清洁和营养面膜中也加入了草莓的成分，可适和于任何肤质。

草莓

别名：大草莓、士多啤梨、红莓、地莓。

性味：味甘，性凉。

功效：有润肺生津、健脾和胃、利尿消肿、解热祛暑的功效，适用于肺热咳嗽、食欲不振等症。

适宜人群：一般人群均可食用。脾虚胃寒、痰湿内盛、尿路结石者不宜多食。

小贴士

用水洗干净的草莓不要马上吃，最好再用淡盐水或淘米水浸泡5分钟。淡盐水可以杀灭草莓表面残留的有害微生物；淘米水呈碱性，可促进呈酸性的农药降解。

冰糖炖草莓

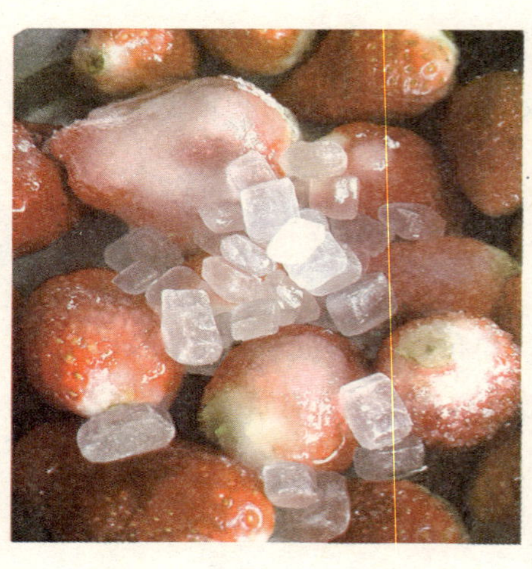

材料

新鲜草莓200克、冰糖100克。

做法

STEP1　将草莓去蒂，用淡盐水洗净，放入碗内。

STEP2　在碗中加入冰糖及适量清水。

STEP3　在锅中放入适量清水，再把装有草莓的碗放入。

STEP4　隔水炖20分钟即成。

铁牛老师推荐：草莓山楂茶

山楂加少量冰糖煮水后，再冲泡草莓，酸酸甜甜，味道很不错。此茶中，草莓助消化，去火清热；山楂开胃消食。二者搭配，有减脂的作用。但脾胃虚弱者以及孕妇忌用。

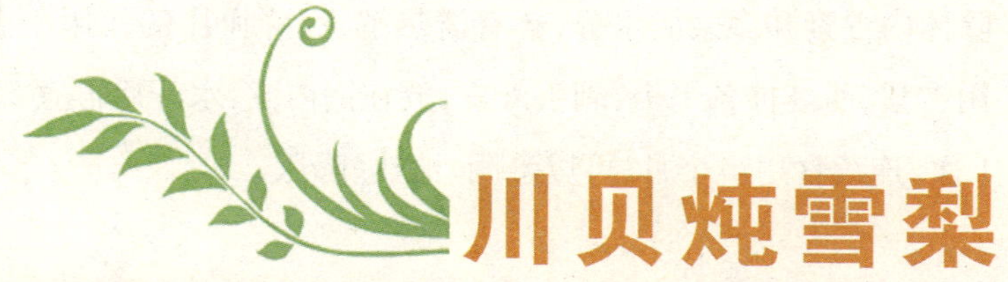

川贝炖雪梨

清六腑之热，滋五脏之阴

梨为“百果之宗”，鲜嫩多汁、酸甜可口，又有“天然矿泉水”的称号。雪梨可以清热化痰，川贝有化痰止咳、清热散结的作用，二者加冰糖同炖，有清火、润肺、止咳的功效。

梨汁甘甜可口，被誉为“天生甘露饮”。其实雪梨全身都是宝，梨果生津润燥、清热化痰；梨皮清心润肺、滋肾补阴；梨叶、梨花、梨根可以清热解毒、润肺清痰。

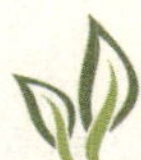

雪梨调理心热烦躁

雷先生老感觉心热难受、烦躁失眠，脾气也大了不少，我告诉这他是心气亢盛，也就是心气热，影响了神志和血脉，要解决问题就要清心泻火。我建议他买一些雪梨榨汁喝，每天2~3次。饮用几天后，雷先生已心平气和，各种症状也缓解了很多。

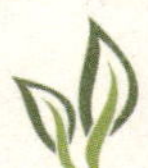

雪梨润肺，清热化痰

孟女士总是觉着嗓子里有痰，每天早起都会咳黄痰，鼻腔也觉得干燥不舒服，症状持续了几个星期。我告诉她这是内热犯肺，可以每天吃几个雪梨，或者用雪梨榨汁喝。孟女士坚持了几天，症状就减轻了。其实，雪梨可生津润燥、清热化痰，对肺结核，急、慢性支气管炎等引起的咽喉干、痒、痛，音哑，痰稠以及便秘、尿黄等症都有很好的调养效果。

雪梨利尿消肿，降血压

新鲜的梨含水量达80%左右，可以利尿消肿，促进血液和水分新陈代谢，清除体内毒素和多余的水分，还有清热解毒、降血压的作用。血压高的时候，可以用雪梨、西红柿各1个，剥去外皮，放在锅内煮，水开后再煮5～10分钟。每天吃1次，连续食用半个月，可以滋阴、清热、降压。

雪梨

别名：快果、果宗、蜜父。

性味：味甘、微酸，性凉。

功效：有生津、润燥、清热、化痰、解酒的作用。用于调养热病所致的干咳、口渴、便秘等症，也可用于调养内热所致的烦渴、咳喘、痰黄等症。

适宜人群：一般人群均可食用。慢性肠炎、胃寒、糖尿病患者忌食生梨。

小贴士

梨性偏寒助湿，多吃会伤脾胃，所以脾胃虚寒、畏冷的人应少吃。梨含果酸较多，胃酸多者不可多食。梨有利尿作用，夜尿频者睡前少吃梨。梨含糖量高，糖尿病者当慎食。梨不应与螃蟹同吃，容易引起腹泻。

川贝炖雪梨

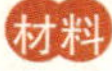

雪梨1个，冰糖25克，川贝少许。

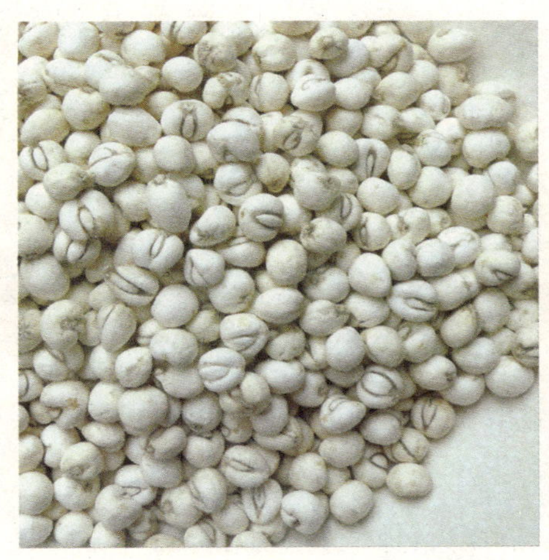

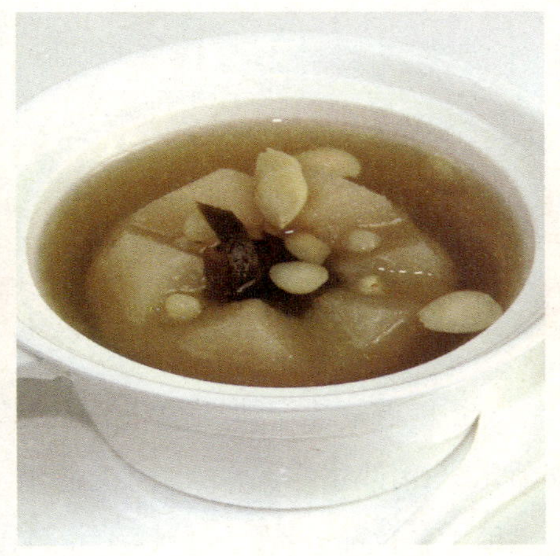

做法

STEP1 雪梨洗净削皮，切开去核，掏空成一梨盅。

STEP2 梨盅里放入几粒川贝和冰糖，盖上梨盖，用牙签固定。

STEP3 将梨盅放入碗中，加冰糖、水，隔水蒸30分钟即可。

铁牛老师推荐：银耳雪梨汤

银耳雪梨汤味道甜美，有止咳润肺、养胃生津、滋阴润肺的功效。对支气管炎的干咳无痰、肺结核咳嗽、鼻咽干燥等症状有辅助调理作用，而且对大便燥结者的调理效果也很好。

豆沙柿子饼

润肺清热，凉血降压

柿子能够清热润肺、生津止渴、健脾益胃。豆沙和柿子做成饼，香甜可口，可润肺化痰、清热生津。

柿子全身都可入药。鲜柿子养肺胃、清燥火；柿子霜润肺清热；柿蒂降气止咳；柿饼和胃止血；柿叶利水消炎。

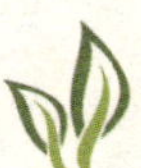

柿子滋阴凉血

田女士有段时间易出鼻血，夜间多梦，手心脚心常感觉很热。我告诉她这是血热的症状，建议她买些柿子吃，柿子没上市就买柿饼，每天吃几个，或在炖汤、煮粥的时候加 2 个柿饼。田女士柿饼吃了有一斤后，症状就缓解了很多。其实血热者一般会有口干、口苦、发热、便秘等症，还会出现五心烦热（手、足、心烦热）、盗汗等现象，所以要滋阴凉血。有些老人耳朵突然嗡嗡作响，听不到声音，多为肝、肾之火上升，外窍闭而不通所致，所以在病起时吃点柿子能使火气下降，外窍自清。

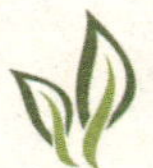

柿子润肺化痰，生津止渴，解便秘

秋燥咳嗽且有痰时，食用新鲜的柿子可以清热去燥、润肺化痰、生津止渴。小陈说自己一到秋天就便秘，其实是因为秋天天干气躁，身体中的水分不足，生津不够，就会便秘、咳嗽、哮喘等。我告诉他秋天在饮食上要多注意润肺滋阴，每天饭后吃 2 个新鲜柿子，可以缓解痔疮疼痛或出血、喉咙干痛、便秘等症。

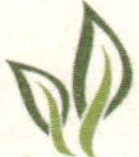

柿子软化血管，降血压

柿子有助于软化血管、降低血压，还能够活血消炎，改善心血管功能。柿子叶也有降血压的作用。乡下一亲戚，有一次问我高血压怎么办。我告诉他用柿子叶煮水，饭后喝。6～8 月的嫩叶最好，可以晒干后像茶叶一样备用，会有很好的调理效果。

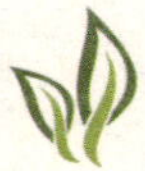

柿子是解酒良药

柿子能促使血液中的乙醇氧化，帮助身体排出酒精，减少酒精对身体的伤害。酒后可以吃点柿子或者柿饼，喝点柿子醋也可以，在家里可以用柿饼黑豆煮汤喝，不仅解酒，还能补充精力。要注意的是，柿子和海鲜相克，吃了海鲜又喝了酒，就不要用柿子解酒了。

柿子

别名：米果、猴枣、镇头迦。

性味：味甘、微涩，性寒。

功效：有润肺化痰、清热生津、涩肠止痢、健脾益胃、生津润肠、凉血止血等多种功效。

适宜人群：一般人群均可食用。脾胃消化功能不好者慎食。

小贴士

柿子不宜与酸菜、黑枣、鹅肉、螃蟹、甘薯、鸡蛋共同食用，会引起腹痛、呕吐、腹泻等症状。空腹慎吃生柿子或食柿后忌饮白酒、热汤，以防患胃柿石症。

豆沙柿子饼

材料

糯米粉、柿子、豆沙。

做法

STEP1 将新鲜柿子去皮搅成泥。

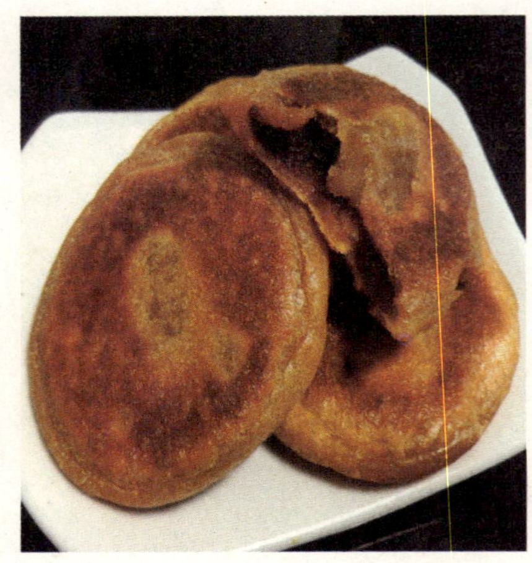

STEP2 将柿子泥加入糯米粉中，搅拌均匀，用手和成光滑面团。

STEP3 抓一块面团（约30克），用手压成圆饼状，用勺子盛入豆沙，一手拖着饼皮，另一手用拇指和食指将饼皮慢慢向上推，直到合拢，用手压扁。

STEP4 用平底锅将饼的两面煎成金黄色即可。

铁牛老师推荐：冰糖柿饼粥

将2～3个柿饼切成小块和大米同煮成粥，用冰糖或白糖调味食用。此粥有健脾养肺、润肠止血的作用，适用于体虚吐血、干咳咯血、久痢便血、小便带血、痔疮下血等出血症。

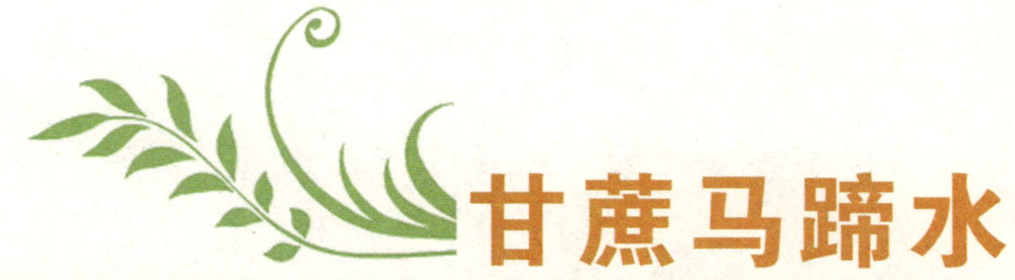

甘蔗马蹄水

清热生津，止咳化痰

甘蔗有“脾之果”“补血果”的美誉。甘蔗马蹄水清热解毒、生津止渴、滋阴润燥，对口干舌燥、津液不足、小便不利、大便燥结、消化不良、反胃呕吐等症有很好的调理作用。

甘蔗的外皮颜色不同，功效也有所差别。皮色青黄的甘蔗，有清热之效，能够解肺热和肠胃热，但脾胃虚寒、胃腹寒痛者不宜食用。皮色深紫近黑的甘蔗，性质温和滋补，能健胃充饥、化痰止咳、补充体力，但喉咙痛、热盛者不宜食用。

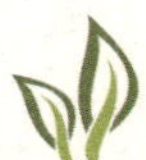

青皮甘蔗滋阴润燥，调理小儿便秘

石女士的儿子 4 岁多，内火大，腹胀，大便总是像羊屎豆一样，我建议她用青皮甘蔗 200 克榨汁，再取蜂蜜 100 克，将蜂蜜、甘蔗汁调和均匀，每天早晚让孩子空腹喝。坚持了没多久，孩子的症状就明显好转了。

紫皮甘蔗润肺止咳

彭先生的女儿，只要一吃上火的东西或是饼干、糖果之类的就会咳嗽，抵抗力也变得很差，医生诊断为支气管炎。有次孩子受了风寒又开始咳嗽，我告诉彭先生买些紫皮甘蔗，煮水给孩子喝。孩子连喝了几天，咳嗽的症状就减轻了。

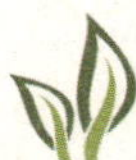

甘蔗缓解反胃，止呕

春节期间，许先生顿顿大鱼大肉，几天后，出现胃胀欲呕的症状。我告诉他这是胃气上逆，可以用生姜甘蔗榨汁来喝，平时煮些甘蔗萝卜汤来去积食和解酒，多食粥羹。许先生依言照做，没几天脾胃就好了起来，不再难受。

甘蔗

别名：竿蔗、糖梗、红甘蔗、薯蔗、干蔗、接肠草、竽蔗。

性味：味甘，性寒。

功效：有清热、生津、下气、润燥及解酒等功效。主要用于调理热病津伤、心烦口渴、反胃呕吐、肺燥咳嗽、大便燥结、醉酒等症。

适宜人群：一般人群均可食用。糖尿病患者，脾胃虚寒、胃腹寒疼者不宜食用。

小贴士

甘蔗切开后有红色丝状物的为变质甘蔗，食用会中毒。

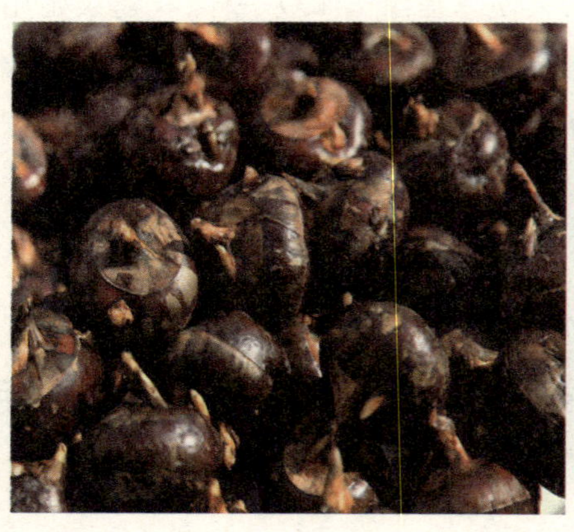

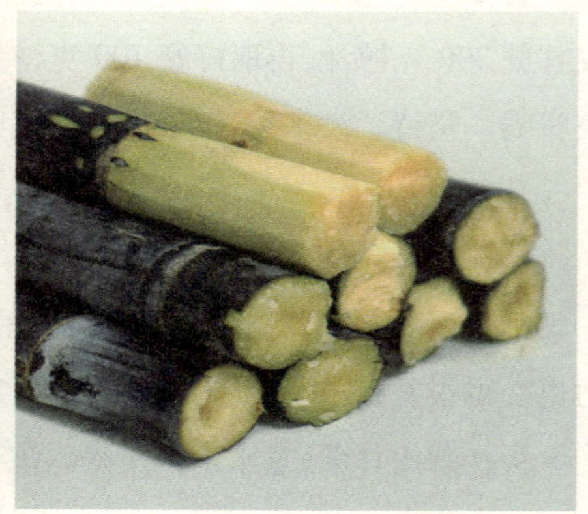

甘蔗马蹄水

材料

甘蔗、马蹄、红枣、生姜。

做法

STEP1 马蹄去皮洗净，甘蔗切段并尽可能竖切成 4 份，红枣冲洗浸泡，姜切丝备用。

STEP2 将洗净的马蹄和甘蔗段放入锅中，添水，水量至少是锅中食材的 3 倍以上。

STEP3 大火将其煮沸，放入红枣和姜丝，改小火。

STEP4 小火煮 1 个小时，关火放凉即可饮用。

铁牛老师推荐：甘蔗排骨汤

甘蔗排骨汤甘甜鲜美，又可润燥生津、清热利尿，可用于预防因天气干燥或身体燥热而出现的口唇干裂、流鼻血等症。对于身体燥热、咽喉干涸、口舌干燥、唾液浓黏、干咳无痰，或痰口带血、烟酒过多的人，都可以煮甘蔗排骨汤来调养身体。

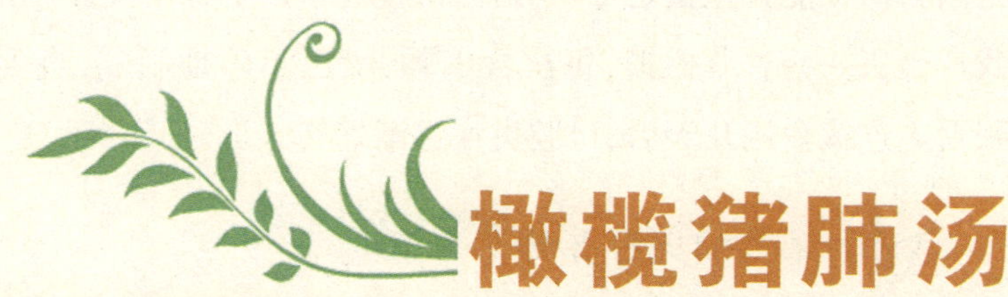

橄榄猪肺汤

清热解毒，润肺止咳

民间有“冬春橄榄赛人参”的说法。煲汤的时候加几颗橄榄，味道更加鲜美。猪肺有补虚、止咳、止血的功效，青橄榄和猪肺一起炖汤，有清肺润燥、养阴止咳的功效。

橄榄有清热解毒、利咽化痰、生津止渴、除烦醒酒、化刺除鲠等功效，适用于咽喉肿痛、烦渴、咳嗽痰血、鱼骨鲠喉等症的调理。

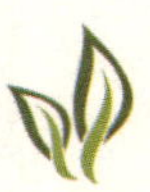橄榄调理咳嗽效果好

白女士的儿子经常咳嗽，渐至久病不愈。期间她尝试了冰糖炖梨和川贝炖梨，效果都不理想，问我该怎么办。我告诉她每个孩子的体质都不一样，既然雪梨、川贝不管用，可以试试橄榄，用橄榄煮水或者橄榄炖瘦肉来调理咳嗽。白女士让儿子早晚各食用一次橄榄煮水，几天后症状就有所缓解。这是因为青橄榄可以使人生津加快，清热润肺。

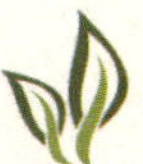橄榄缓解咽喉肿痛

咽喉肿痛通常是因为肺胃积热，可以用青橄榄泡茶喝，或者用青龙白虎汤，也就是取鲜橄榄 15 克，鲜萝卜 250 克，切碎或切片，煮水喝。其实，像教师、主持人、歌手、戏曲演员等用嗓频繁的人，都可以经常嚼食橄榄，或者炖些橄榄萝卜汤。有些人嘴唇经常干裂，吃药、涂唇膏都不管用，也可以多食用橄榄。

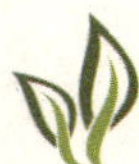橄榄解毒，消炎症

橄榄可解食物之毒以及酒毒，现在很多人家煮河豚和团鱼，都会放入橄榄，是因为橄榄能解鱼蟹之毒。另外，橄榄还可以解毒消炎症。张女士口腔有炎症，我让她买一些甘草橄榄，每次含 1 颗，嘴巴不停地咀嚼，直到果实成浆再咽下。张女士连续食用几天后，口腔炎症逐渐好转。

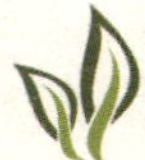橄榄油美容养颜

橄榄油在西方被誉为“液体黄金”“植物油皇后”“地中海甘露”，是因为它有很好的天然美容功效和食用用途。橄榄油很容易被皮肤吸收，滋润营养，使皮肤光泽细腻而富有弹性，促进血液循环和肌肤新陈代谢，有助于减少皱纹，延缓衰老。

橄榄

别名：橄榄子、余甘子、橄棪、忠果、青果、青子、青橄榄、白榄、甘榄。

性味：味酸、涩、甘，性温。

功效：有清肺利咽、生津止渴、解毒的功效。用于治疗咳嗽痰血、咽喉肿痛、暑热烦渴、醉酒、鱼蟹中毒等症。

适宜人群：一般人群均可食用。脾胃虚寒及大便秘结者慎食。

小贴士

色泽变黄且有黑点的橄榄说明已不新鲜。色泽特别青绿的橄榄果，如果没有一点黄色，说明用矾水浸泡过，最好不要食用或吃时务必要漂洗干净。

橄榄猪肺汤

材料

青橄榄、猪肺、姜、盐。

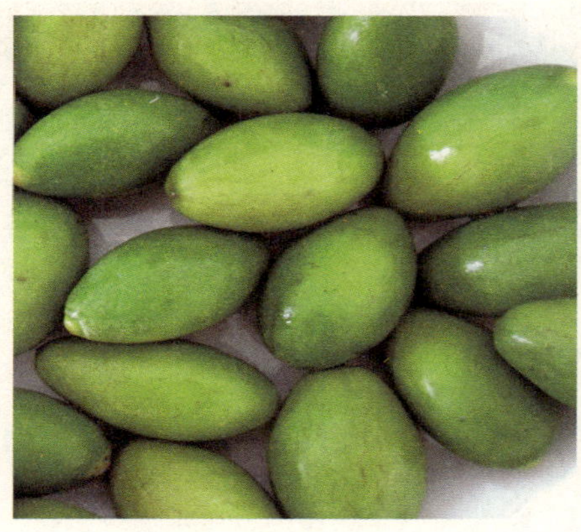

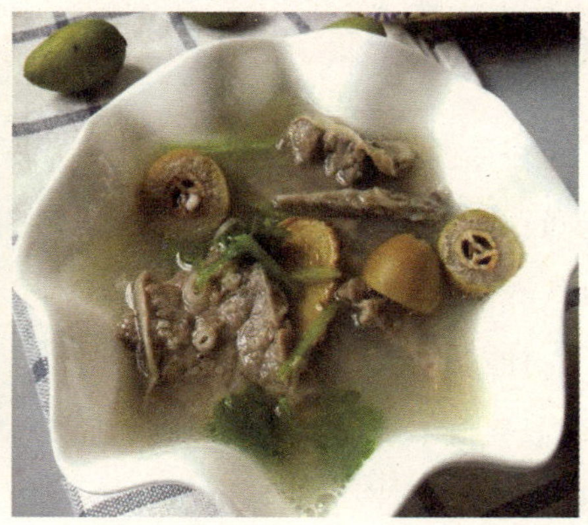

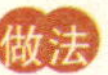

做法

STEP1 猪肺切厚片，洗干净。

STEP2 猪肺放入开水中煮5分钟，捞起过冷水，沥干。

STEP3 把猪肺、橄榄放入开水锅内，大火煮沸。

STEP4 小火煲2~3小时，调味食用。

铁牛老师推荐：橄榄萝卜汤

中医上，将青橄榄比喻为“青龙”，白萝卜比喻为“白虎”，二者搭配煮汤，就成为了“青龙白虎汤”，它能健脾清热消食、化痰止咳顺气，用于缓解消炎、消滞，治疗急性咽喉炎、流行性感冒、肝气淤滞所致的两肋作痛等病症。

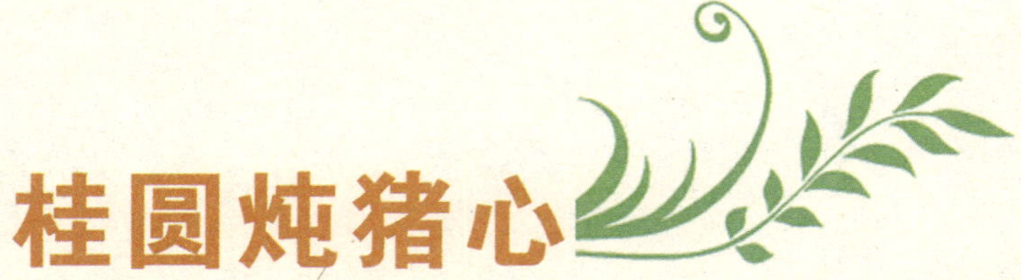

桂圆炖猪心

补心安神，健脑益智

俗话说：“北有人参，南有桂圆。”医书记载：“桂圆大补气血，力胜参芪（人参与黄芪），产妇临盆，服之尤妙。”桂圆补心安神，猪心补心养血。桂圆炖猪心有补气养血、养心安神的功效。

桂圆的叶、花、根、核均可入药。桂圆有益心脾、补气血的功效，可用于心脾虚损、气血不足所导致的失眠、健忘、惊悸、眩晕等症，还可调理病后体弱或脑力衰退。妇女在产后调补也很适宜。

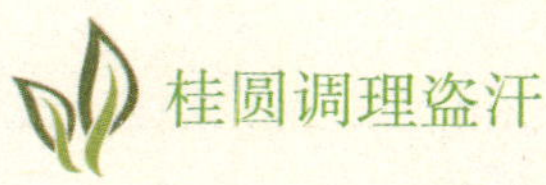

桂圆调理盗汗

胡女士有段时间睡着后就开始出大量虚汗，睡醒后汗就收了，即所谓的盗汗。我让她用带壳桂圆12粒，清水洗净后捏破，入锅，加水，再放些红糖，水开后再煮几分钟。晚上睡觉前，吃桂圆肉喝汤，胡女士坚持了几天，症状完大有缓解。

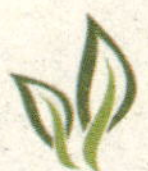

桂圆补心安神，缓解失眠

王女士每天思虑过度、劳伤心脾，还神疲乏力、食欲不振、失眠健忘。我告诉她用龙眼肉15克，枸杞子10克，大枣4枚，粳米100克，同煮成粥，每天早上当早餐吃。食用几天后，王女士睡眠好了，心情也变好了。

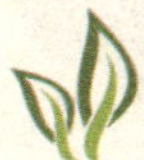

桂圆补脑益智，缓解神经衰弱

冯女士有段时间熬夜、用脑过度，经常头晕、头胀、头痛。我告诉她用带核干桂圆肉30颗，加水煮，水开后继续煮20分钟，然后把桂圆水倒出来，放温后喝。或者直接剥20～30颗干桂圆吃，可以补脑益智，缓解神经衰弱。

桂圆

别名：龙眼、益智、骊珠、元肉、龙目、亚荔枝。

性味：味甘，性温。

功效：有开胃、养血益脾、补心安神、补虚长智的功效。可用于调理贫血、腹泻、痴呆等症。

适宜人群：一般人群均可食用。怀孕、上火、有感染性疾病者忌食。

小贴士

桂圆甘甜助火，每次食用不可过多，一般宜5~10颗。

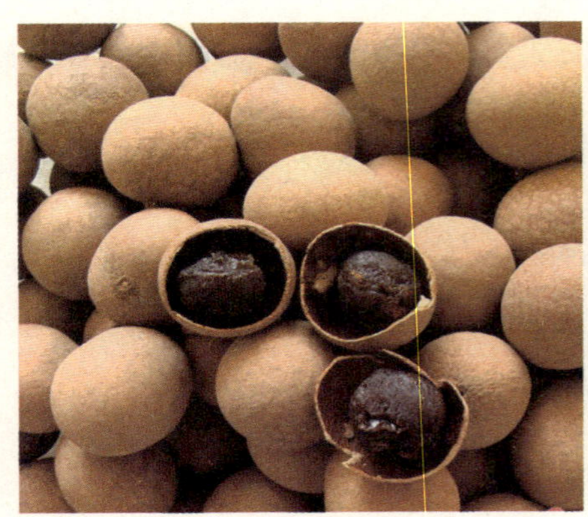

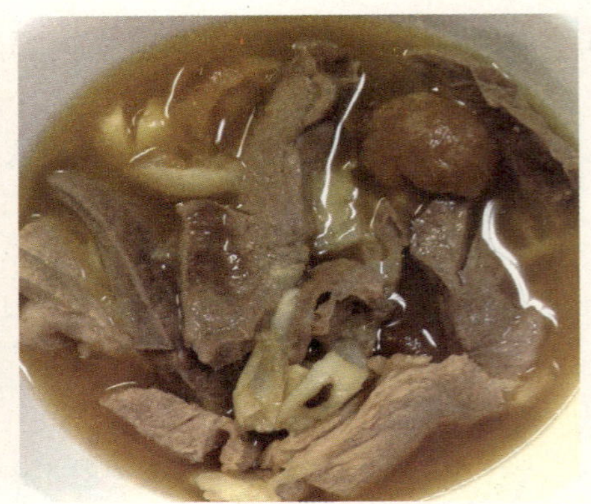

桂圆炖猪心

材料

猪心、干桂圆、枸杞、蜂蜜。

做法

STEP1 猪心切片，冲洗干净后，放清水内浸泡半个小时。

STEP2 把猪心捞出用开水再烫洗一遍，控干水分后放入炖盅，放入清洗好的桂圆加开水。

STEP3 大火炖半个小时后，加入枸杞改小火炖一个半小时。

STEP4 等汤凉后，加适量蜂蜜调味即可。

铁牛老师推荐：桂圆鸡蛋汤

桂圆鸡蛋汤是一道常见的甜品，有补心脾、益气血、滋阴降火、强身健脑的作用。特别适合倦怠乏力、面色萎黄、心慌心悸、失眠健忘、思虑过度的人食用。

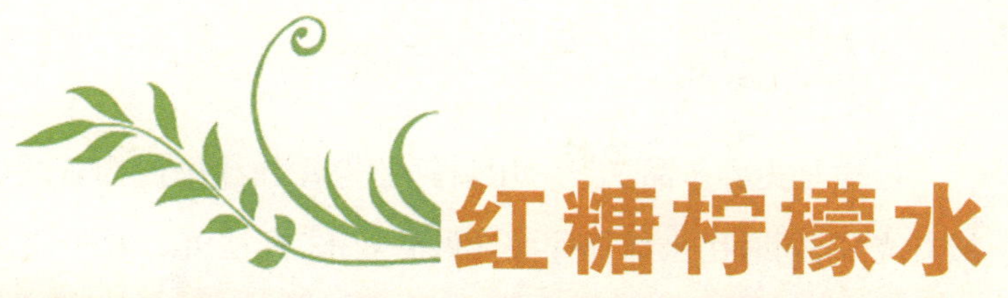

红糖柠檬水

生津开胃，清热化痰

柠檬去火消炎，有清凉的作用；红糖健脾暖胃，有补血的作用。红糖柠檬水，开胃消食，能排出体内毒素，促进血液循环，使面色红润有光泽。

柠檬味道极酸，不能直接食用，却是泡茶、调味以及制造化妆品、药品的好材料。它有化痰止咳、生津健脾的功效，对调理支气管炎、百日咳、维生素 C 缺乏症、中暑烦渴、食欲不振、胃气不和、嗳气等病症很有效果。

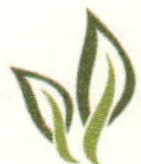

柠檬开胃消食，增强体质

柠檬虽然不适宜像其他水果一样生吃鲜食，但它的果皮中富含芳香挥发成分，可以生津解暑、开胃醒脾。尤其是在夏天，很多人神疲乏力，长时间工作或学习后往往胃口不好，泡一杯柠檬茶喝，精神振奋，胃口大开。柠檬酸爽的味道还有助于消化液的分泌，能够开胃消食、增强体质。

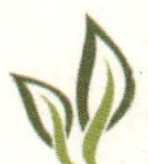

柠檬清热化痰

湿热天气，如果饮食上不加注意，人体的内湿和自然气候的外湿相互感应，湿浊郁积日久就会生痰，这就是为什么一些人夏天会痰多、喉咙不舒服。这时候用柠檬汁加温水，放少量食盐，可使人将喉咙积聚的浓痰咳出，有极好的祛痰效果。

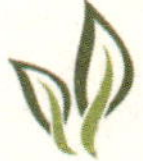

柠檬活血化瘀

柠檬能够益气通络、活血化瘀、净化血液，防治高血压和心肌梗死。所以心脏不好或血压偏高的人，可以经常用柠檬泡水喝，不仅补充维生素，还对小血管系统有保健功效。

柠檬美容养颜，延缓衰老

柠檬是美容圣品。经常用新鲜的柠檬加冰糖或蜂蜜饮用，能使皮肤变得白嫩有光泽，同时用水稀释柠檬汁做润肤水，还祛斑。另外，柠檬是高度碱性食品，有很强的抗氧化作用，对促进肌肤的新陈代谢、延缓衰老及抑制色素沉着等十分有效。

柠檬

别名：黎檬、宜母子、里木子、梨橼干、药果、檬子、梦子、宜母果、柠果。

性味：味酸、微甘，性微寒。

功效：能生津止渴、清热解暑、和胃降逆、化痰止咳。

适宜人群：一般人群均可食用。胃溃疡、胃酸分泌过多、龋齿者和糖尿病患者慎食。

小贴士

由于柠檬中含大量有机酸，对皮肤有刺激性，因此，外用美白养颜不要将柠檬原汁直接涂脸，一定要稀释后或按比例配用其他天然美容品才能敷脸。

红糖柠檬水

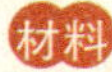

材料

柠檬，红糖，玻璃瓶1个。

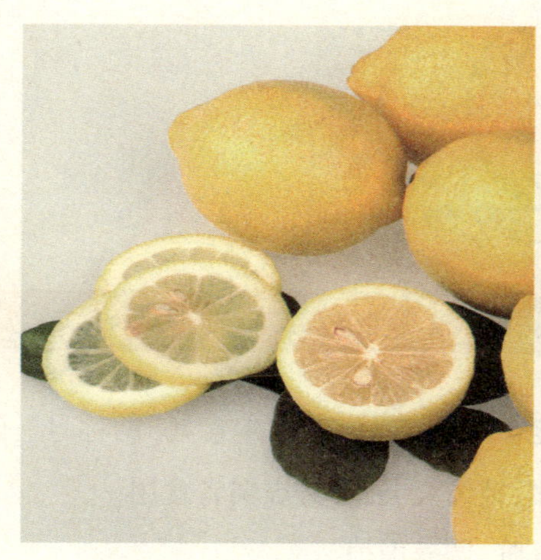

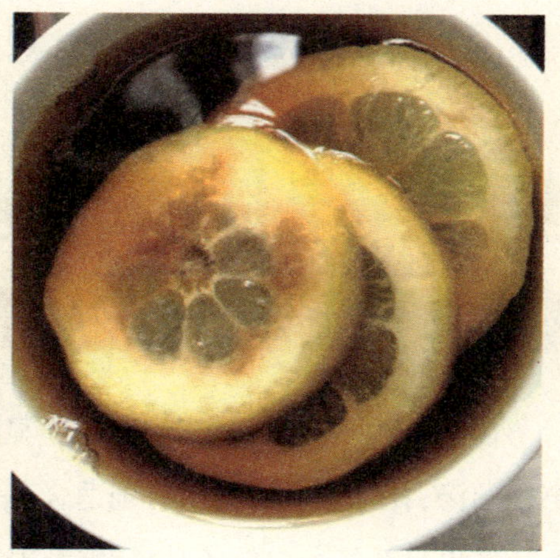

做法

STEP1 玻璃瓶洗净,抹干水。

STEP2 柠檬洗净,切成薄片,去籽。

STEP3 将几片柠檬片放入玻璃瓶内,加一层红糖,再加柠檬片,再加红糖,放入冰箱。

STEP4 2~3天后,红糖会溶解成糖浆并被柠檬吸收,饮用时,每次2~3片柠檬,倒入一点糖浆,再加温水调和即可。

铁牛老师推荐:柠檬鸡

柠檬有化痰止咳、生津、健脾的功效。鸡肉有温中益气、补虚填精、健脾胃、活血脉、强筋骨的功效。柠檬鸡酸爽可口、风味独特,还有解暑和增进食欲的作用。

红枣桂圆汤

补气养血圣品

俗话说："一日吃三枣，一辈子不显老。"红枣有"天然维生素丸"的称号。红枣桂圆汤，补气血、益脾胃，特别适合贫血、神经衰弱、脾胃虚弱者食用。

红枣是补气养血的圣品，能够补养五脏、调养虚损。

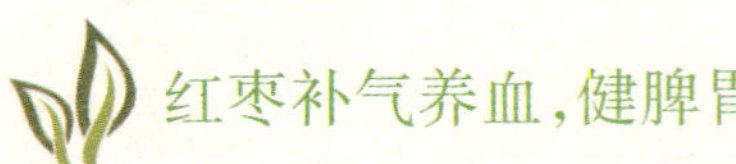

红枣补气养血，健脾胃

红枣健脾开胃、补气生血。对于贫血或脾胃比较虚弱的人，一般我都会建议他准备一些红枣，随身携带，感觉过度劳累、疲乏无力、消化不好的时候，吃上几颗，很快就会恢复气力。红枣有增强气力的作用，而且它的补血效果非常好，对再生障碍性贫血、白细胞减少症、病后体虚者来说，红枣是很好的滋补品。

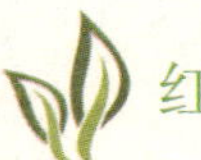

红枣补血调经，活血止痛

女人养生离不开枣，红枣补养气血，还活血调经。有痛经的人，每天早上煮粥，可以加几颗红枣，加一些红糖，放几片生姜，一段时间后，气血能量回升，症状会得到很好的改善。红枣红糖粥有补血调经、活血止痛、润肠通便的作用，适用于气血不足、月经不调、闭经痛经、血虚头痛、眩晕及便秘等各种症状。

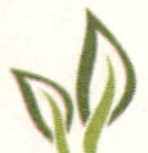

红枣补五脏，调虚损

刘女士年近七十，小便次数多，夜尿频，整个人疲悉不堪，问我该怎么办？我建议她用红枣 30 枚，干姜 3 片，加适量水入锅，用小火将红枣煮烂，再加点红糖，睡前吃枣喝汤。刘女士坚持了一段时间，慢慢的就不用起夜了。其实刘女士尿频是因为肾气不固，膀胱约束无能导致，所以用红枣补五脏之气，肾气足了，固摄能力强了，自然不用老起夜，身体也越来越好了。

红枣排毒养颜，安神助眠

曹女士说自己失眠多梦、心神不宁，有神经衰弱的迹象。我告诉她早餐不能不吃，要多食用红枣。用红枣 20 枚，桂圆肉 10 克，莲子 50 克，白糖少许煮粥吃，健脾养血、益心安神。其实躁郁不安、难以入眠，或者疲惫不堪、有气无力的人，都可以在煮粥炖汤的时候加几颗红枣，可以解郁安神、排毒养颜。

红枣

别名：干枣、大枣、枣子、良枣、刺枣、美枣。

性味：性微温，味甘。

功效：补脾益气，养血安神。常用于调理脾胃虚弱、气血不足、失眠等症。

适宜人群：一般人群均可食用。尤适宜心血管疾病、癌症患者。肝炎患者忌食。

小贴士

过多食用枣，会引起胃酸过多和腹胀。腐烂的红枣在微生物的作用下会产生果酸和甲醇，人吃了烂枣会出现头晕、视力障碍等中毒反应，重者可危及生命。

红枣桂圆汤

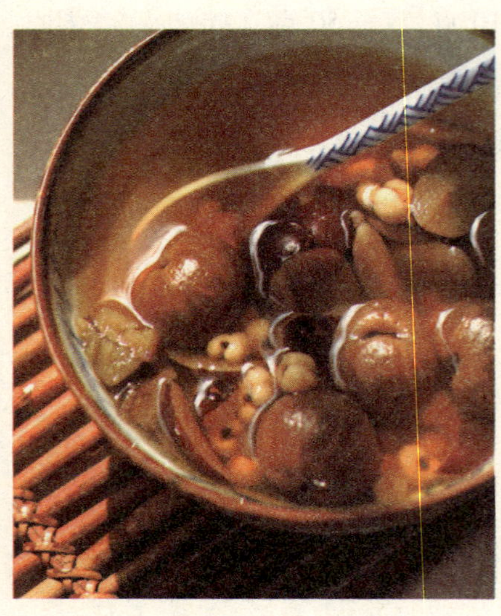

材料

红枣、桂圆、红糖。

做法

STEP1 将红枣洗净去核，桂圆去皮去核。

STEP2 将红枣、桂圆肉同放入锅内，加入清水500毫升大火烧沸后，用小火炖煮35分钟。

STEP3 加入红糖搅匀即可食用。

铁牛老师推荐：红枣木耳粥

红枣与木耳一起煮粥，有养心补血的功效，最适于产妇失血过多，以及头晕目眩、唇白、面部无颜色者。

荔枝苦瓜鸡汤

生津止渴，理气补血

荔枝是湿热水果，民间有“一颗荔枝三把火”的说法。荔枝虽然上火，可是美味营养，苦瓜和荔枝搭配，可以用苦瓜的清热功效来中和荔枝的热性，这样既能降热毒，又滋润皮肤。

荔枝用途广，新鲜荔枝能生津止渴、健脑益智；干荔枝用水煎或煮粥食用，有补肝肾、健脾胃、益气血的功效；荔枝根有消肿止痛、益气补血的作用；荔枝核能够理气、散结、止痛。

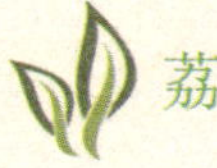

荔枝除口臭

小吴被口臭困扰许久，试了好多方法都不管用。我让他买些荔枝来，晚上睡前含一颗荔枝肉在口中。果然，小吴早上醒来，口中满满是荔枝的味道，臭味完全没了。小吴不放心，连着含了几天，后来再也没有口臭过。荔枝除口臭其实是因为荔枝有温阳益气、生津养血的功效。

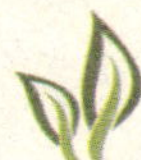

荔枝干解决小儿遗尿

寇女士的孙子 4 岁多了还尿床，尝试了很多方法，也没有解决问题。我看孩子体质偏寒，肾气不足，便让寇女士买些荔枝干，每天睡前让孩子吃 10 颗左右。坚持一段时间后，寇女士反馈说，孙子夜间尿床次数减少。连续吃了 10 多天，孙子竟然不再遗尿了。要注意的是，荔枝、荔枝干性温热，体质偏热的孩子慎用。

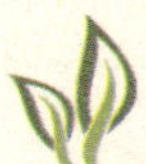

五更泻，用荔枝来解除

齐先生 60 多岁，每天早上天还没亮就腹痛腹泻。其实齐先生这是五更泻，又叫鸡鸣泻或者肾泄，主要是因为肾阳不足所致。我告诉他每天煮些荔枝莲子淮山粥吃，用干荔枝肉 50 克，淮山、莲子各 10 克，水煮至软烂时，加入大米 100 克，用油盐或白糖调味食用。齐先生吃了一段时间后，就不再晨起腹泻了。此粥对老年人因肾气不足引起的早起腹泻，以及大便溏稀的调理很有效果。

荔枝

别名：丹荔、丽枝、香果。

性味：味甘、酸，性温。

功效：荔枝肉有补脾益肝、理气补血、温中止痛、补心安神的功效；荔枝核有理气、散结、止痛的功效。

适宜人群：一般人群均可食用。糖尿病患者，阴虚火旺、有上火症状者，阴虚导致咽喉干痛、牙龈肿痛、鼻出血等症者忌食。

小贴士

不要空腹或者连续大量吃荔枝，最好是在饭后半小时食用。大量食用鲜荔枝，会导致人体血糖下降、口渴、出汗、头晕、腹泻，甚至出现昏迷，也就是所谓的“荔枝病”。所以吃荔枝前后适当喝点盐水、凉茶、绿豆汤，或者用荔枝壳煮水喝，可以预防上火。成年人每天吃荔枝一般不要超过300克，孩子一次不要超过5粒。

像荔枝、芒果、桂圆等水果，内火重的孩子最好不要吃，正常儿童也尽量少吃；对老人而言，有便秘现象的老人尽可能不要食用；特别是肝病、肾病、糖尿病、胃肠病患者更应慎重。

荔枝苦瓜鸡汤

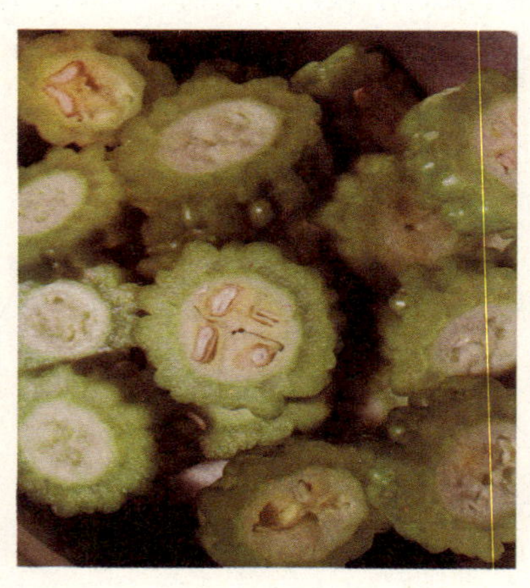

材料

荔枝、苦瓜、鸡肉、姜、盐、白胡椒粉、料酒、冰糖。

做法

STEP1 鸡肉加入除冰糖外的所有调料腌制30分钟。

STEP2 把腌制好的鸡肉放入锅内，加入清水或高汤，开中小火煮开。

STEP3 姜片加入鸡汤中去腥，小火炖煮1小时。

STEP4 鸡汤炖好后，把荔枝和苦瓜放入汤内，调成小火继续炖30分钟。

STEP5 最后放入冰糖调味即可。

铁牛老师推荐：荔枝红枣汤

荔枝有补脾益肝、生血养心的功效；红枣有安中益气作用。二者同煮成汤，相辅相成，每天食用1次，连食数天，有补血的作用。

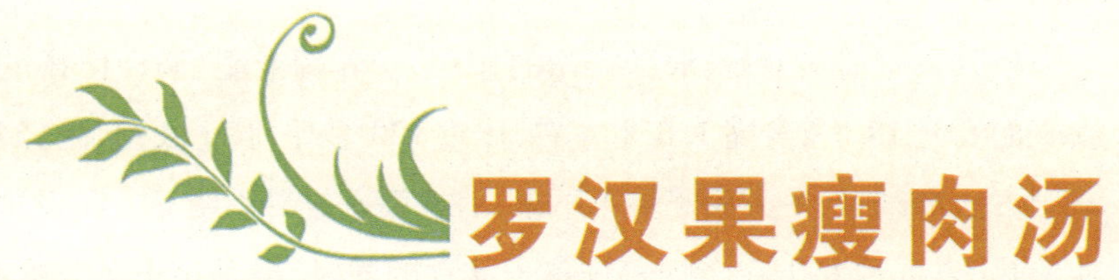

罗汉果瘦肉汤

清热润肺，止咳利咽

罗汉果被称为“神仙果”。罗汉果瘦肉汤中，罗汉果清肺润燥止咳，猪瘦肉补虚益血，二者搭配，清热润肺、补益气血，适用于调理久咳肺虚、咽喉不利等症状。

罗汉果有消炎清热、利咽润喉的作用，适合用于调理咽喉炎、百日咳、血燥便秘等症，还可以净化血液、润肠通便，辅助调理高血脂、肥胖等病症。

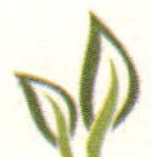

罗汉果清肺热，缓解咽喉痛

南方人家里都会有罗汉果，一般出现上火黄痰、咳嗽不止、咽喉肿痛等症时，就会煲罗汉果瘦肉汤、罗汉果菜干汤等各种靓汤，喝上两三天，症状会明显缓解。郭先生有段时间内热感冒了，后来感冒虽然好了可是一直有点咳嗽，喉咙不舒服。我告诉他煮些罗汉果柿饼汤，用罗汉果30克，柿饼15克，加水煮汤喝。他喝了两三天，症状就减轻了。罗汉果柿饼汤可以清热润肺、止咳利咽。一般因风热袭肺引起的声音嘶哑、咳嗽不爽、咽痛等症,都可以用罗汉果泡茶或者煲汤来调理。

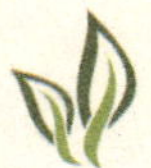

罗汉果煮水巧治猩红热

秦先生的女儿6岁,有一天突然发高烧,脸上长了针尖大小的红色疹子,咽喉肿痛,到医院检查,医生诊断为猩红热。我告诉他用罗汉果煮水给孩子喝,煮浓一点,煲汤的时候可以加点绿豆。就这样,秦先生女儿的症状逐步地消减了。从中医上说,猩红热就是外邪侵肺,发热骤起所致,所以要用罗汉果清热解毒,润肺补气。

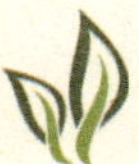

罗汉果减肥,治便秘

罗汉果有清热凉血、滑肠排毒的作用,是养颜减肥、调理便秘的好食材。魏女士的女儿18岁,身高1.6米左右,体重120多斤,脸上长痘,还经常便秘,各种减肥方法都试了,一方面坚持不下来,一方面也效果不明显。我看这个胖女孩体质偏热,告诉魏女士在合理安排孩子饮食的同时,鼓励孩子每天喝罗汉果茶,可以加一点山楂、蜂蜜。就这样,魏女士的女儿爱上了喝罗汉果茶,一天泡上一个,半年了,孩子身材确实好了不少,便秘问题也早解决了。

罗汉果

别名:假苦瓜、拉汉果、光果木鳖、拉汗果、金不换、罗汉表、裸龟巴。

性味:味甘,性凉。

功效:有清肺利咽、化痰止咳、润肠通便的作用;可用于调理痰火咳嗽、咽喉肿痛、伤暑口渴、肠燥便秘等症状。

适宜人群:一般人群均可食用。外感风寒、肺寒咳嗽者慎食。

小贴士

罗汉果性凉，女生在月经期间最好不要喝，会引起痛经。体质寒凉的人，如有怕冷、腹泻、手脚冰凉等症状，最好不喝。

罗汉果瘦肉汤

材料

罗汉果、猪瘦肉各适量，柿饼3个，食盐少许。

做法

STEP1 柿饼洗净，去蒂切块。罗汉果洗净。猪瘦肉放沸水中煮5分钟，取出洗净。

STEP2 锅中加适量水煮沸，放入猪瘦肉、罗汉果、柿饼块煮沸，用小火煮一个半小时。

STEP3 放入食盐调味，再煮一个半小时即成。

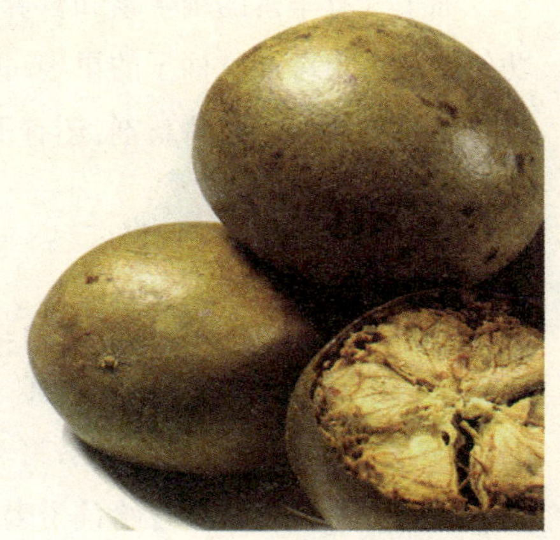

铁牛老师推荐：罗汉果炖雪梨

罗汉果炖雪梨可以润肺凉心、解除疮毒、降低血压、清热镇静、清肺止咳、润肠通便，对气管、咽喉疾病均有调理功效，对治疗肠炎、便秘、痔疮也很有效。

柚子炖鸡

健胃消食，润肺止咳

柚子有“天然水果罐头”的称号。柚子炖鸡能够健脾和胃、益气补血、滋润肝肺、化痰止咳，很适合慢性气管炎患者食用，气喘或咳嗽严重者，也可以食用，有不错的缓解效果。

柚子含有丰富的维生素和营养元素，有降血脂、降血糖、减肥和美容养颜等功效。很多人喜欢吃柚子的果肉，把厚厚的柚子皮丢掉，其实柚子皮也是宝贝，它不仅是天然的空气清新剂，还有很好的食疗效果。

小儿肺炎蒸柚子皮

陆先生的女儿 4 岁，患肺炎后，在医院输液 8 天，还是咳嗽。陆先生找到我咨询如何用食物调理，我告诉他取一片柚子皮和一片柚子，用水洗净，水不用拧干，在碗里加少量的水，隔水蒸，将蒸好的柚子汁挤出，倒在碗里，给孩子喝。陆先生按此方法每天早晚各给孩子喝一次，坚持了两三天就见效了。不想蒸的话，可以直接拿柚子皮和柚子煮水喝。

柚子皮解决中耳炎

李女士中耳炎发作，耳鸣、耳痛，耳朵里流出黄色的脓液，听力明显下降。我告诉她取柚子皮最外面的那层皮捣烂成汁将汁滴入耳中，每天 1 次。李女士连续滴了 4 天，第 5 天症状就明显好转了。

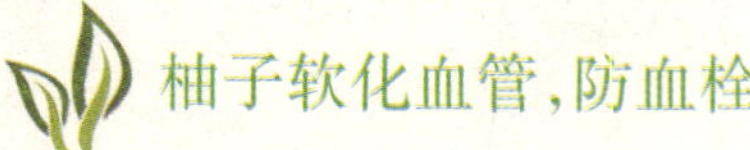

柚子软化血管，防血栓

柚子肉中含有非常丰富的维生素 C 以及类胰岛素的成分，所以有降血糖、降血脂、减肥、养容等功效。而且柚子含有活性物质，可以降低血液黏滞度，减少血栓形成，从而对脑血管疾病，如脑血栓、卒中等也有很好的预防作用。所以，血液环境不好、心脑血管有病症的人，可以多吃柚子，有助于缓解症状，预防疾病的发生。

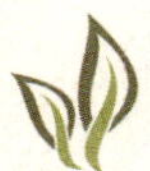

柚子补血健脾，助消化

柚子是健脾生津之果。平时感觉自己腹胀、食欲不振或者胸闷，买些柚子回来吃，可以缓解症状。柚子有理气化痰、润肺清肠、补血健脾等功效，能调理食少、口淡、消化不良等症，还能帮助消化、除痰止渴、理气散结。

柚子

别名：文旦、香抛、霜柚、臭橙。

性味：味甘、酸，性寒。

功效：有生津止渴、健胃消食、润肺清肠、化痰止咳、活血化瘀、宽中理气、解酒毒等功效；主要调理食积、腹胀、饮食减少、感冒咳嗽、痰多气逆、伤酒、痢疾、腹泻等症。

适宜人群：一般人群均可食用。脾虚腹泻者忌食。

小贴士

柚子性寒，无论是正常人群还是体虚人群，在食用的时候都要注意适量。服药的人，切勿在服药时吃柚子或饮柚子汁，会引起中毒。

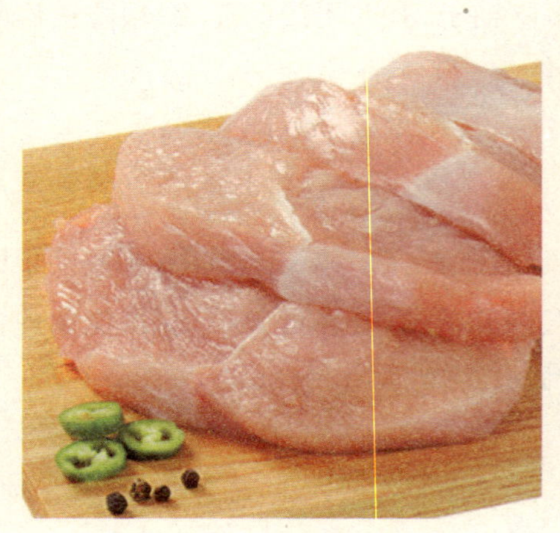

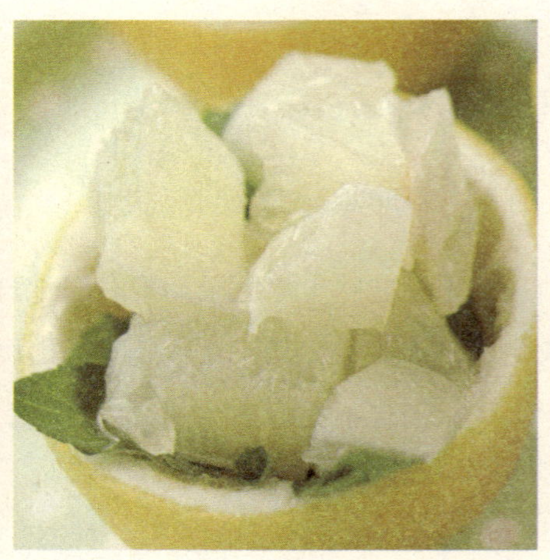

柚子炖鸡

材料

童子鸡1只，柚子肉1斤，葱、姜、料酒、盐各适量。

做法

STEP1 将柚子去皮留肉。鸡杀后除毛、去内脏。葱切段，姜切片。

STEP2 把柚子肉放进鸡肚子中，加入葱、姜、料酒、食盐，在锅中加适量的水，炖熟即成。

铁牛老师推荐：清炒柚子皮

清炒柚子皮，将生姜丝、蒜蓉、干辣椒在油里爆炒，爆出香味后，倒入清水。水烧开后，倒入挤干水分的柚子皮，加盐，水烧干后煎炒即成。柚子皮营养丰富，有健胃、化痰、解酒等功效，还可以去油解腻，是清火的上品。

橘皮小米粥

润肺健脾，乳腺增生的福音

橘子生津止渴、和胃润肺。橘子皮理气化痰、健胃止吐。橘皮小米粥能消胃火、安心神、养肾气、益丹田、补虚损、理肠胃，特别适合脾虚体弱、失眠者食用。

橘子全身都是宝，橘肉有润肺健脾、止咳化痰、顺气止渴的功效；橘皮入药称为"陈皮"，有理气燥湿、化痰止咳、健脾和胃的功效；橘核，有散结、止痛的功效；橘络，也就是橘瓤上的网状经络，有通络化痰、顺气活血的功效；橘叶有疏肝理气、消肿散毒的功效。

陈皮调理咳嗽痰多、肠胃病

陈皮就是阴干或通风干燥后的橘子皮。风寒感冒、咳嗽痰多，就用陈皮理气化痰，可以用陈皮泡水喝，或者煮陈皮葱白生姜汤，或者做成陈皮粥，连着吃几次，问题就会迎刃而解。古人云："百年陈皮，千年人参。"陈皮越长久越好，能祛除体内的湿邪，调整脾胃功能。一般生活中的小病，只要跟肠胃、呼吸道有关的，如消化不良、感冒咳嗽等，除了热病都能用陈皮来调养。

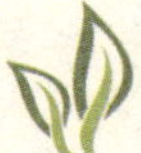

橘核、橘络调理乳腺增生

蔡女士患有乳腺增生。我告诉她去买些橘子籽打成粉，每天用50克左右冲水喝。蔡女士喝了不到一个月去医院检查，乳腺增生已好转许多。在中医上，乳腺增生是因为气滞血瘀，导致乳络不通而形成。橘核、橘络以及橘叶都有散结通络的作用，能够有效地缓解乳腺增生。有乳腺增生的人，也可以用橘核、橘络以及橘叶泡水喝，都会有不错的效果。

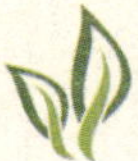

橘皮养胃，解胀气

把清洗干净的橘皮切成丝、丁或块，用开水冲泡，不仅味道清香，还有开胃、通气、提神的功效。董先生的儿子因多食辛辣油腻、导致腹痛、腹胀、排便困难。我告诉董先生用橘皮加些白糖泡茶给孩子喝，没有新鲜橘皮的话，就用陈皮泡茶喝。董先生给儿子喝了陈皮水，不久后孩子开始不停地放屁，症状也于排便后缓解。

橘子

别名：橘柑、福橘。

性味：性大寒，味甘、酸。

功效：开胃理气，止渴润肺。主要用于调理高血压、冠心病、脑血管病变、急慢性气管炎咳嗽有痰、消化不良、食欲不振等病症。

适宜人群：一般人群均可食用，风寒咳嗽、痰饮咳嗽者不宜食用。

小贴士

橘子不宜与萝卜同食，会诱发或导致甲状腺肿。橘子不宜与牛奶同食，会引起腹胀、腹痛、腹泻等症状。胃肠、肾、肺虚寒的老人不可多吃，以免诱发腹痛、腰膝酸软等病状。橘子不宜多吃，食用过量，易引起尿结石、肾结石，对口腔和牙齿也有害。老年人、小孩要适量食用。

橘皮小米粥

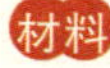

小米20克，橘皮5克，白糖少许。

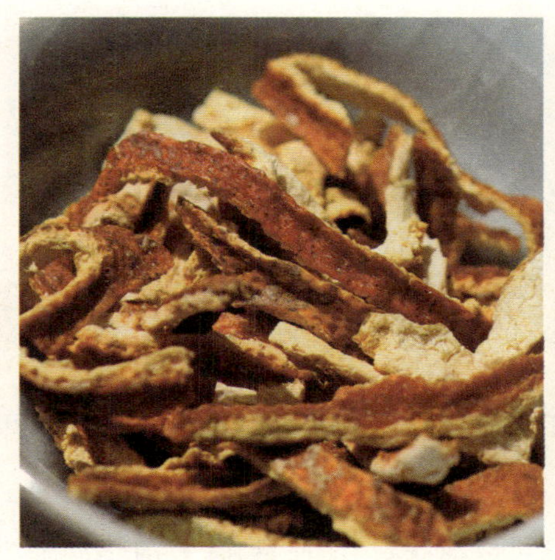

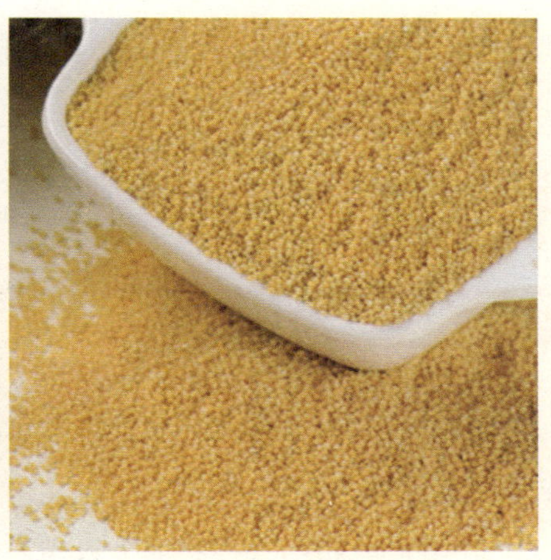

做法

STEP1 将小米淘洗干净，橘皮洗净。

STEP2 放入锅中，加水用小火熬成粥。

STEP3 加适量白糖食用。

铁牛老师推荐：陈皮山楂茶

陈皮有理气降逆、调中开胃、燥湿化痰的功效；山楂有消积化滞、收敛止痢、活血化瘀等功效。因此，陈皮和山楂泡茶可以调理肠胃问题，有健脾开胃、活血消滞的作用。

香蕉炖冰糖

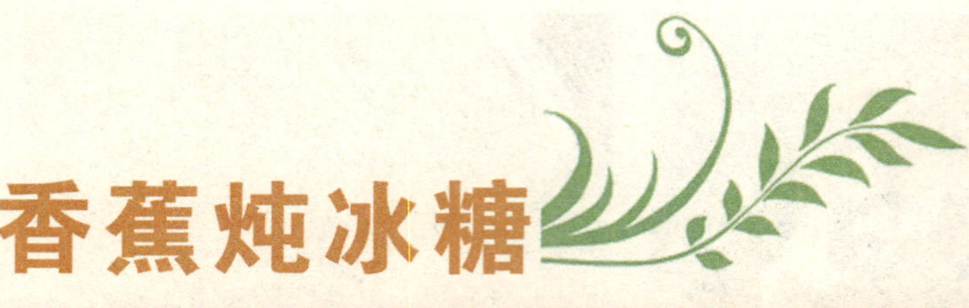

清热养肺，滋润皮肤

香蕉被称为“智慧之果”。香蕉炖冰糖可以用来调养大便干燥、面色萎黄、皮肤粗糙等症。

香蕉性寒，很适合燥热的人食用。它可以清肠胃、治便秘，并有清热润肺、止烦渴、填精髓、解酒毒等功效。

香蕉炖冰糖缓解咳嗽、喉咙痒

姜先生 3 年来每逢冬春交接，就会咳嗽不止、喉咙瘙痒。我告诉他可以用香蕉炖冰糖试试。每次用香蕉 2 根，冰糖 50 克，先将去了皮的香蕉切块，再将冰糖捣碎，然后放到碗中，加入半碗水，之后放入锅中，隔水炖煮约 10 分钟，待冰糖溶化、冷却后食用。姜先生连着吃了几天，就不再咳嗽了。其实，冬春交接的时候，温差大，容易耗散人的肺气，香蕉炖冰糖有补中益气、和胃润肺的作用，能够提升阳气，止咳化痰。

香蕉皮治脚癣

谢先生患脚癣 4 年，难以治愈。我让他将香蕉皮放置半天后，用香蕉皮的内皮擦癣，坚持了半个多月，之前干硬痒的脚癣变软，颜色也浅了，而且不再瘙痒。这是因为香蕉皮中含有蕉皮素，能够用来调养细菌感染所引起的皮肤瘙痒、干裂等症，可以直接涂擦，也可以煮水涂擦，都会有不错的效果。

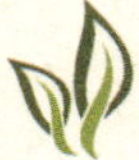

香蕉有助降血压

香蕉含钾量高，常吃香蕉，会有一定的预防高血压、缓解高血压的作用，尤其是肝阳上亢型高血压。从中医上讲，香蕉有平肝泄热的作用，能抑制肝阳上亢，降低血压。所以，肝火旺，有高血压的人，可以用香蕉、玉米须、西瓜皮等加冰糖一起煮水，清热利尿，还对心脑血管好。要注意的是，如果空腹大量吃香蕉，对心脑血管反而不好，吃香蕉要适量，并在饭后吃。

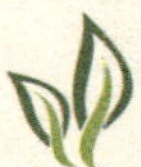

香蕉润肠通便，调便秘

通常便秘，大家都会想到吃香蕉，因为香蕉内含丰富的可溶性纤维，可帮助消化，调整肠胃功能。但是要注意的是，只有熟透了的香蕉才能通便润肠，生香蕉含有的物质，反而会加重便秘，

香蕉

别名：蕉子、蕉果、甘蕉。

性味：味甘，性寒。

功效：有清热解毒、生津止渴、润肺滑肠、润肺止咳、降血压等功效，主要用于调理温热病、口烦渴、大便秘结、痔疮出血等病症。

适宜人群：一般人群均可食用。急慢性肾炎及肾功能不全者忌食。

小贴士

香蕉皮色金黄，皮上布满褐色小黑点，香味浓郁，果肉软滑，则品质最佳。吃没有熟的香蕉，非但不能帮助通便，反而会导致便秘。

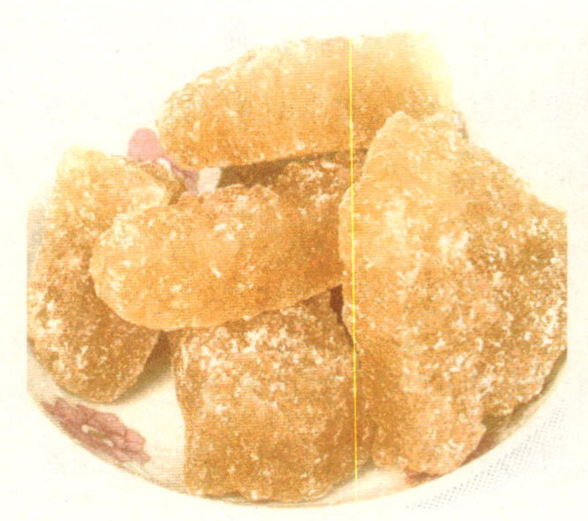

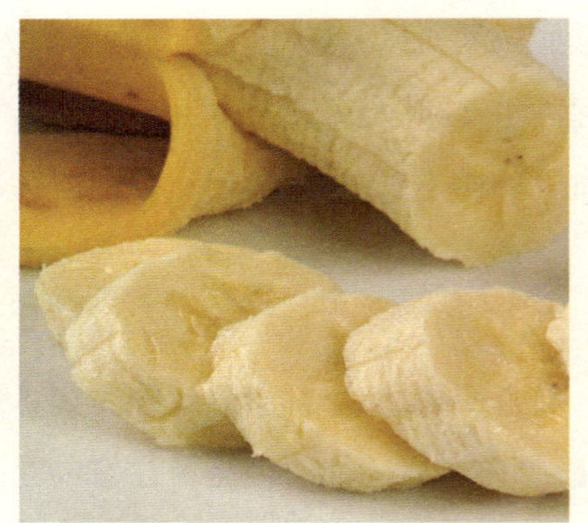

香蕉炖冰糖

材料

香蕉2个、冰糖少许。

做法

STEP1 香蕉剥皮，切块，放入锅中。

STEP2 放入冰糖，加入清水，水面略高过香蕉块。

STEP3 大火煮开，转小火加盖炖煮。

STEP4 约15分钟即成。

铁牛老师推荐：陈皮香蕉粥

陈皮、香蕉、大米、冰糖一起煮成粥，香甜可口，还能生津止渴、滋养脾胃、帮助消化，对咳嗽、便秘、高血压等病症有很好的调理作用。

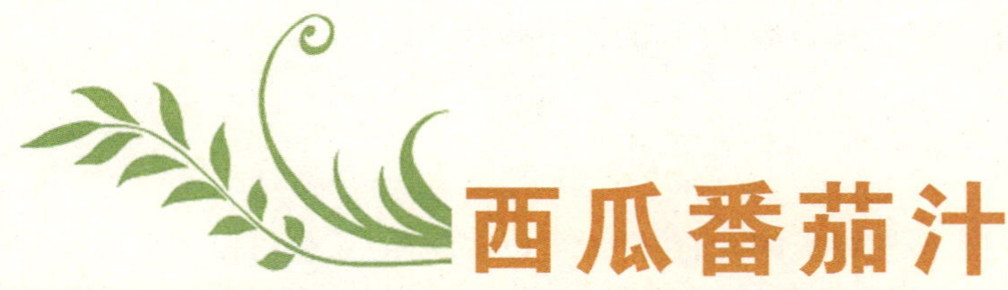

西瓜番茄汁

清热解暑，泻火除烦

西瓜有“瓜中之王”的称号，清爽解渴，是消暑圣品。西瓜和番茄都是经典的减肥水果，西瓜番茄汁不仅能补充充足的维生素，养颜减肥，还能清热解暑、泻火除烦。

西瓜全身都是宝。西瓜肉清热解毒；西瓜皮制成西瓜霜，可治口疮、咽喉炎等病，还可以用来调理肾炎水肿、肝病黄疸、糖尿病；西瓜子清肺润肺、和中止渴、助消化，可治吐血、久咳等症。

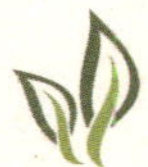

西瓜清热解暑，降血压

西瓜是夏令佳果，也是祛病良药，能够泻火除烦、清热解暑、降血压。对咽喉干燥、唇裂，以及膀胱炎、肝腹水、肾炎患者均有一定的调理作用。夏天中暑，出现发热、口渴、尿少等症，或者患其他急性热病，出现高热、高血压、多汗、大渴、烦躁、尿痛等，都可以用西瓜辅助调理。可以生吃瓜瓤，也可以榨汁喝，还可以用西瓜皮煎水喝。如果在其他季节患急性热病，用干燥的西瓜皮煮水喝也很有效果。

西瓜治哮喘

钱先生每年秋冬季节就会哮喘发作，我告诉他冬病要夏治。在夏天入伏后，准备小西瓜 1 个，去核红枣 10 个，生姜 100 克切片，蜂蜜 150 克，香油 150 克。将西瓜的上方切一个盖，留 6 厘米厚的西瓜皮和西瓜瓤，其余西瓜瓤掏出不用，倒出西瓜水，将红枣、姜片、蜂蜜、香油放进西瓜内，用西瓜盖盖好后，放入锅内蒸，水开后转小火蒸一个半小时。蒸好后将西瓜内的水倒出，趁热全部喝完。要注意的是，不要吹风，不要开空调，如果能睡一觉，出点汗效果更好。这个方法入伏后吃一次就好，如果效果不太好，第二年夏天入伏后再吃一次，一般都会解决问题。有支气管炎、哮喘的人不妨试一试。

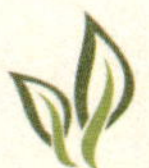

西瓜利尿消肿

有慢性肾炎的人，在夏天可以多吃西瓜，也可以用西瓜皮、鲜白茅根煮水喝，能起到利尿消肿的效果，可以减轻尿频、尿急、尿痛等症状。

西瓜

别名：寒瓜、天生白虎汤、夏瓜、水瓜。

性味：味甘，性寒。

功效：有清热解暑、生津止渴、利尿除烦的功效，主要调理胸闷不舒、小便不利、口鼻生疮、暑热、中暑、酒毒等症。

适宜人群：一般人群均可食用。严重肾炎、水肿、糖尿病、脾胃虚寒、湿盛便溏者慎食。

小贴士

西瓜性味寒凉，吃得过多易伤脾胃，引起腹痛或腹泻。不要吃切开过久的西瓜，夏天气温高，西瓜切开过久易变质、繁殖病菌，食用了会导致肠道传染病。

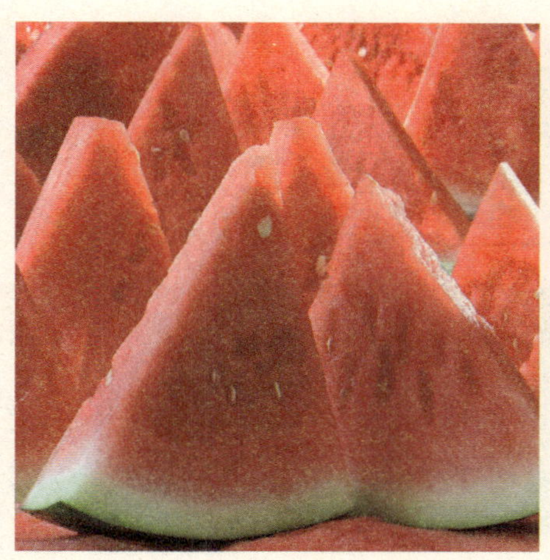

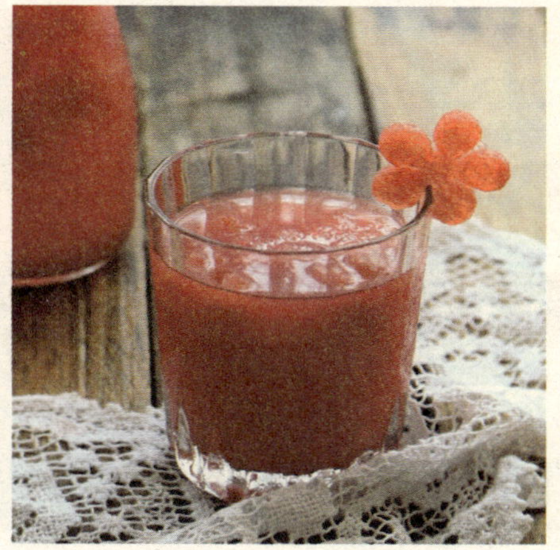

西瓜番茄汁

材料

西瓜、番茄。

做法

STEP1 用压榨器压出西瓜瓤汁。

STEP2 番茄用沸水冲烫后去皮,切碎去籽,压出汁水。

STEP3 两汁和匀,随时饮用。

铁牛老师推荐:凉拌西瓜皮

凉拌西瓜皮清热解毒、生津止渴。把瓜皮的绿色外皮削掉,留白色的部分切成小块。将香菜、蒜泥放入一个碗中,再加入适量盐、醋、香油、调料等调匀以后倒在瓜皮上搅拌即可。或者用白糖、蜂蜜拌成甜脆的西瓜皮吃,美味爽口。因为西瓜皮中含有多种酶成分,可以促进脂肪和黑色素的分解,所以凉拌西瓜皮还是润肤美容佳品,不但可以减肥,还可以消除色斑和粉刺,使皮肤靓丽洁白。

无花果炖猪蹄

缓解风湿,治痔疮

无花果有“生命之果”的美誉。无花果炖猪蹄是一道美味营养的药膳,有健胃清肠、消肿解毒、祛风的作用,可以用来调理肠炎、痢疾、便秘、痔疮、产妇发乳难、风湿麻木、筋骨疼痛等症。

无花果既是美食又是良药,它的叶、根、果实均可入药。无花果还是“含硒大王”,硒元素有延缓衰老、增强机体免疫力的功能。

用无花果缓解风湿疼痛

曾女士患有风湿,变天前关节处痛得厉害,她问我如何缓解。我告诉她用无花果150克,猪瘦肉100克,将无花果、瘦肉分别洗净切片,加水500克,烧开后加入盐,煮至熟透,放点芝麻油,吃肉喝汤,坚持一段时间。增女士反馈说这个方法很有效。其实遇到神经痛或者筋骨痛,也可以用无花果10个,大蒜1个,切片煮水,毛巾蘸煮好的水敷疼痛的地方,有很好的缓解作用。

无花果治小儿腹泻

彭先生的宝宝10个月大,持续腹泻1个月,每天拉好几次,还经常拉绿便。我告诉他给孩子吃无花果试一试,每天一个,果肉配合辅食,连吃几天就会见效。如果宝宝腹泻时不在无花果成熟的季节,可以去药店或者超市买些无花果干,煮水给孩子喝,也是很有效的。

无花果叶治痔疮

申女士患有痔疮,便秘,肛门红肿凸出,排便时疼痛无法忍受。我告诉他用无花果,没有新鲜无花果就去药店买无花果干,每次用10~20个,煮水喝。同时可以摘些无花果鲜叶,每次用一小把,加花椒几粒,用水煮,水开后再煮5分钟,熏洗肛门，每天3次。申女士用了两天，痔疮就开始好转了。

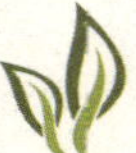

无花果炖冰糖调理咽炎、哮喘、干咳

无花果能够生津润肺，有咽炎、咳嗽无痰或者哮喘的人，可以将新鲜无花果洗净后去皮，用水煮烂，加适量冰糖或白糖，调成糊状吃。也可以用新鲜无花果或者无花果干直接煮水或者煮粥吃。对喉咙肿痛、声音沙哑有很好的调理效果。

无花果

别名：天生子、奶浆果、树地瓜、映日果、明目果、优蜜果、文仙果、品仙果。

性味：味甘，性平。

功效：清热润肺、利咽喉、开胃驱虫、润肠止泻痢。主要调理肺热声嘶、干咳、便秘、消化不良、痔疮、脱肛等病症。

适宜人群：一般人群均可食用。脂肪肝、腹泻、大便溏薄者不宜生食。

小贴士

超市里卖的袋装“无花果”，许多是用木瓜或萝卜为原料加工制成的，所以吃无花果尽量吃新鲜的。

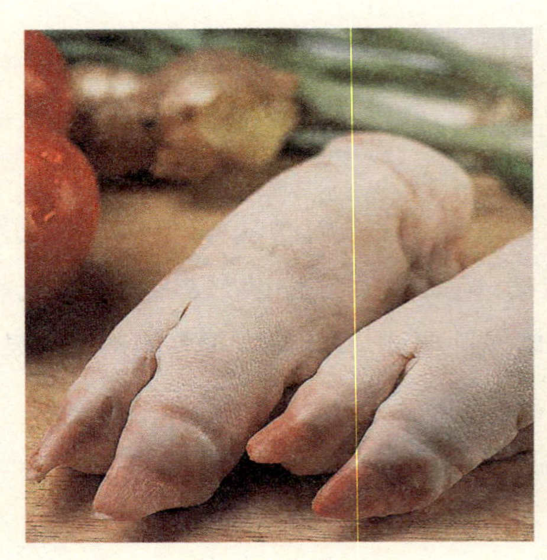

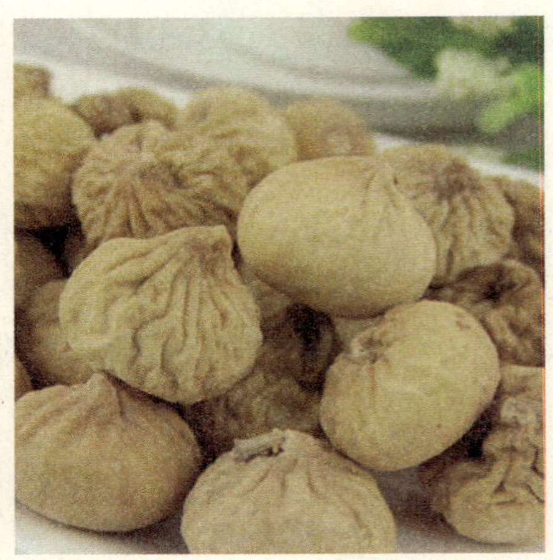

无花果炖猪蹄

材料

无花果200克，金针菜100克，猪蹄2只，生姜、葱花、大蒜、胡椒、食盐适量。

做法

STEP1 先将猪蹄切成小块，加生姜、胡椒、大蒜和适量清水与无花果一同煮炖至烂熟。

STEP2 放金针菜煮30分钟。

STEP3 加入食盐、葱花调味食用。

铁牛老师推荐：无花果粥

鲜无花果50克，粳米100克，冰糖适量，煮成粥吃。此粥能够健脾益气、润肺解毒，可以辅助调理早期肺癌、咽痛、咳嗽、泻痢、痔疮等病症。

苹果醋

排毒养颜，益脾止泻

苹果醋是用苹果汁发酵的苹果原醋，再兑上苹果汁等原料所成，酸甜爽口，能够护肤美容、消除疲劳，还能疏通软化血管，改善消化功能，调节内分泌。

苹果不仅可以调节肠胃功能、降低胆固醇、降血压、防癌，还可以增强记忆力，所以有“智慧果”“记忆果”的美称。它还富含维生素，深受减肥女性的喜爱。

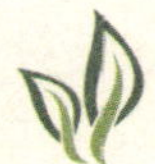

蒸苹果治小儿腹泻

沈女士的女儿3岁，因食积导致消化不良、腹泻。我让她蒸苹果给孩子当饭吃，直接切块蒸，也可以将苹果切成丁做成汤羹粥，每天吃几次。结果第二天腹泻就开始好转了。用苹果调理小儿腹泻适用于肠胃的一般小问题，对病毒性或细菌性腹泻，要用其他的方法。另外，因脾虚胃寒而经常腹泻的人，也可以用苹果搭配山药、麦芽等煮汤喝，对养护肠胃、止泻有很好的帮助。

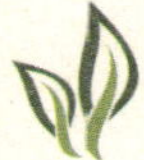

苹果煮水治婴儿湿疹

黄女士的小孙子出生5个月后开始长湿疹，医生开了尿素软膏和红霉素软膏混合涂擦，开始还能缓解，后来反而加重。我告诉她不要再用药，房间注意通风，每天煮苹果胡萝卜水给孩子喝。用一个较小的苹果和重量差不多的胡萝卜，不削皮，切成薄片，加水煮开，水开后再煮5分钟，倒出果汁，大概有250克的量，可以加点冰糖，不时地给孩子喝。黄女士坚持了半个多月，孩子的湿疹就逐渐消退，又继续喝了半个月，湿疹再未犯。

苹果排毒通便，减肥塑体

苹果有通便和止泻的双重功效。一般来说，生吃苹果通便，熟吃苹果止泻。苹果中含有丰富的果胶，果皮中果胶含量更丰富，生果胶有软化大便、缓解便秘的作用，熟果胶有收敛、止泻的功效。将苹果煮熟后对半切开，会发现近皮处有一层浅黄色的物质，这就是果胶。所以吃熟苹果最好连皮一起吃，止泻效果会更好，要注意的是，不要为了口感好加蔗糖，因为蔗糖会加重腹泻。如果有便秘，就要生吃苹果，细嚼慢咽，刺激胃肠蠕动，促使大便通畅，还能促使积存于体内的脂肪分解。所以，便秘、想减肥者，可以一天吃一个苹果。

苹果

别名：柰、柰子、频婆、平波、超丸子、天然子。

性味：味甘、微酸，性凉。

功效：有生津止渴、清热除烦、润肺开胃、益脾止泻的功效。主要调理中气不足、消化不良、轻度腹泻、便秘、烦热口渴、饮酒过度、高血压等病症。

适宜人群：一般人群均可食用。胃寒、脾胃虚弱者慎食。

小贴士

苹果不宜与海鲜类、绿豆、萝卜、鹅肉同食。溃疡性结肠炎、前列腺肥大、白细胞减少症不宜生吃苹果，以免症状加重或影响治疗效果。

苹果醋

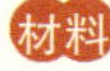

苹果、白醋、白糖。

做法

STEP1 苹果洗净，擦干水，切成片，放入密封瓶中，加白醋和白糖。

STEP2 盖紧盖子，贴上标签，注明制作日期和食用日期。

STEP3 3个月后即可食用。

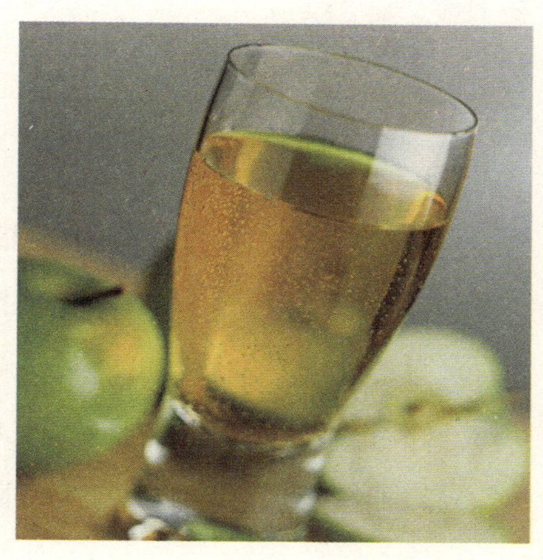

铁牛老师推荐：苹果山楂粥

苹果、山楂、红枣、粳米一起煮粥吃，有补虚健脾、除瘀消积的功效，消化不良、高血压者宜多食。

葡萄酒

益肝肾，开胃健脾，舒筋活血

葡萄含有人体所需的多种氨基酸和维生素，对神经衰弱和过度疲劳有补益的作用。用葡萄酿酒，性温色美、滋补养人，经常适量饮用，能舒筋活血、开胃健脾、助消化、提精神。

葡萄全身都是宝。葡萄果实有补肝肾、益气血、开脾胃、生津液和利小便的功效；葡萄干是儿童、妇女和体弱贫血者的滋补佳品；葡萄的叶及根煮水喝，可用于调理妊娠呕吐，并能安胎、利尿、消肿等；葡萄藤能够消炎利尿、清热去湿、除疤消肿,还可以抗癌。

葡萄缓解胃虚呕吐

赵女士60多岁,胃口差,恶心欲呕,还浑身乏力。我判断赵女士是胃气虚弱所致的胃口不好,就告诉她每天饭前嚼一把葡萄干以开胃补虚,不要吃油腻的东西,多喝各种汤羹粥。也可以买些新鲜葡萄榨汁,加一点生姜汁调匀后饮用,可以止吐养胃。赵女士依言照做,几天后就可以正常吃饭了。其实,体虚疲乏、头晕心悸、神经衰弱、低血糖的人,都可以放些葡萄干在身边,不舒服的时候吃一点。

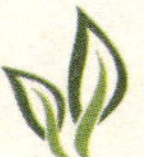

前列腺炎多喝葡萄汁

姚先生患有前列腺炎,且有尿痛的症状。我告诉他用新鲜葡萄榨汁喝,可以加点莲藕一起榨,每次榨出500克的果汁,每天喝2次,坚持两三周。姚先生喝了几天,症状开始好转,又坚持了半个月,到医院检查发现炎症已经消退。其实葡萄汁有补气生津、利尿消肿的作用,气足了,肿消了,身体自然就好了。

醋泡葡萄干,保护肠胃和视力

张女士肠胃一直不是很好,不是便秘就是拉稀,很少有大便成型的时候,问我怎么调理。我告诉她日常饮食多吃五谷杂粮,常常用山药、土豆、红薯等煮粥吃。同时可以坚持吃醋泡葡萄干,每天晚上取100克葡萄干,用醋泡上,泡一夜后在一天内吃完。张女士反馈说自己坚持半个多月,大便就好起来了,而且发现,吃醋泡葡萄干对眼睛很好,眼疲劳的症状也大有缓解。

葡萄

别名:草龙珠、山葫芦、蒲桃、菩提子。

性味：性平，味甘、酸。

功效：有补气血、益肝肾、生津液、强筋骨、止咳除烦、补益气血、通利小便的功效。主要调理气血虚弱、肺虚咳嗽、心悸盗汗、风湿痹痛、淋症、浮肿等症，也可用于脾虚气弱、气短乏力、水肿、小便不利等症的辅助调养。

适宜人群：一般人群均可食用。糖尿病、便秘、脾胃虚寒者少食。

小贴士

葡萄忌与海鲜、鱼、萝卜同食。服用人参者忌食。吃了葡萄不能立刻喝水，容易腹泻。

葡萄酒

材料

葡萄、白酒、盐、冰糖。

做法

STEP1 葡萄洗净，用淡盐水泡20~30分钟。

STEP2 将葡萄捏破，连皮一起放入干净的空容器中。

STEP3 放入冰糖，比例为500克葡萄配150克冰糖。

STEP4 加入白酒一小杯。

STEP5 放置20多天到1个月。

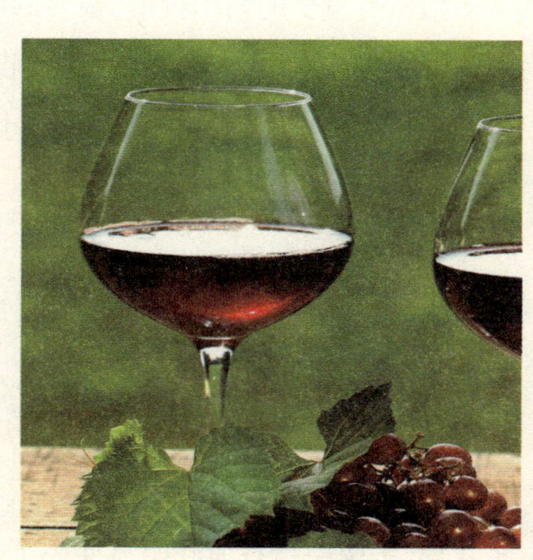

铁牛老师推荐：葡萄干粥

葡萄干能够补气血、暖肾，帮助改善贫血、血小板减少等疾病，是儿童、妇女和体虚贫血者很好的滋补食物。葡萄干和大米一起煮粥，可以缓解手脚冰冷、腰痛、贫血、便秘等病症，提高身体免疫力。

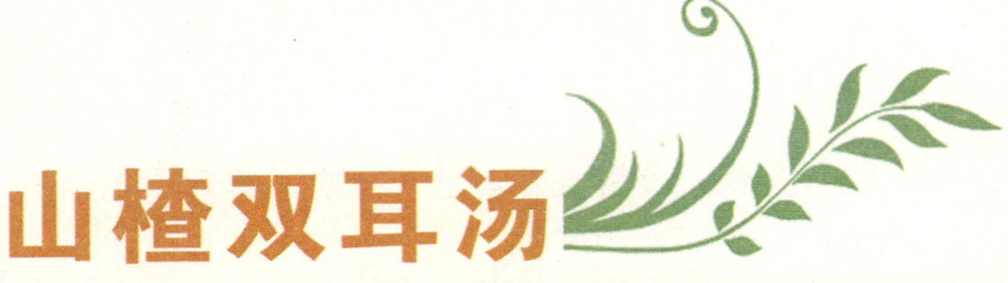

山楂双耳汤

健脾胃，消积食，活血化瘀

山楂健脾胃、消食积、散瘀血。山楂与黑木耳、白木耳一起煮汤，色泽诱人，不仅有降血压、降血脂的功效，还可以滋补肝肾、清除血液垃圾、改善血管弹性、保护心脑血管。

山楂有重要的药用价值，很多的中成药配方中都有山楂，常见的有山楂丸、焦三仙等。山楂浑身都是宝，它的果实能防痢疾、治疮疡；核能化食磨积、调疝气；木能止痒；根能消积、治反胃；茎叶可以去湿毒。

山楂活血化瘀，抑制卵巢囊肿

温女士体检时查出有卵巢囊肿，2 毫米大，她问我如何消囊肿。我看她是气滞血瘀型体质，告诉她用山楂 100 克，黑木耳 50 克，红糖 30 克，将山楂洗净后放入锅中，加入 1 千克水煮，等其熟烂后去除渣滓，加入泡发的黑木耳，用小火煮烂，加入红糖搅拌均匀，喝汤吃木耳，每天 2 次，连吃 2 ~ 3 周。温女士食用了将近 3 周，去医院检查囊肿明显变小了。从中医上讲，卵巢囊肿是由于精神紧张、工作压力大、饮食失调等多种因素导致，或气滞、或血瘀、或痰凝而形成的。山楂木耳红糖水有活血散瘀、健脾补血的功效，对血瘀型痛经、卵巢囊肿等妇科疾病有很好的调养效果。

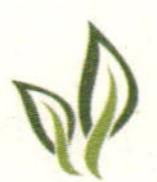

山楂降血脂、降血压

关先生体型偏胖，且血压、血脂值均偏高。我告诉他要控制饮食，适量运动。每天用生山楂 30 克，丹参 30 克，甘草 6 克，煮水，当茶喝。每天还可以嚼食山楂几颗。关先生坚持了一段时间，瘦了一些，血脂、血压也下降许多。从中医上来说，高血脂的人往往平时喜食酒肉肥腻的东西，缺乏运动，导致脾胃功能失调，痰湿偏盛，阻滞气血，血液运行缓慢而血瘀。山楂能够消食化积、行气散瘀，是天然的降脂药，所以坚持一段时间，状况就会缓解。

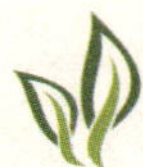

山楂开胃消食

消食健胃的食材很多，有的消面食，有的消肉食，而山楂是消肉食积滞的上品。中医药理研究证明，山楂含山楂酸等多种有机酸，并含解脂酶，其进入胃中能增强酶的作用，促进肉食消化，还有助于胆固醇的转化。所以，对于爱吃肉或油腻食物者，吃些山楂、山楂片，或者用山楂煮水、泡茶等，都是相当好的。

山楂

别名：红果、棠棣、绿梨、北山楂。

性味：味酸、甘，性微温。

功效：开胃消食、化滞消积、活血散瘀、化痰行气。用于肉食滞积、腹胀痞满、瘀阻腹痛、痰饮、泄泻、肠风下血等症。

适宜人群：一般人群均食用。孕妇、儿童、胃酸分泌过多者、病后体虚及患牙病者不宜食用。

小贴士

生山楂容易在胃中形成胃石，很难消化掉，尽量少吃生的山楂，尤其是胃肠功能弱的人更应该谨慎。最好将山楂煮熟后再吃。山楂不宜与海鲜、人参、柠檬同食。山楂不能空腹吃，空腹食用，会使胃酸猛增，对胃黏膜造成不良刺激，使胃胀满、泛酸。

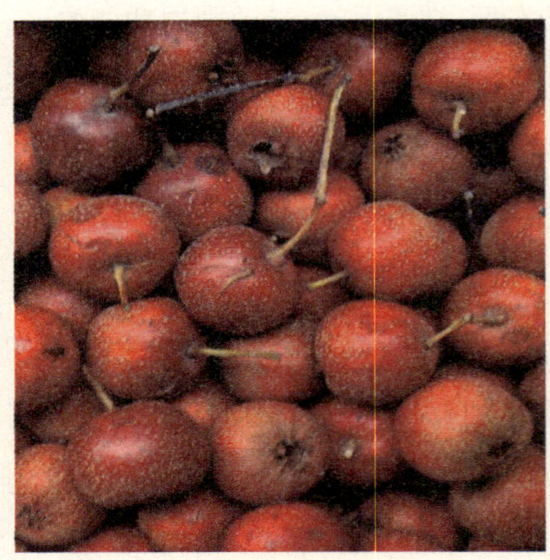

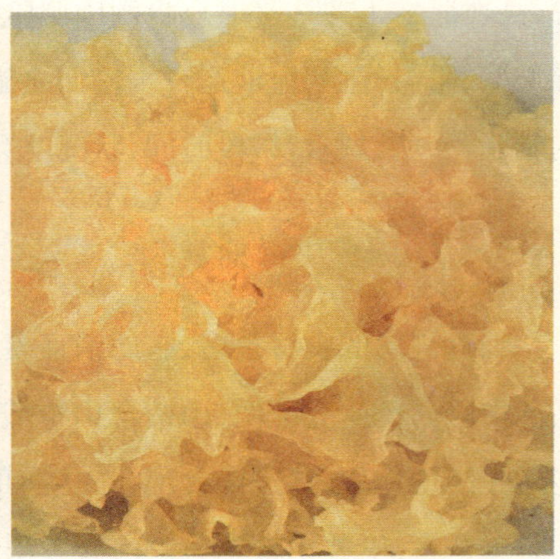

山楂双耳汤

材料

银耳10克、黑木耳10克、山楂20克、冰糖30克。

做法

STEP1 将泡好的黑木耳和银耳洗去渣滓，择净。

STEP2 把黑木耳、银耳、山楂放入锅内，再往锅中加入500克清水，用中火煮约20分钟。

STEP3 加入冰糖，搅拌均匀。

铁牛老师推荐：山楂红枣莲子粥

山楂肉50克、红枣30克、莲子30克、粳米50克一起煮粥吃。莲子去心火，加入山楂和红枣，起温补生津的作用，能够降血脂、补气血、增胃气、养心静神、调养失眠。

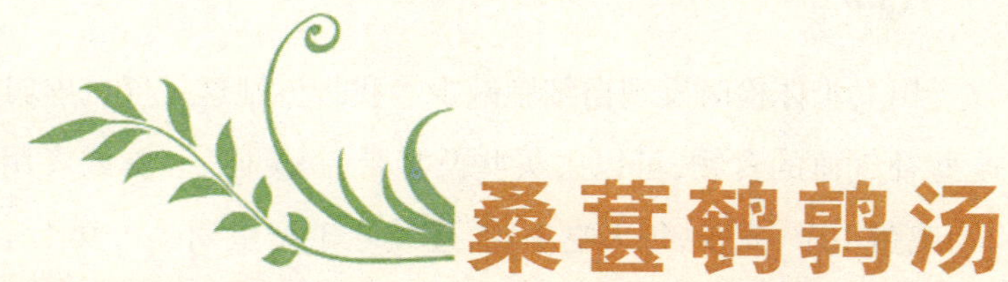

桑葚鹌鹑汤

滋补肝肾，滋阴补血明目

桑葚是桑树的果实。在中医里有“桑葚者，桑之精华所结也”的说法。桑葚可泡酒、熬粥、煲汤、做果酱等。桑葚鹌鹑一起炖汤能够滋阴补肾、润肤美容。

桑葚是补血佳品，妇女产后出血，以及神经衰弱、体虚体弱者，都可以多吃桑葚。桑葚可以补肝益肾，提高人体免疫力，还是健体美颜、抗衰老的佳果。

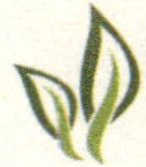

桑葚养肝明目

小杨是程序员，长时间面对电脑使得眼睛疲劳干涩，视力下降。我让他多食用桑葚，还可以做些桑葚酱、桑葚酒等便于保存。平时可以多吃些桑葚果，用桑葚煮粥、煲汤，泡些菊花枸杞桑葚茶喝，能够滋养肝肾、养血明目。但是最主要的是，不要老盯着电脑，每个小时起来走动一下，缓解眼部疲劳。常吃桑葚可以明目，对肝肾亏虚导致的头晕目眩、视力下降、耳鸣、腰膝酸软、肠燥便秘等也有很好的效果。

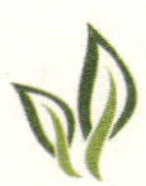

桑葚补肾滋阴

桑葚益肝肾而固精。从中医上讲,肝主藏血,肾主生髓,肝肾是身体能量的储存基地。桑葚补肝益肾,不仅是男人的圣果,也是女人的佳果。由于环境以及自身习惯的影响,现在很多人都存在着潜在的不孕不育症状,其中有一部分是因为男性的精液质量下降,桑葚则可以帮助改善这种亚健康。细心的人会发现,在很多治疗死精症的方剂中,桑葚是很重要的组成成分。所以,男人常吃桑葚,有很好的固肾壮阳作用;女人常吃桑葚,可以补肾滋阴。

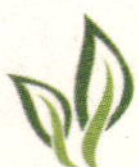

桑葚调理白细胞减少症

田女士体检时发现白细胞减少。我告诉她这是气血虚弱,要多注意休息,多吃些补气血的食物,可以去买些桑葚膏,每天吃一勺,或者用桑葚 20 克,红枣 7 枚,鸡蛋 1 个,煮水,每天吃 1 次,连续吃 1 个星期。田女士坚持了半个月,精神状态很好,去医院复检,一切正常。其实从中医上讲,虚劳过度、气血不足都会使血液指标有些失衡,白细胞减少症就是其中一种,一般用益气养血、补肾益精、健脾养胃等方法来调理就好了。但如果是因为服药、接触放射性物质或化学物质等引起的白细胞减少,就要慎重了。

桑葚

别名:桑实、桑果、桑枣、乌葚。

性味:味甘、酸,性寒。

功效:补血滋阴、生津润燥。用于眩晕耳鸣、心悸失眠、须发早白、津伤口渴、内热消渴、血虚便秘等症。

适宜人群:一般人群均可食用。脾胃虚寒、糖尿病者忌食。

小贴士

未成熟的桑葚不能吃，桑葚偏寒，吃太多容易伤脾胃，导致腹泻。脾胃不好的人、儿童要少吃。桑葚忌用铁器盛放，因为桑葚含有酸性物质，会和铁产生化学反应而导致中毒，重者可以致人死亡。

桑葚鹌鹑汤

材料

鲜桑葚100克、枸杞20克、红枣(去核)6个、鹌鹑2只。

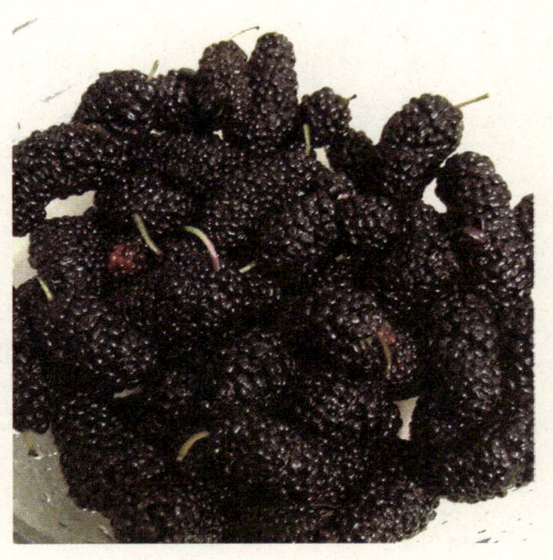

做法

STEP1 将鹌鹑洗净切块，汆水捞起；其他食材洗净。

STEP2 将适量清水倒入锅中烧开，放入所有材料大火煮沸，转小火煲一个半小时。

STEP3 加入盐调味饮用。

铁牛老师推荐：桑葚黑豆红枣水

用鲜桑葚50克、黑豆30克、红枣4颗、红糖20克一起煮水喝，能够补肝肾、健脾胃、美白乌发、明目抗衰老。

木瓜蜂蜜糖水

美容养颜，舒筋祛湿

木瓜有“万寿果”之称。木瓜蜂蜜糖水滋润五脏，对肠胃不适、咳嗽、呕吐、腹泻等有很好的调理效果。

木瓜能够助消化、健脾胃、润肺止咳、消暑解渴，还可以降血脂、降血压、舒筋活络、化湿气。它美容养颜、抗衰老，是女人的最爱。

木瓜养脾润肺，美容养颜

木瓜含有丰富的木瓜酵素和维生素 A，能促进消化，加快肌肤新陈代谢，润滑肌肤，起到美容养颜的作用。很多爱美的女孩子反馈，经常食用木瓜炖牛奶、木瓜炖雪蛤确实能增气色、美容颜。其实是木瓜发挥了润肺的作用，当肺部得到适当的滋润后，就能更好地行气活血，使身体更易吸收充足的营养，从而让皮肤变得光洁、柔嫩、细腻，皱纹减少、面色红润。

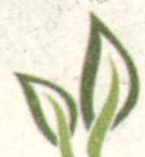

木瓜舒筋活络，化湿气

侯先生患有脚气，后来脚都肿了起来，腿也受累，时不时的会抽筋，还有肿的迹象。我告诉他用木瓜煮水泡脚洗腿，也可以同时用木瓜炖汤、煮粥吃。侯先生坚持了几天，脚肿已经开始好转，又坚持了一段时间，脚气、腿抽筋也不犯了。其实是因为木瓜有舒筋活络的功效，化除了湿气，疏通了经络，问题自然迎刃而解。

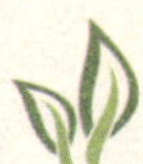

木瓜健脾消食，化积止泻

木瓜中的木瓜蛋白酶，可将脂肪分解为脂肪酸。同时木瓜中含有的酵素，能分解蛋白质，有利于人体对食物进行消化和吸收，因此有健脾消食的功效。当你一不小心吃多了，胃肠感到不舒服的时候，吃些木瓜，很快就会缓解症状。脾胃虚弱、食欲不振、消化不良、饮食积滞的人，可以常吃些木瓜养脾胃、化积食。

木瓜

别名：番木瓜、番瓜、石瓜、蓬生果、乳瓜、木冬瓜、万寿果、万寿匏、奶匏。

性味：性平、微寒，味甘。

功效：平肝舒筋、和胃化湿。用于调理湿痹痉挛、腰膝关节酸重疼痛、吐泻转筋、脚气水肿等症。

适宜人群：一般人群均可食用。孕妇、过敏体质者慎食。

小贴士

木瓜不可与海鲜一起食用，可能会导致腹痛头晕，食物中毒。木瓜与油炸食物同食，会引起肠胃不适，还可能导致腹泻、呕吐。木瓜不可与人参同食。体质虚弱以及有肠胃疾病的人慎食。

木瓜蜂蜜水

材料

木瓜、蜂蜜。

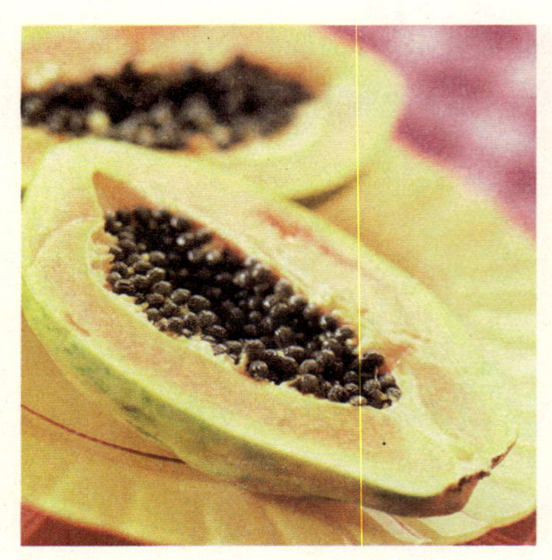

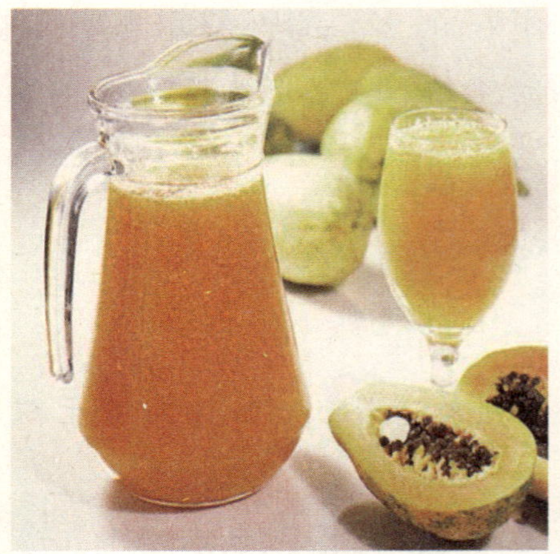

做法

STEP1 洗净木瓜，将木瓜皮刨去，去籽，切片。放入煲中，加适量水。

STEP2 煲滚后改用中火煲30分钟。

STEP3 熄火，待木瓜水凉温，放蜂蜜调味。搅匀糖水，即可饮用。

铁牛老师推荐：木瓜炖牛奶

木瓜炖牛奶能够缓解便秘、助消化、调胃病，还有促进新节代谢、抗衰老、美容养颜的功效。

酸梅汤

除烦安神，生津止渴

酸梅汤能够除烦安心、祛痰止咳、生津止渴。它还是天然的润喉药，能缓解咽喉疼痛。肝火旺的人可以多喝酸梅汤，不但能平降肝火，还能帮助脾胃消化、滋养肝脏。

梅子未成熟的果实呈青色，叫青梅。乌梅是用未成熟的青梅，或成熟的黄梅经烟火熏制而成，外表呈乌黑、褐色。青梅、乌梅均可入药。

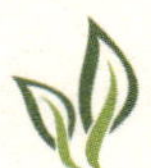

梅子解暑生津，增加食欲

梅子果肉含有丰富的钾，用乌梅制作的酸梅汤，不仅是清凉、解暑、生津的良品，还可以预防因出汗太多引起的低钾现象，如倦怠、乏力、嗜睡等。梅子酸酸的味道能够促进唾液、胃液的分泌，也可以活化胃肠的蠕动，促进消化吸收。望梅止渴，当喉咙觉得干燥或食不下咽时，吃一颗话梅，就会一下子解除口渴感觉，还能增强食欲。胃口、消化不好的人，可以吃一些酸梅果脯，也可以用梅子泡茶、煮水喝。

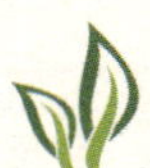

乌梅驱蛔虫

贾先生的儿子3岁，经常在吃饭的时候肚子痛、肛门痒，后来发现大便里有白色的蛔虫。我告诉他买些乌梅、山楂煮水给孩子喝，孩子不怕酸的话，可以直接拿给孩子吃。贾先生的儿子坚持了一段时间，饮食、身体都正常了。一般来说，山楂长于除绦虫，乌梅长于驱蛔虫。乌梅极酸，有安蛔止痛、和胃止呕的功效，适用于蛔虫引起的腹痛、呕吐、四肢厥冷等症，所以凡是小儿肠道蛔虫症、胆道蛔虫症以及气滞腹痛等均可以食用乌梅。乌梅还可以用于调理喉痛、咽炎、慢性腹泻、痢疾、肠炎、喘咳、小儿盗汗、崩漏带下等。

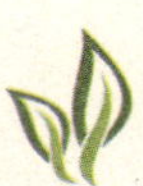

青梅除烦安神，消除疲劳

顾女士心神不宁，燥热疲劳，头晕脑涨，什么都不想做。我劝解顾女士要学会放得下、想得开，每天用青梅、陈皮煮水或者泡茶喝，安神、顺气、解烦。顾女士喝了一段时间，也慢慢开解自己，就这样很快她又回归积极阳光的状态。

梅子

别名：梅、梅实、酸梅。

性味：性温，味甘、酸。

功效：有敛肺止咳、涩肠止泻、除烦静心、生津止渴、杀虫安蛔、止痛止血的作用。主要调理久咳、虚热烦渴、久疟、久泻、尿血、血崩、呕吐等症。

适宜人群：一般人群均可食用。胃酸过多、外感咳嗽、湿热泻痢者忌食。

小贴士

梅子最好不要生吃，生梅子含有的一些物质会使人出现腹泻，甚至中毒。吃梅子过多会损伤牙齿，可嚼一些核桃以中和。

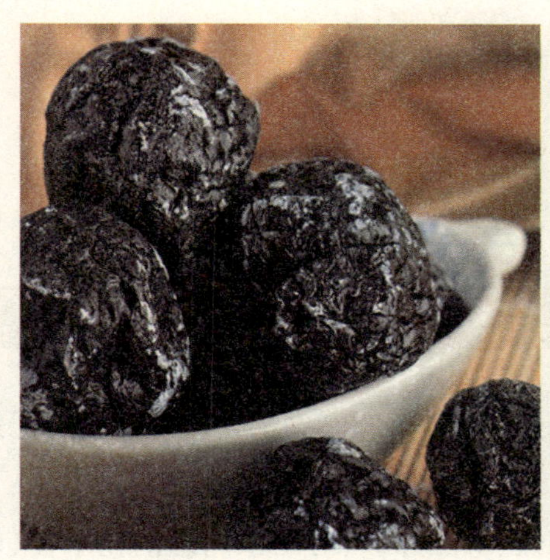

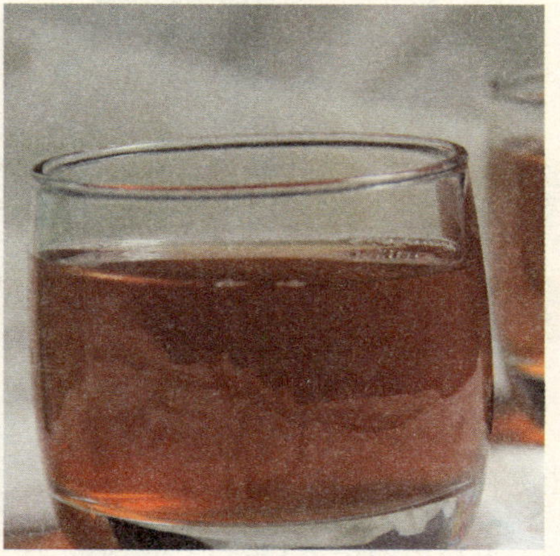

酸梅汤

材料

乌梅30克、干山楂片30克、陈皮10克、甘草5克、红糖或冰糖适量。

做法

STEP1 将乌梅、干山楂片、陈皮、甘草用清水洗净，加水浸泡半小时。

STEP2 食材和浸泡的水一起倒进锅中，再加适量的水，煮1小时左右。

STEP3 焖10分钟后，加入冰糖或红糖继续焖10分钟。

STEP4 冷却后，过滤去渣，放入冰箱中冷藏饮用，可储存1~2天。

铁牛老师推荐：青梅酒

将还没有熟透的青梅洗净，放置瓶中，倒入50度白酒适量，以浸没青梅为好，加盖密封，浸泡1个月后，即可食用。青梅酒越陈越好，能够清热解暑、生津和胃、止痢止泻、止痛止呕。对夏季因湿热所生的肠炎、食物中毒性胃肠病的调理效果尤其好。

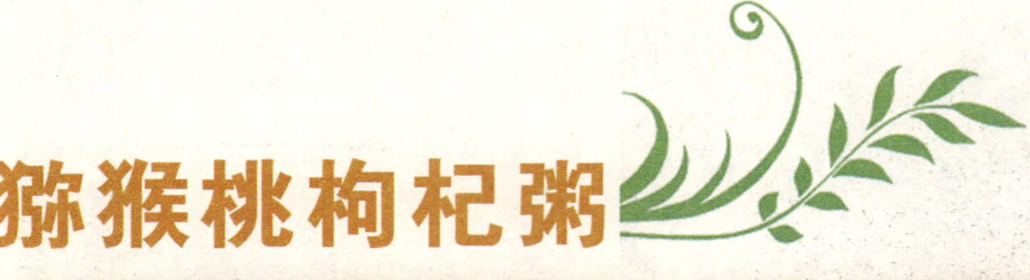

猕猴桃枸杞粥

清热解毒，滋阴养胃

猕猴桃有“维生素C之王”的称号，还有“水果之王”的美誉。猕猴桃枸杞粥能滋补强身、镇静心神，还能抗衰老。

猕猴桃的果实，能调中理气、生津润燥、解热除烦，可用于调理消化不良、食欲不振、呕吐、烧烫伤等；猕猴桃的根，清热解毒、活血消肿、祛风利湿，可用于调理风湿性关节炎、跌打损伤、肝炎、痢疾等。

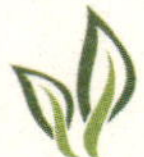

猕猴桃清热止渴，滋阴养胃

新鲜猕猴桃清热止渴，咽喉疼痛者，可以将新鲜猕猴桃洗净去皮，每天生吃几个或者做成猕猴桃羹。猕猴桃还适用于内热口干、心烦、神疲乏力、腹泻等症。如果食欲不振、消化不良，可以用猕猴桃干100克，煮水吃，每天2次，很有好处。

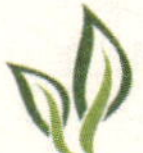

猕猴桃是口腔溃疡的克星

牙龈出血、肿痛或者口腔溃疡，大部分原因是缺乏维生素C，而猕猴桃又是维生素C之王，所以出现口腔问题，多食用一些猕猴桃，会有很好的效果。

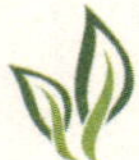

猕猴桃清热利尿

周先生排尿异常、尿频、尿急，还尿痛。我告诉他可以买些猕猴桃吃，或者煮些猕猴桃绿豆汤、猕猴桃黄瓜粥之类的。周先生吃了2天猕猴桃，症状就缓解了。其实小便不利、尿痛尿急、小便短赤、血尿、尿闭水肿等，都是因为下焦热盛所致。猕猴桃清热解毒利尿，很对症。

猕猴桃

别名：藤梨、阳桃、毛梨子、布冬、猕猴梨、羊桃、几维果、木子、毛木果、奇异果。

性味：味甘、酸，性寒。

功效：有清热解毒、生津止渴、和胃降逆、消肿生肌、利小便的功效。常用来调理食欲不振、消化不良、反胃呕吐、烦热、黄疸、消渴、疝气、痔疮等病症。

适宜人群：一般人群均可食用。脾虚、风寒感冒、疟疾、寒湿痢、慢性胃炎、痛经、闭经、小儿腹泻者不宜食用。

小贴士

猕猴桃与牛奶同食，不但影响消化吸收，还会出现腹胀、腹痛、腹泻。选猕猴桃要选头尖像小鸡嘴巴的，不要选头扁像鸭子嘴巴的。

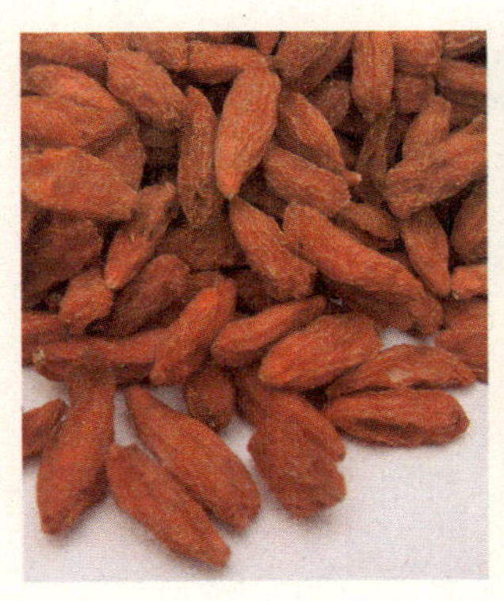

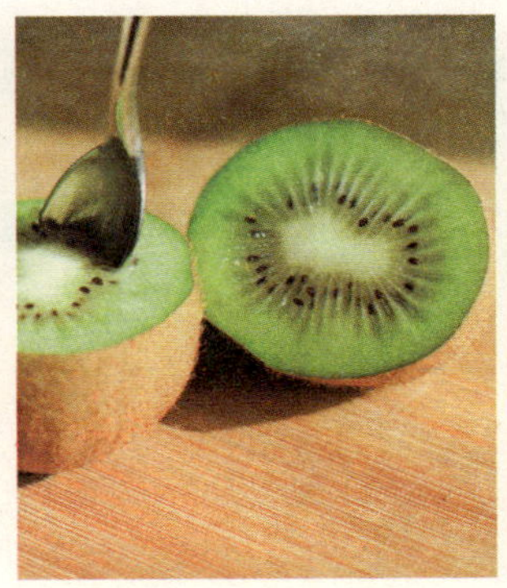

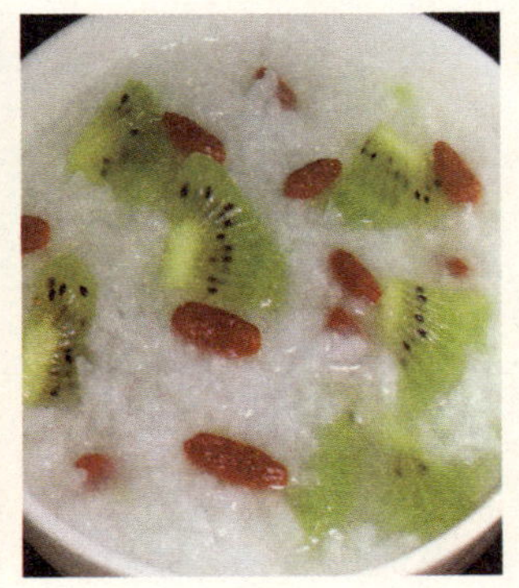

猕猴桃枸杞粥

材料

猕猴桃、枸杞、大米、冰糖。

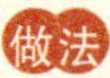

STEP1 大米洗净，浸泡；猕猴桃去皮切块；枸杞冲洗净，泡好备用。

STEP2 大米入锅，加水煮。

STEP3 大米煮到浓稠时，放入枸杞、猕猴桃块，再煮2分钟左右。

STEP4 加适量冰糖调味即可。

铁牛老师推荐：猕猴桃银耳羹

猕猴桃银耳羹有润肺生津、滋阴养胃、润肤健美、延年益寿的功效，可以清热止咳、健胃润肺，还能辅助降血脂。

补益篇

滋补品能够提高人体抗病能力，消除虚弱诸症。现代人十人九虚，中医认为，出现不同程度的各种虚证，需辩证施治，用合适的补品进补，才是正确的有益的方法。不明白补品的效用，想当然地食用，会得不偿失，甚至有害无益。

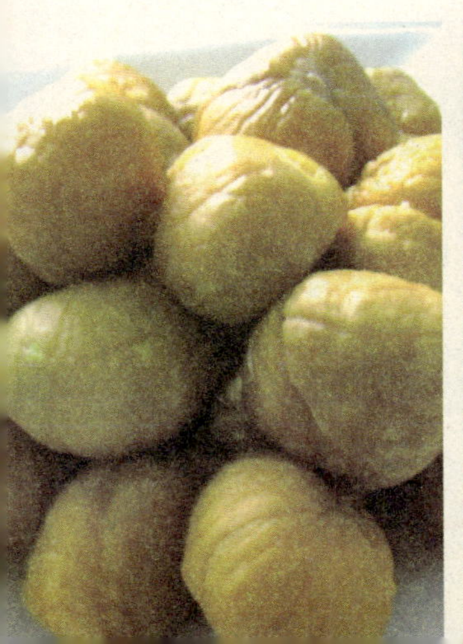

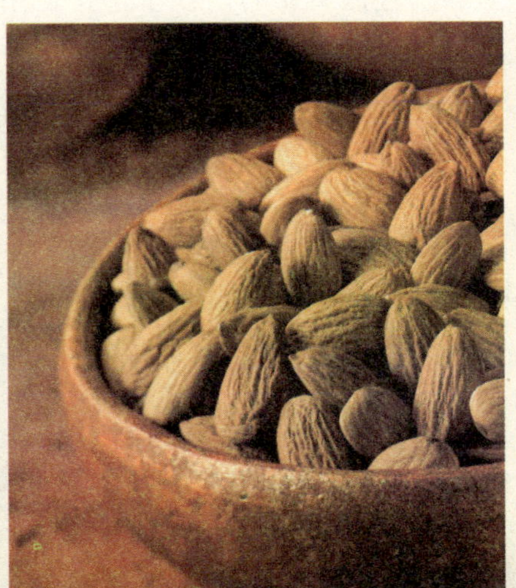

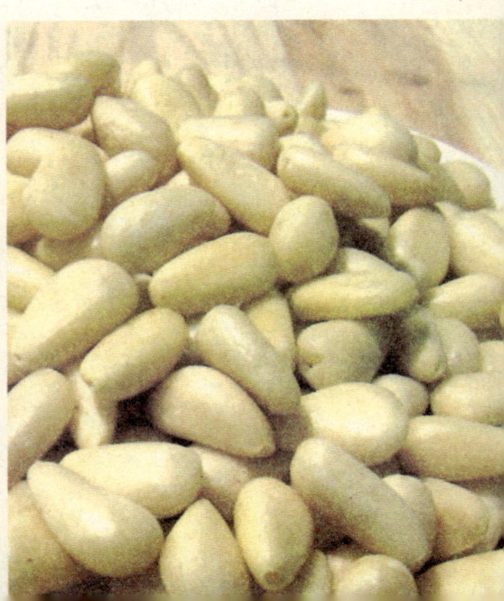

蜂蜜姜汁

保护肝脏，增强抵抗力

蜂蜜益气补中，止痛解毒，除众病，和百药；生姜温中止血、出汗、逐风。蜂蜜与姜相得益彰，姜蜜温中散寒，暖胃、止咳、止痛，对调理儿童肠胃病、胃寒呕吐、腹痛有很好的效果。

蜂蜜“清热也，补中也，解毒也，止痛也”。蜂蜜能预防便秘、十二指肠溃疡、结肠炎、儿童痢疾，可以缓解失眠、头痛等，能够有效杀菌，促进伤口愈合，还是美容佳品。

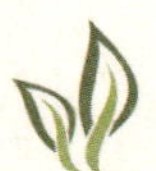

保护肝脏

蜂蜜有养肝护肝的作用，可以促进肝细胞再生，促使肝功能恢复，一般用于肝炎的辅助调理。芹菜蜂蜜汁很适合肝炎患者饮用。用鲜芹菜 100 克，蜂蜜适量，芹菜榨汁，与蜂蜜同炖，温服，每天 1 次。另外，在饮酒之后，含服蜂蜜，能加速酒精分解，消除酒后头痛，减少酒精对肝脏的伤害。

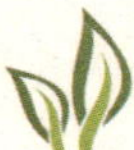

蜂蜜鸡蛋治疗小儿支气管哮喘

赵先生的孩子 3 岁，每到晚上就开始咳嗽、喘息，总感觉有痰卡在喉咙里咳出不来。我告诉他用油煎鸡蛋蘸蜂蜜给孩子吃试试。每天油煎鸡蛋一或两个，凉温后加入蜂蜜 2 勺，趁热吃，连服 2 个月。孩子坚持食用了一段时间后，症状逐渐好转。

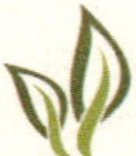

消除炎症，缓解疼痛

蜂蜜能杀菌，舀一勺蜂蜜放在嘴里含一会儿咽下，反复几次，可缓解咽喉炎、口腔溃疡的疼痛，加快炎症的消退。这种方法对工作劳累、熬夜上火、伤口愈合也很有帮助，烫伤、烧伤、外伤、伤口流脓，都可以涂上蜂蜜以加快恢复。对一些轻度的胃炎、胃或十二指肠溃疡，蜂蜜也是最好的药。钟女士饭后老感觉肚子胀、胃痛，医生诊断为慢性胃炎。我让她每天早晚吃粥加点蜂蜜。一段时间后，钟女士的症状就消失了，胃口越来越棒，气色也越来越好。

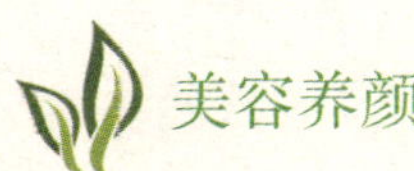

美容养颜

蜂蜜受到女性的青睐，更多由于它美容养颜的功效。小苏的妈妈脸上长了许多皱纹，皮肤干燥起皮。我建议小苏妈妈平时多喝蜂蜜茶，并自制了蜂蜜蛋清面膜敷面。连用一段时间后，妈妈的皮肤状态大有改善。蜂蜜的润泽性，能吸收空气中的水分，较好地防止皮肤水分的蒸发散失；同时蜂蜜富含天然营养物质，能有效地改善皮肤表面的营养状态；蜂蜜具有杀菌的作用，可以有效地减轻脸部粉刺、消除黑斑。

蜂蜜

性味：味甘，性平。

功效：润脏腑、通三焦、调脾胃。用于调理神经衰弱、高血压、冠心病、动脉硬化、糖尿病、肝病、便秘等病症有很好的效果。

适宜人群：一般人群均可食用。糖尿病患者、脾虚泻泄者以及3岁以内的孩子不适宜食用。

小贴士

蜂蜜可调入各种饮料及食品中服用，香气淡雅，口感清甜，但要注意温度不宜超过60摄氏度。蜂蜜呈酸性，保存时，不要使用金属容器，以免发生化学反应。

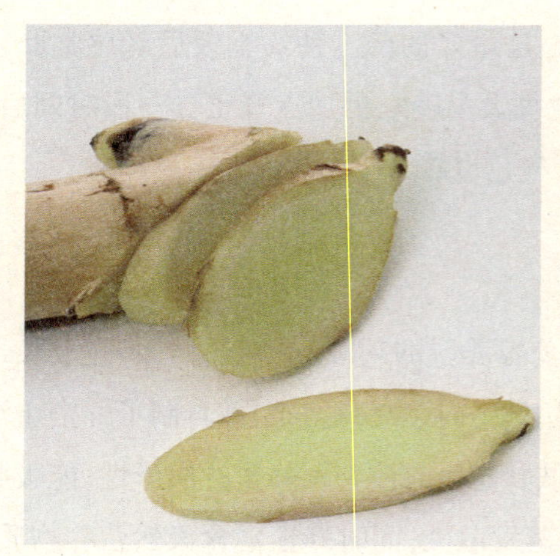

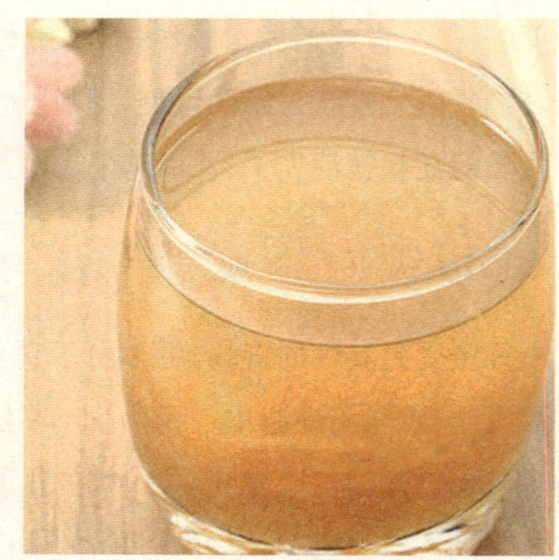

蜂蜜姜汁

材料

蜂蜜、生姜。

做法

STEP1 生姜切碎,多少可随自己喜好。

STEP2 姜末倒入杯中,冲开水,凉至40度。

STEP3 加入两大勺蜂蜜,搅匀。

铁牛老师推荐:蜂蜜柚子茶

柚子皮切丝煮沸,放温后加入蜂蜜。蜂蜜柚子茶不仅能调节肝、胃、肺等脏腑功能,还有清热去火、止咳化痰的功效。

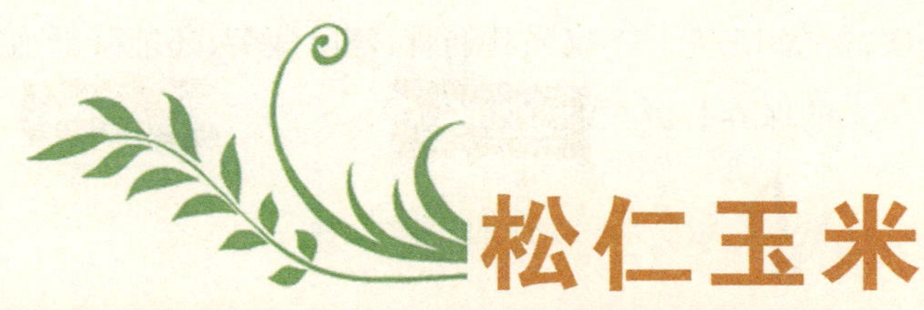

松仁玉米

补肾益气，养血润肠

松仁在民间被称为“长寿果”，能够延缓衰老，美容润肤。松仁润肺止咳、补肾益气，玉米健脾利水、润肺祛湿，松仁玉米是一道香甜可口的养生菜品。

松仁有滋阴润燥、补气充饥、润肺止咳、润肤养颜、滑肠通便的作用，主要用于燥咳、吐血、心悸、盗汗、头晕、便秘等症的调理。

松仁滋养肝肾，健脾通便

经常加班的人，头昏脑涨、心烦气躁，可以煮松仁汤来调养。用松仁 10 克，黑芝麻 10 克，枸杞 10 克，杭菊花 10 克，煮汤或者泡茶喝，能够滋养肝肾，清脑明目。对因肝肾不足所致的头晕眼花、急躁易怒、便秘等症状，有很好的调节作用。而且松仁富含脂肪酸，健脾通便而不伤正气，对于缓解老人体虚便秘、小儿津亏便秘很有效。

松仁止咳止血，滋阴润肺

立秋之后，不少人会有皮肤干涩、鼻燥、唇干、头痛、咽痛、干咳、手足心热、大便干结等秋燥症状，这些都是气候干燥引发的身体反应。平时饮食中要注意滋阴润肺，可以多吃些松仁，也可以用松仁炖汤、煮粥、做菜。三仁橘皮汤是不错的润肺良方，取甜杏仁、松仁各 10 克，柏仁 6 克，蜜炙橘皮 10 克，加水适量，水沸后煎 15 分钟，再加适量白糖或冰糖。此汤有润肺滋燥、滑肠通便之良效，对秋燥症有很好的缓解作用。

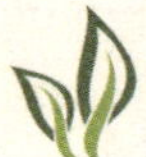

松仁软化血管，降血脂

松仁中维生素 E 的含量比高达 30%，有很好的软化血管、降血脂的功效。取松仁 500 克，去除杂质，捣碎、研细呈膏状，盛于瓶内，做成松仁膏。每天吃 3

次，每次15克。不仅强壮筋骨，消除疲劳，还能降低血脂，预防心血管疾病，对老年人的保养有极大的好处。

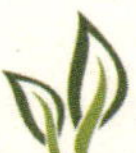

松仁健脑补脑，润肤美容

临考压力的学生，不妨试试松仁玉米。玉米中含有大量的钙质，还有丰富的卵磷脂和维生素E等，有降低胆固醇、防止细胞衰老以及减缓脑功能退化等功效。松仁中的磷和锰含量丰富，对大脑和神经有补益作用，是学生和脑力劳动者的健脑佳品，对老年痴呆也有很好的预防作用。

松仁

别名：松子、松子仁、海松子、罗松子、红松果。

性味：性温，味甘。

功效：有补益气血、润燥滑肠之功效，可用于调理病后体虚、肌肤失润、肺燥咳嗽、口渴便秘、头昏目眩、自汗、心悸等症。

适宜人群：一般人群均可食用。便溏、精滑、咳嗽痰多、腹泻者忌用。因含油脂丰富，胆功能不全者应慎食。

小贴士

松仁怕高温，易受潮而油变，应用密闭容器加袋装食用干燥剂，放冰箱冷藏。存放时间长的松仁会产生“油哈喇”味，不宜食用。

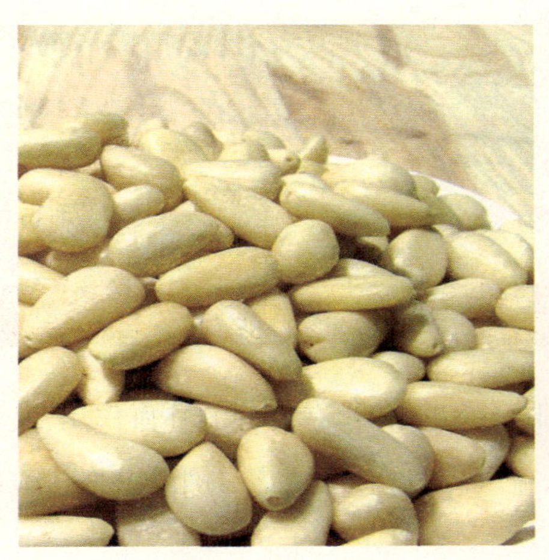

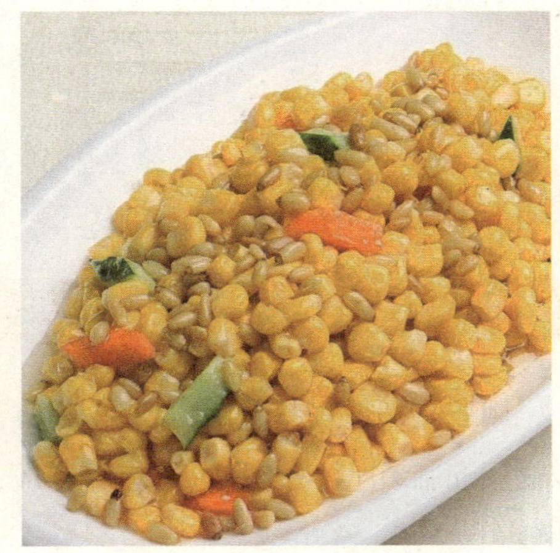

松仁玉米

材料

松仁200克，玉米粒200克，胡萝卜50克，葱花、盐各适量。

做法

STEP1 将玉米粒放入盘中，松仁倒入小碗中，胡萝卜切成玉米粒大小的丁。

STEP2 烧开水，将玉米粒焯约2分钟，盛出备用。

STEP3 起油锅，小火将松仁过油，稍微变色即盛出。

STEP4 再起油锅，爆香葱花，下入胡萝卜丁翻炒1分钟。

STEP5 倒入玉米粒，翻炒1分钟，加少许盐。

STEP6 倒入炒好的松仁，炒匀即可装盘。

铁牛老师推荐：松仁粥

松仁与粳米煮粥，有滋阴润燥、润肺滑肠的功效，适用于病后体虚、头昏目眩、自汗、心悸等症状的调养。

阿胶炖鸡

补血止血，滋养肝肾，润肺燥

阿胶是用驴皮熬制成的胶块，含有丰富的蛋白质，有良好的补血作用，又可以滋阴润肺，止血安胎。鸡肉健脾补虚，益气养血，有助于增益阿胶补血止血的功效。

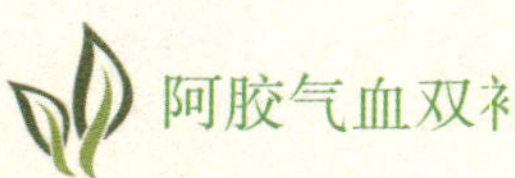

阿胶气血双补

阿胶为补血佳品，用于调理血虚萎黄、眩晕、心悸等症。女人月经量少或量多、月经不调都可以用阿胶炖黄酒来调理。肝血不足、贫血面黄、眩晕心悸，可以炖海参阿胶汤，用海参（水浸）300 克，阿胶 10 克，山药 30 克，红枣 10 克，姜 10 克，盐 3 克，此汤气血双补。如果气血亏虚，气短不爱说话，疲倦乏力，容易出汗，还可以用阿胶 10 克，黄芪 20 克，和红糖、糯米熬粥。

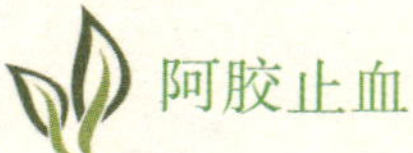

阿胶止血

阿胶有很好的止血作用，常用来调理阴虚火旺、血脉受伤造成的出血症，如鼻血、吐血、尿血、痔疮出血等症，都可以用阿胶炖瘦肉吃。取阿胶 10 克，瘦肉 30 克（切片），同放碗内，加适量开水，加盖隔水炖 1 小时，入少许食盐调味食用。

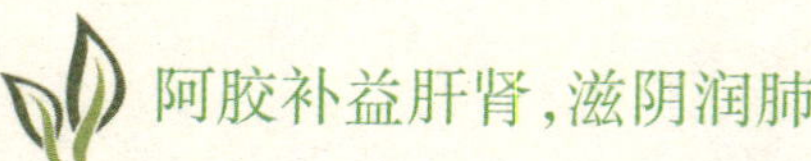

阿胶补益肝肾，滋阴润肺

阿胶煮粥可补益肝肾，滋阴润肺。取大米或小米 100 克，阿胶 10 克，冰糖 50 克熬粥，阿胶在加入前先用开水溶化后加入粥内搅匀。入冬可常吃阿胶固元膏，用阿胶 500 克，黑芝麻 500 克，核桃仁 500 克，冰糖 250 克。将阿胶砸碎加黄酒浸泡一天一夜，直至阿胶完全软化，取核桃仁、黑芝麻炒香备用，将浸泡好的阿胶加冰糖用小火熬，边熬边搅拌，熬制到用锅铲挑起胶液成片状，加入炒好的核桃仁、黑芝麻，搅拌均匀盛入盘中冷却，待凝固成块状，切成长宽各 3 厘米左右、厚

0.5 厘米的小块，存放于冰箱备用。每天食用 2 次，每次 3 ~4 块。阿胶固元膏对肾亏、肝血不足、肺虚干咳有很好的补益作用，能养血补血，美容养颜，提高身体免疫力。

阿胶

别名：驴皮阿胶。

性味：味甘，性平。

功效：补血、止血、滋阴润燥。

适宜人群：肺燥型咳嗽、干咳无痰或少痰者适宜多吃阿胶。脾胃虚弱、便溏者慎用。

小贴士

食用阿胶后出现口舌生疮、小便黄等症，说明体内阳气较盛、内热很重，应消火后再用阿胶。新鲜阿胶有火毒，至少要放置 3 年的陈年阿胶才可用，而且要适量，每次不超过 10 克。在有感冒、咳嗽、腹泻等病症或月经来潮时，应停用阿胶，病愈或经停后再继续食用。另外食用阿胶期间还须忌口，如生冷食物、萝卜、浓茶等。

阿胶炖鸡

材料

鸡肉 300 克，阿胶 20 克，桂圆肉、红枣各适量。

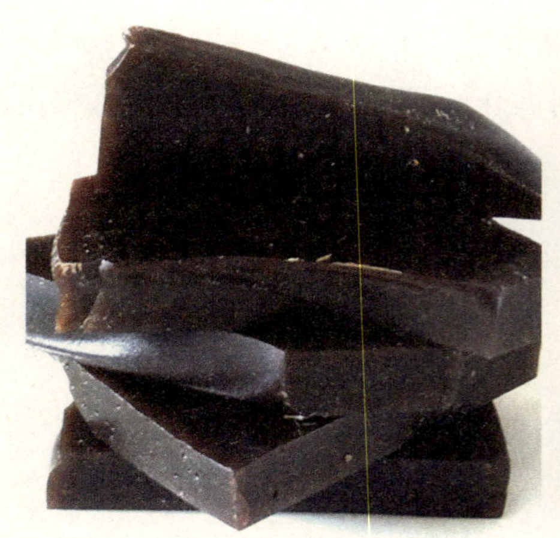

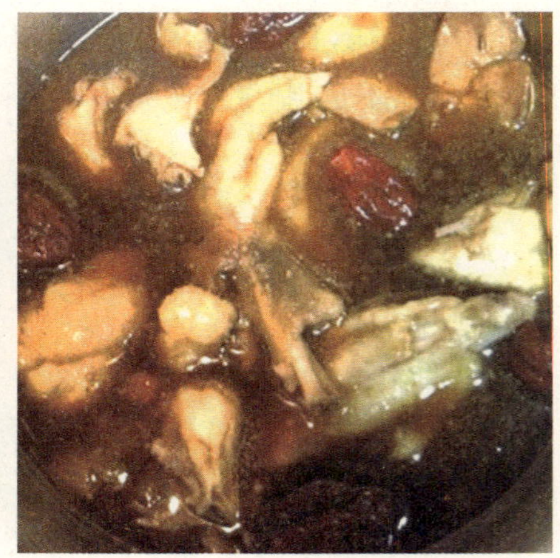

做法

STEP1 鲜鸡肉去皮，洗净，切块。

STEP2 桂圆肉、红枣（去核）洗净。

STEP3 把材料放入炖盅，加滚水小火炖1～1.5小时即成。

铁牛老师推荐：红枣阿胶粥

糯米加红枣煮粥，快熟时放入捣碎的阿胶以及适量白糖，再煮片刻即可食用。此粥具有滋阴润肺、补肝生血、止血安胎的功效，适用于晕眩心悸、虚劳咳嗽、贫血面黄、尿血便血等症的调养。

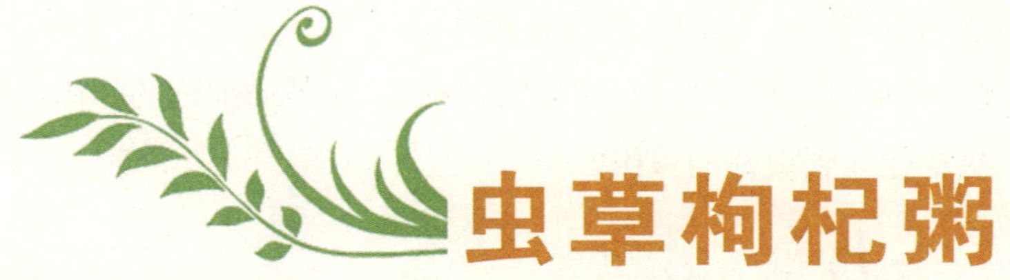

虫草枸杞粥

补肾益肺，抗肿瘤

冬虫夏草又名虫草，有“功同人参”的说法。食用冬虫夏草补虚，可以煎水、炖汤，也可泡酒、泡茶等。虫草枸杞粥，可以提高机体免疫力并有抗肿瘤的作用。

虫草入肺肾二经，既能补肺阴，又能补肾阳，对肾虚、阳萎遗精、腰膝酸痛、病后虚弱、久咳虚弱、劳咳痰血、自汗盗汗等症有很好的调理效果。

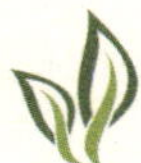

虫草补肾益精

许老板自诉遗精早泄，疲惫乏力。我让他买来500克虫草，煮水当茶喝，或者用开水泡着喝，喝到没有味道的时候，可以把虫草吃掉。虫草也可以和各种肉类一起炖着吃，一周两三次。比如买一只宰好的鸭子，用筷子在鸭背或鸭腹上戳几个小洞，将虫草（20克左右）塞进小洞内，放入锅中，加生姜、大蒜、胡椒、食盐等调料，蒸到熟烂，即可食用。虫草蒸老鸭适用于肾虚阳痿、遗精早泄、腰膝酸软、贫血、病后体虚等症。

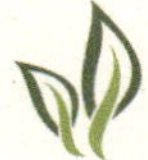

虫草止咳平喘

小赵的妈妈45岁，哮喘复发。我告诉小赵，用虫草15克，猪肺250克，先将猪肺洗净切块，与虫草一同入锅，加生姜、胡椒、葱段、食盐及清水适量，用大火煮沸后，改用小火炖到猪肺烂熟，饮汤吃虫草、猪肺。小赵做了5次虫草猪肺汤，妈妈的哮喘就明显好转了。虫草猪肺汤有温肾补肺、止咳平喘的功效，适用于支气管哮喘以及肺肾阴虚所致的咳嗽少痰、腰酸膝软、潮红盗汗等症。

虫草调节免疫系统，抗肿瘤

虫草有抗癌、滋补、抗菌、镇静催眠等功效。现代医学研究证实，虫草中含精蛋白、精纤维、虫草酸、冬虫草素和维生素 B_{12} 等，能够使身体免疫系统处于最佳状态，促进抗体产生，有明确的抑制、杀伤肿瘤细胞的作用。对肿瘤患者的调理，虫草能起到很好的作用。

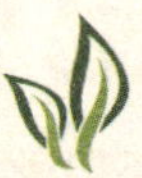

虫草延年益寿，抗衰老

虫草能对人体起到全面的保养作用，有“仙草”的美称。虫草鸡肉汤、虫草蒸鸽子、虫草羊肉汤、虫草炖鹌鹑等等，在平时都可以做来吃。还可以用虫草炖汤、煮粥、泡酒、泡茶、打成粉末，各种各样的食用方式，都能发挥它独特的作用。

冬虫夏草

别名：虫草、冬虫草、夏草冬虫、雅扎贡布。

性味：味甘，性温。

功效：有补肺肾、止咳嗽、益虚损、扶精气的功效，适用于肺肾两虚、精气不足、阳痿遗精、咳嗽短气、自汗盗汗、腰膝酸软、劳嗽痰血等症。又因其性平力缓，能平补阴阳，为中老年体衰、病后体弱、产后体虚者的调补佳品。

适宜人群：适宜老年慢性支气管炎、肺气肿患者；体虚多汗、自汗、盗汗者；病后虚弱、久虚不复或衰老体弱，以及各种慢性病患者。

小贴士

不同的产地，冬虫夏草的质量差异也很大。在等级上，青海玉树虫草和西藏那曲虫草是品质最高的，相应价格也最贵。购买的时候要注意鉴别和选择。

虫草枸杞粥

原料

虫草5克，枸杞10克，糯米50克，冰糖适量。

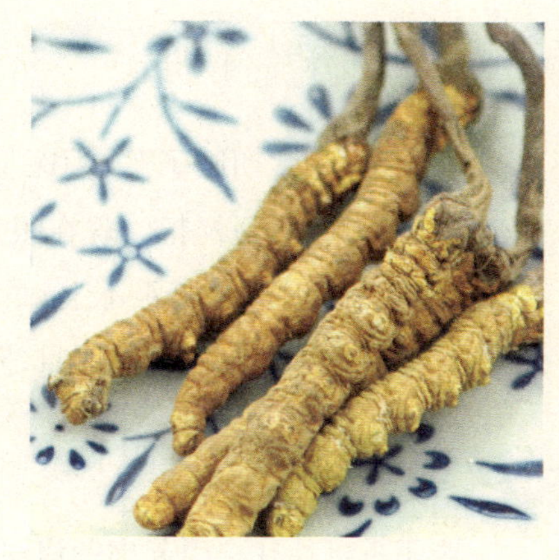

做法

STEP1 将虫草用清水洗净，与糯米一同放入锅内，加适量清水煮粥。

STEP2 粥煮至浓稠时，放入枸杞和适量冰糖再稍煮片刻，即可食用。

铁牛老师推荐：虫草鸭

虫草炖鸭子，鸭子有补血解毒、滋阴养胃、利水消肿的功能，虫草有补虚助阳的作用。二者搭配炖汤，适用于久病体虚、贫血、肢冷自汗、盗汗、阳痿遗精者的调理。

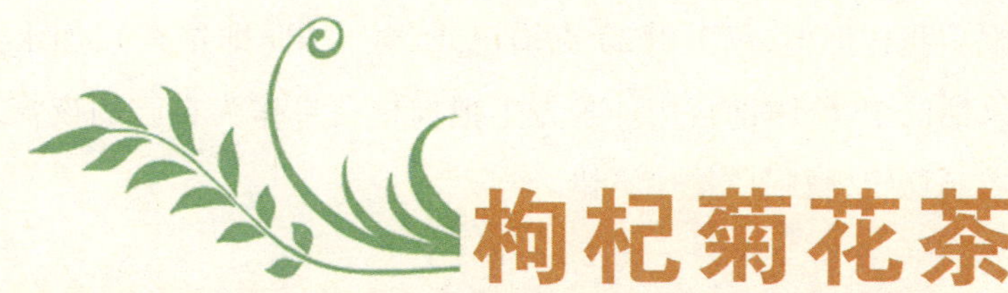

枸杞菊花茶

滋补肝肾，解毒明目

枸杞和菊花都是滋养眼睛的食材，能有效缓解眼都疲劳或眼睛干涩。用枸杞和菊花泡茶，不仅疏风清热、解毒明目，还对胸闷、心悸、气急、头晕、头痛、四肢麻木等症有明显的调理效果。

枸杞有滋补肝肾、养血生津、滋阴润肺的作用,还能抗衰老、增强免疫力、调节血脂、降血糖、保护肝脏。枸杞全身是宝,“春采枸杞叶,名天精草;夏采花,名长生草;秋采子,名枸杞子;冬采根,名地骨皮。”

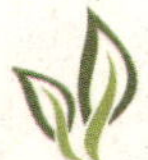

枸杞养肝明目

枸杞子俗称“明眼子”。中医上,因肝血不足、肾阴亏虚引起的视物昏花和夜盲症,常常会用到枸杞。现在很大一部分上班族,每天盯着电脑看七八个小时,时间久了,泪液分泌跟不上,眼睛干涩、酸胀、视物模糊等等症状随之而来。用枸杞泡茶,滋阴养肝,清热明目,同时还可以搭配杭菊、决明子等,疏风清热。

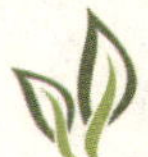

枸杞补肾滋阴

肾阴不足往往会引起虚劳瘦弱、腰腿酸痛、足膝酸软、头晕耳鸣等症,最简单的补法就是直接嚼食枸杞。每天晚上临睡前嚼食枸杞 30 克。体质偏热的人早晚各吃 20 粒左右,坚持 2 个月会有很明显的效果。体质偏寒的人不要生吃,可以泡水吃。取 20~30 克枸杞,用开水冲泡,加盖焖 10~20 分钟后饮用,泡两三次后再嚼食枸杞。

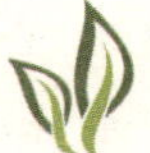

枸杞降血压

黎先生 40 多岁,患有高血压,收缩压最高达到 185 毫米汞柱,舒张压达最高 105 毫米汞柱。虽然每天服药后,血压会有所下降,但总是忽高忽低,有时还失眠。我告诉他,每天用 20 克枸杞,15 粒白果(即银杏),加水煮 20 分钟左右,至果糯汤浓,临睡前食用。黎先生把枸杞白果作为自己的夜宵,每天吃,后来血压控制稳定,睡眠质量也不错。

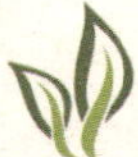

枸杞提高身体免疫力,延缓衰老

枸杞是扶正固本、生精补髓、益气安神、强身健体、延缓衰老的良药,能有效地增强各种脏腑功能,还有明显的延缓衰老的作用。平时炖汤、煮粥的时候,加几粒枸杞,不仅增色增味,还能增加营养,美容养颜,提高免疫力。

枸杞

别名：甘杞、贡杞、红耳坠、西枸杞、狗奶子、血枸子、枸杞豆、血杞子。

性味：味甘，性平。

功效：有滋肾、润肺、补肝、明目的功效，用于调理肝肾阴亏、腰膝酸软、头晕目眩、目昏多泪、虚劳咳嗽、消渴、遗精等症。

适宜人群：一般人群均可食用。感冒发烧、身体有炎症、腹泻者忌食。

小贴士

枸杞分为红枸杞和黑枸杞。黑枸杞的养生和药用价值比红枸杞要高很多，有滋补肝肾、美容养颜、明目养神等功效。黑枸杞因为野生、产量少、生存条件差等原因，是原生态滋补佳品，有“软黄金”之称，价格偏贵。

枸杞菊花茶

材料

枸杞、白菊花。

做法

STEP1 将枸杞、白菊花同时放入较大的有盖杯中，用沸水冲泡。

STEP2 加盖焖15分钟后，可开始饮用。

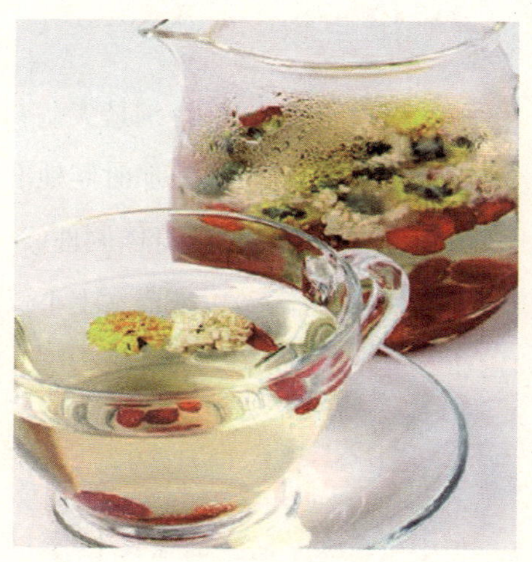

铁牛老师推荐：枸杞蒸鸡蛋

枸杞蒸鸡蛋能够滋阴养血，对调理血虚头痛、头晕心悸、神疲乏力、血虚发热、热燥烦渴等症有很好的帮助。

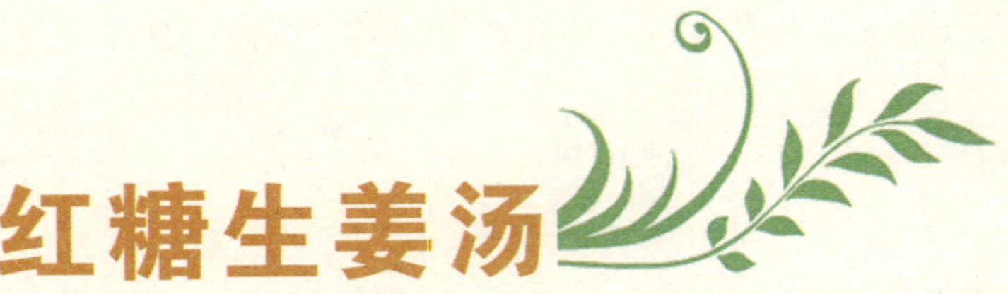

红糖生姜汤

补血养血之佳品

红糖入药，有补血、散瘀、暖肝、祛寒等功效，很适合产妇、儿童贫血和月经不调者食用。生姜有补中散寒、缓解痛经的功效，二者搭配，能补气养血，温经活血，可以加速血液循环，健胃开胃，生姜带皮还有行水消肿的效果。

民谚说“女人不可百日无糖”，指的就是红糖。其实，对于妇女和老人，尤其是年老体弱、大病初愈的老人，红糖都有很好的调养功效。

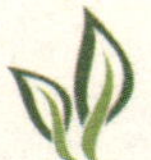

红糖生血补虚

红糖对老年体弱，特别是大病初愈的人，有极好的进补作用。前些年，曹女士因长期患病身体瘦弱，那时候她准备怀孕，思想负担很重，担心自己承受不了。我告诉她要先把自己的身体调理好。每天早上以红糖酒酿鸡蛋或者红糖小米粥为早餐，补养气血。后来曹女士不仅产下了健康的婴儿，而且身体比产前还结实健康。

红糖活血化瘀，调理痛经

小秦上大学后生活饮食上不注意，出现痛经，严重时疼痛巨烈，脸色蜡黄、满头大汗。我建议她熬煮浓稠的生姜红糖汤饮用。红糖生姜汤是调理痛经最普遍、最常用的方法，这种方法对寒性痛经非常有效。

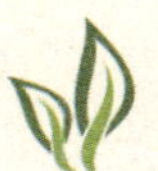

调理肠胃不适，红糖也能帮上忙

朱先生的儿子腹泻不止。我告诉他买些红糖、大蒜，红糖用沸水冲开，大蒜切成片，喝水的同时吃几片蒜片，症状很快就会缓解。

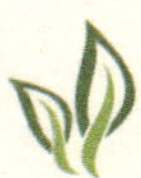

红糖补气养血

罗先生的儿子经常流鼻血，有时候不小心碰到鼻子也会流血。我告诉罗先生用藕节和红糖一起炖，给孩子喝汤吃藕，或者用瘦肉和红糖一起煮来吃。孩子连着吃了几次，流鼻血的现象就减少许多。中医认为，流鼻血是由于人的气血上逆导致的。肺开窍于鼻，当人的气血上升，特别是肺气较热时，肺肝失和，就会流鼻血，有的人眼底也会带血或出血。红糖补气养血，配合藕节或瘦肉等有清热止血的作用。

红糖

别名：土红糖、赤砂糖。

性味：性温，味甘。

功效：有益气补血、健脾暖胃、缓中止痛、活血化瘀的作用。调理心腹热胀、咽喉肿痛、肺热咳嗽、酒毒等症。

适宜人群：一般人群均可食用。内热、消化不良和糖尿病患者忌食。

小贴士

优质红糖呈晶粒状或粉末状，干燥而松散，不结块，不成团，无杂质，水溶液清晰，无沉淀，无悬浮物。红糖每天最多可以用25克左右。在服药时，不宜用红糖水送服。便秘、口舌生疮的老人，为了防止上火，可改吃冰糖。

红糖生姜汤

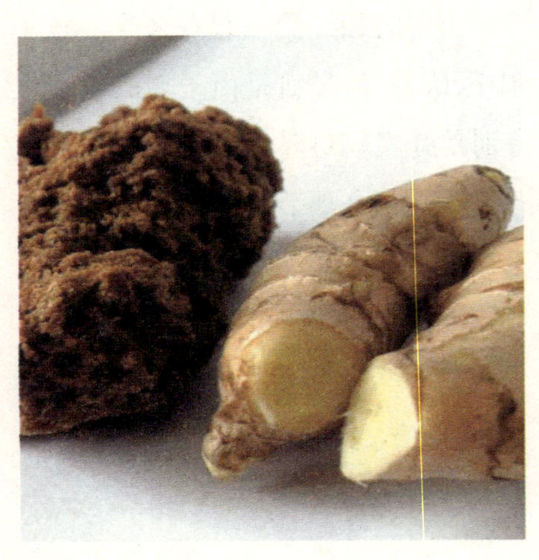

材料

生姜、红糖。

做法

STEP1 生姜连皮，用水洗净，切成块。

STEP2 姜与红糖一起放入锅中，加适量水，大火煲至汤沸。

STEP3 改用小火续煲15分钟，即可食用。

铁牛老师推荐：五红汤

女性补血，首推“五红汤”。所谓“五红汤”，就是用红豆、红枣、红皮花生、红糖和枸杞适量煮汤。常喝五红汤，对于女性养血，补血效果很好，同时还可以防癌抗癌。

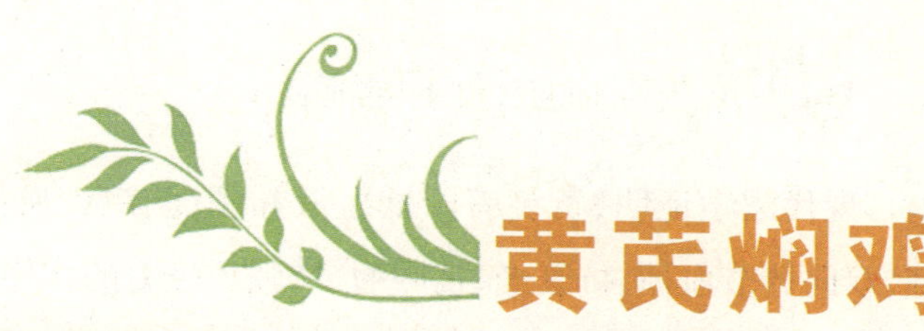

黄芪焖鸡

补气养血，调血压

黄芪有“补气诸药之最”的美誉。民间也流传着“常喝黄芪汤，防病保健康”的说法。黄芪炖鸡有补气养血、滋阴填髓的功效，能够健脾温肾，益气抗衰。

黄芪分生黄芪和炙黄芪。生黄芪重在补卫气，辅助排脓止痛。炙黄芪主要以蜜炙为主，就是把生黄芪切片后，加蜂蜜炒制而成。黄芪主要补脾胃之气，如遇气虚乏力、食少便溏，可与党参等一起搭配使用。

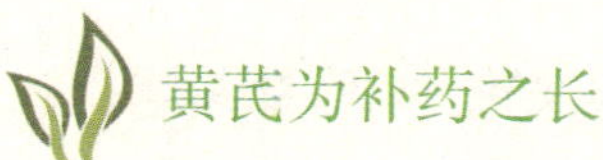

黄芪为补药之长

黄芪补一身之气，是民间常用的补气食材。气虚之人常会倦怠无力、语言低微、懒言少动，动则气短或气喘、面色发白，头面四肢浮肿、饮食不香、肠鸣、消化不良、多汗自汗、容易感冒等。顾先生时常会感到乏力、易疲劳、好出汗、极易感冒，在人多的场合待上一会儿，就会心慌胸闷，非得去室外呆一会儿才能缓解。我告诉他这些症状都是由气虚所致，每天用炙黄芪泡水代茶饮。顾先生大概坚持了半个多月，身体状况就有了很大改善。现在仍不定期地喝黄芪水。蜜炙黄芪有补气、养血、益中功效，对内伤劳倦、脾虚泄泻、气虚、血虚、气衰等症有很好的调理效果。

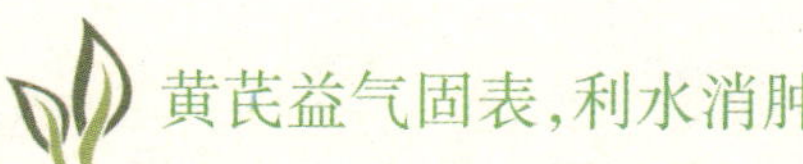

黄芪益气固表，利水消肿

生黄芪有补气固表、利尿解毒、排脓生肌的功效。焦女士的妈妈患有糖尿病，有段时间甚至尿不出来，全身有点浮肿。我告诉焦女士用生黄芪炖鲫鱼汤给妈妈喝，或者直接用生黄芪泡水或煮汤喝。食用了没几次，焦女士妈妈的浮肿和小便不利等症状就缓解了。

黄芪降血压，保护心脏

现代医学证明，黄芪有降低血液黏稠度、减少血栓形成、降低血压、保护心脏、双向调节血糖、抗衰老、抗肿瘤、增强免疫力的作用，可以用来调理心脏病、高血压、糖尿病等症。同时，黄芪还能扩张血管，改善皮肤血液循环和营养状况，消除肾炎患者的蛋白尿，保护肝脏，防止肝糖原减少。所以有高血压、糖尿病、心脏病、肝肾功能不全者，都可以多用黄芪泡茶或煮茶喝，在补气的同时，起到调养身体的作用。

黄芪

别名：黄耆、独根、箭芪、绵芪、口芪、黑皮芪、白皮芪、红芪、独芪。

性味：味甘，性微温。

功效：有补虚固表、益气生肌的功效。可用于调理体虚自汗、久泻、脱肛、子宫脱垂、慢性肾炎、体虚浮肿、慢性溃疡、疮口久不愈合等症状。

适宜人群：一般人群均可食用。咳嗽痰多、食积胸闷、感冒发热、阴虚内热、热毒疮疡者不宜食用。

小贴士

春天是生发的季节，最好不要吃黄芪。感冒、经期时也不要吃黄芪。因为黄芪固表，会帮身体关闭大门，不利于生发阳气、自愈感冒、排出经血。

黄芪焖鸡

材料

黄芪 10 克，母鸡 1 只(约 500 克)，花椒、绍酒、葱、姜、盐各适量。

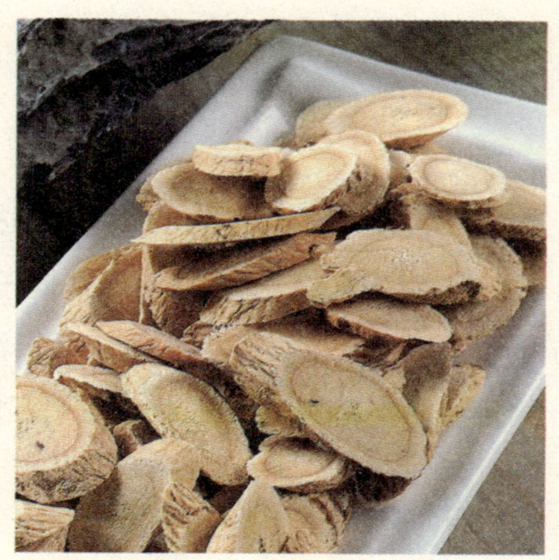

做法

STEP1 先将母鸡宰杀，并处理干净，切块后装入锅中。

STEP2 把浸泡好的黄芪、花椒等食材及调料全部加入，加盖上笼，蒸 3 小时。起笼后即可食用。

铁牛老师推荐：黄芪羊肉羹

用黄芪 10 克，当归 5 克，嫩羊肉 200 克做羹。此羹有气血双补、滋肾养肝的功效，可生血抗衰，固精摄尿。常常用于儿童和老年人的日常养生，也适用于因肾气亏虚所致的遗尿、遗精、夜尿频繁等症。

铁皮石斛银耳羹

生津益胃，清热养阴

铁皮石斛被称为“救命仙草”，滋阴补虚效果很好，一直有“滋阴圣药”的美誉，还被道家经典《道藏》列为“中华九大仙草之首”。铁皮石斛银耳羹清爽可口，有生津益胃、清热养阴的功效。

铁皮石斛有解热镇痛、健脾益胃的作用，能够促进新陈代谢、抗衰老，主要用于对热伤津液、低热烦渴、舌红少苔、胃阴不足、口渴咽干、呕逆少食、肾阴不足、视物昏花等症状的调理。

铁皮石斛滋养阴津，退烧作用强

新鲜铁皮石斛主要用于小儿发热、目赤肿痛，虚火牙痛等症。唐女士的儿子6岁多，突发高烧，我告诉她用铁皮石斛加温开水榨汁给孩子喝，或者直接煮来喝也可以。孩子喝了一杯铁皮石斛汁后有了睡意，半个小时后开始逐渐退烧。铁皮石斛养阴生津，对热伤津液引起的发热虚火有很好的有缓解作用。

铁皮石斛健脾开胃，养阴生津

在民间，有些地方称铁皮石斛为“肠胃药”，是调理胃痛、上腹胀痛的常用食材。其实，现代实验也证实，铁皮石斛对肠胃病中常见的一些致病菌，有较好的抑制作用，有助于调养萎缩性胃炎、浅表性胃炎、十二指肠溃疡等幽门螺杆菌阳性的疾病，同时，用铁皮石斛煎汤，能够促进胃液分泌，帮助消化。所以，胃不舒服的人，可以用铁皮石斛、山药、玉竹炖汤或煮粥吃，会有很好的效果。

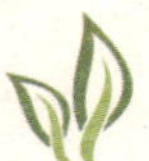

铁皮石斛清热利肝，润肺止咳

赖先生一开始喉咙痛，接着咳嗽，后来又感冒了，鼻子呼出来的是热气。我判断他是风热犯表、肺气失和所致，就让他买些铁皮石斛炖汤或榨汁喝。吃了几次，赖先生就舒服了很多，症状很快得以缓解。

铁皮石斛降血糖，降血脂

中医认为糖尿病（消渴症）主要是因为阴虚内热所致，铁皮石斛的主要功能在于养阴清热润燥，调节人体阴阳平衡，所以对糖尿病有很好的调节作用。铁皮石斛也可促进血液循环，降低血糖、血脂。所以，血糖、血脂、血压不正常的人，可以经常食用铁皮石斛。

石斛

别名：吊兰、林半、禁生、杜兰、悬竹、千年竹。

性味：味甘，性微寒。

功效：滋阴清热，润肺养胃，强筋健骨。用于调理热病伤津、口干烦渴、胃痛干呕、咳嗽少痰等症。

适宜人群：一般人群均可食用。头昏胀痛、胸闷不舒、小便不利等湿热症者不可食用。

小贴士

石斛有铁皮石斛、霍山石斛、金钗石斛、铜兰石斛、黄草石斛等，以铁皮石斛为最好，它糖含量高，有较强的养生滋阴作用。新鲜的铁皮石斛，长短均匀，表皮颜色呈铁绿色，切断后黏性强，煎煮后无色，口味淡，无渣。如果煎煮后的石斛汁呈紫色，就不是铁皮石斛，而是铜兰石斛。

铁皮石斛银耳羹

材料

新鲜铁皮石斛 2 ~ 3 枝，干银耳 2 大朵，枸杞数粒，冰糖少许。

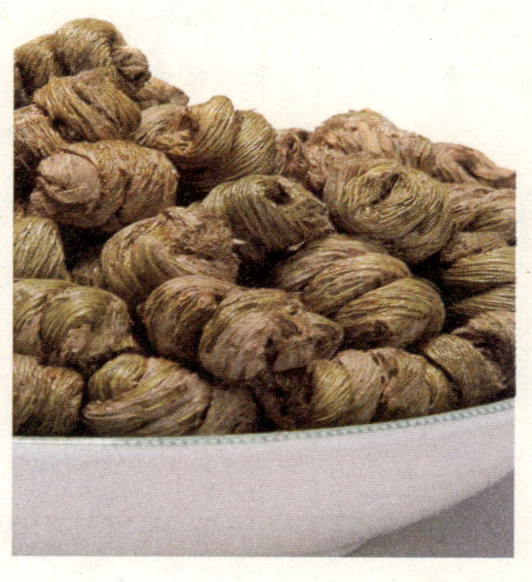

做法

STEP1 干银耳冲洗后用水泡发，枸杞洗净，用少许水浸泡。

STEP2 将新鲜铁皮石斛的叶子揪掉，茎洗净后，切成小段。

STEP3 泡好的银耳用流动水冲洗干

净，撕成小朵。

STEP4 砂锅中倒入水，把铁皮石斛段和银耳放入，大火煮开后，转小火。

STEP5 30 分钟后将枸杞和冰糖倒入，继续炖至银耳软糯即可。

铁牛老师推荐：铁皮石斛汁

用新鲜铁皮石斛榨汁或者用干铁皮石斛加温开水榨汁喝。铁皮石斛汁滋肾阴、降虚火，特别适合肾阴亏虚所致的目暗不明、筋骨痿软及阴虚火旺等症。石斛可以搭配枸杞、熟地黄等同用。

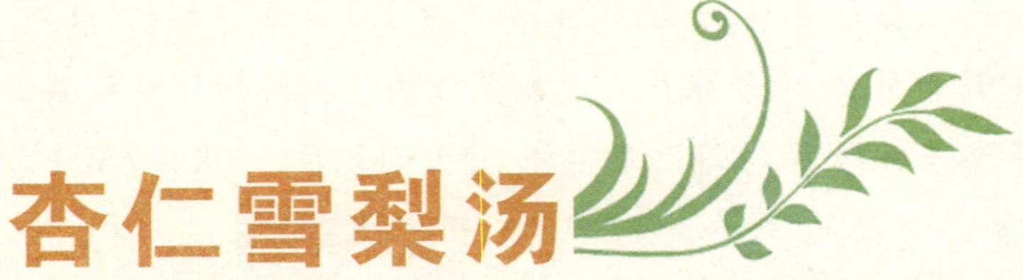

杏仁雪梨汤

润肺止咳，化痰平喘

杏子鲜甜绵软，有"甜梅"的美誉。它的调养价值主要体现在杏仁上，杏仁可以润肺、清积食、散滞。杏仁雪梨汤有清热润肺、化痰平喘的功效，适用于皮肤干燥、干咳或口干咽燥者，也适用于秋冬燥结便秘者食用。

杏仁药食两用，有"南北杏"之分。"南杏"产于南方，味略甜，又叫甜杏仁，多为食用，有滋补养肺，下气止嗽，调虚劳之咳、胸闷不畅等功效。"北杏"有苦味，又叫苦杏仁，有小毒，多为药用，用于调理感冒咳嗽、气喘、慢性支气管炎、大便秘结等症。

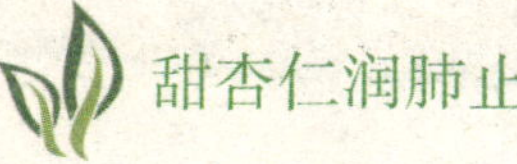

甜杏仁润肺止咳

入秋后天气干燥，很容易引起"燥咳"，有些人会有干咳不止、无痰或少痰、痰难咯出、痰中带血丝、口干咽痛、喉痒、声音嘶哑、舌红少津等症状。钟女士干咳了好几天，我让她用杏仁炖雪梨吃。取甜杏仁15克，去皮打碎，雪梨1个，去皮切片，同放碗内，加冰糖20克、清水适量，然后置锅内加盖蒸1小时食用，每天早晚1次，连服2～5天。钟女士连吃了几天，症状明显好转。

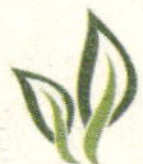

苦杏仁健脾除湿，润肠通便

孙先生50多岁，心宽体胖，可是大便秘结，还有脂肪肝。我让他经常煮薏米杏仁粥来吃。用薏米30克，苦杏仁10克，粳米50克，将杏仁去皮，取薏米、粳米煮粥，待半熟时加入杏仁，煮至粥成，加入适量白糖调味食用。该粥有健脾除湿、止咳化痰、润肠通便的功效，同时对高血脂、脂肪肝也有很好的调理作用。

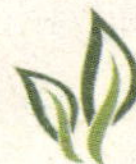

哮喘也可食用苦杏仁

严女士40多岁，有过敏性哮喘，胸闷、痰多、气促。我告诉她用萝卜籽炖苦杏仁。取萝卜籽20克，杏仁20克。先将萝卜籽炒熟，同时去掉杏仁的皮，再加水一碗半炖成半碗。每天吃2次，连吃3～5天。严女士反馈说此汤确实对哮喘有很好的调养效果。

杏仁

别名：苦杏仁、北杏仁、杏核仁、杏子。

性味：味苦，性微温。

功效：有降气止咳平喘、润肠通便的功效，用于调理咳嗽气喘、胸满痰多、血虚津枯、肠燥便秘等症。

适宜人群：一般人群均可食用。婴儿及咳嗽、便溏者禁食。

小贴士

杏仁的常用量为5~15克，熟食或烹饪用。因其有小毒，不可过量食用，食用过多会引起头晕、心悸、恶心、呕吐等中毒症状，发现中毒应立即催吐，解毒用甘草、黑大枣各120克煎服，或新鲜萝卜1.5~2千克洗净，捣烂取汁内服，也可用绿豆煎汤或用绿豆粉冲服。严重的应尽快送往医院抢救。同时，杏仁不可与板栗、猪肉、小米同食。

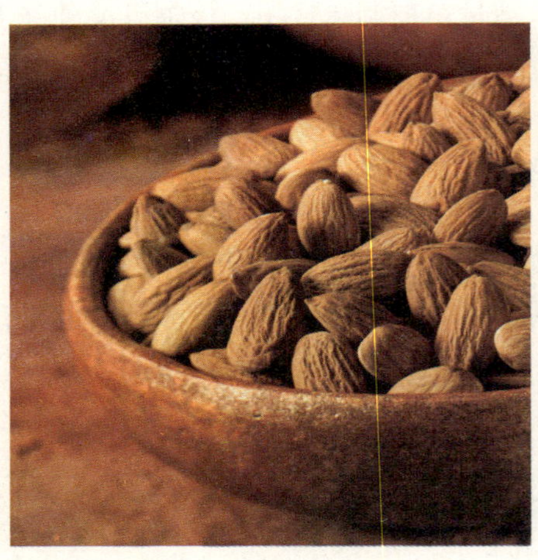
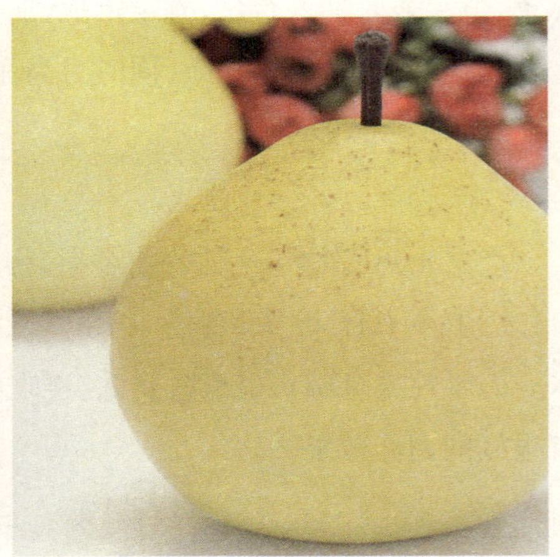

杏仁雪梨汤

材料

杏仁、雪梨、冰糖。

做法

STEP1 将雪梨洗净，留皮去核。

STEP2 锅置火上，加入适量清水，下入雪梨、杏仁及冰糖，盖严。

STEP3 先用大火煮3~5分钟，再转用小火煮1小时，盛入碗中即成。

铁牛老师推荐：杏仁粥

杏仁10克，去皮，用水煎后去渣留汁，放粳米50克、冰糖适量，加水煮粥，每天分2次温热食用。此粥有宣肺化痰、止咳平喘的功效，适用于慢性支气管炎、肺气肿等有咳嗽、痰多、气喘症状者。

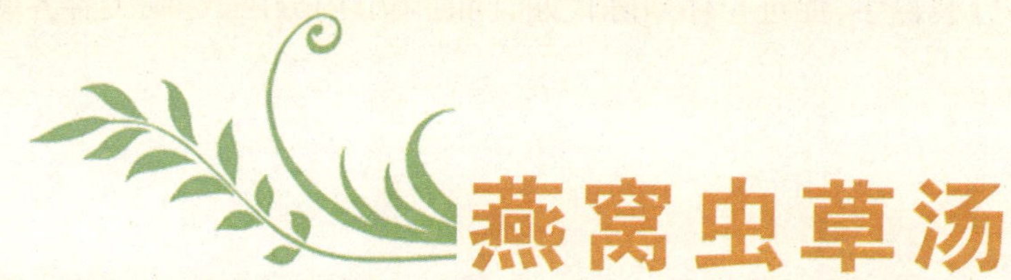

燕窝虫草汤

滋养脏腑，明目养颜

燕窝有滋阴润肺、止汗养颜的功效，冬虫夏草为补肾益肺、止咳平喘的良药，燕窝虫草汤对咳嗽、气喘、盗汗、咯血有很好的效果，常食能够健身延年。

燕窝自古就是皇室和贵族滋补气血、养阴润燥的首选，有“养肺之圣药”的称号。它还有健脾开胃、益气养颜的作用，能清虚热、补虚损、治咳喘。

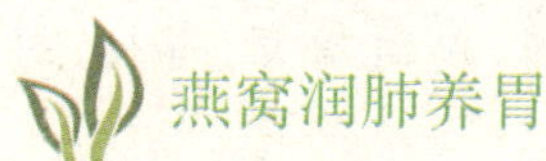

燕窝润肺养胃

关先生家事务繁忙压力大，胃口差，烟瘾重，近日已咳嗽月余。我告诉他少抽烟，多吃润肺养胃的食物。可每天炖2个燕窝吃，加点冰糖，还可以搭配雪梨、百合或川贝。没多久再见关先生，已经不咳嗽了。润肺是燕窝的经典功效，大家通常认为燕窝是女性滋补的最佳食物，其实燕窝对男性也很好，除了润肺，燕窝还有填精补髓、补肾壮阳的作用。

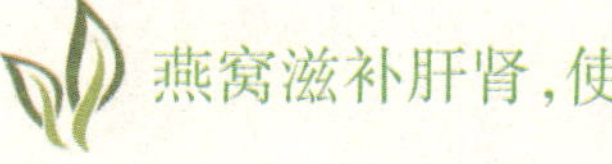

燕窝滋补肝肾，使人目清神畅

燕窝可以滋阴平肝、入肾滋水。有肝炎、肾炎的人可以经常炖燕窝来吃，滋补肝肾。燕窝通常与银耳、枸杞、百合、木瓜、红枣或杏仁同炖，也可以做成粥吃，经常食用，滋养脏腑。

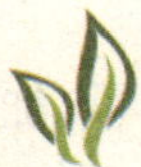

燕窝润肠消火，美容养颜

燕窝补而不燥，润而不滞，有润肠开胃的功效，所以食用燕窝可以润肠消火，对便秘、青春痘的调理很有帮助。处于青春期的少年，身体急剧发育，血热偏盛，往往会长青春痘。从饮食上，要清热除燥、利水渗湿，燕窝就是很好的选择。可以做牛奶炖燕窝、燕窝蜂蜜水来食用。另外，燕窝的水溶性蛋白质能够促进细胞分裂再生，促进身体新陈代谢，同时调节内分泌，达到美容养颜的效果。

燕窝

别名：燕菜、燕根、燕蔬菜。

性味：味甘，性平。

功效：养阴润燥、益气补中，清虚热、治虚损，对咯血吐血、久咳痰喘、阴虚发热等导致津液脱失的症状有较好效果。

适宜人群：一般人群均可食用。儿童慎食。肺胃虚寒、湿热、腹泻者不宜食用。

小贴士

燕窝是金丝燕做的窝，根据采的时间不同分为三种：第一种白燕，是金丝燕产卵育雏做的第一个窝，为燕窝上品；第二种毛燕，是金丝燕做的第二个窝，品质较次；第三种血燕，是金丝燕做的第三个窝，质地最差。

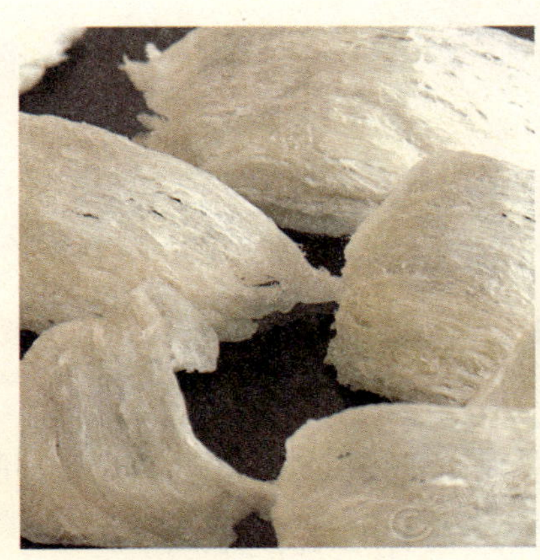

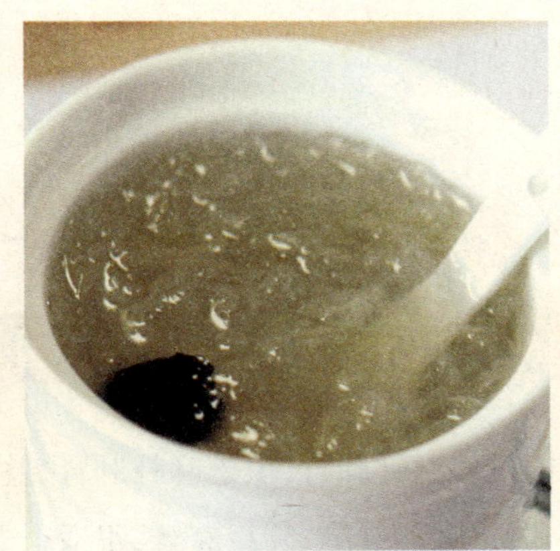

燕窝虫草汤

材料

燕窝5克,虫草3克,冰糖25克。

做法

STEP1 用水浸泡燕窝3~4小时,挑出其中杂物碎毛,细火慢炖5~6小时,加入虫草、冰糖,再炖15分钟。

STEP2 饮汤并食用燕窝、虫草。

铁牛老师推荐:冰糖燕窝

燕窝有补虚、强身润燥、滋阴的功效。冰糖能补中益气、和胃润肺、止呕化痰。二味相合,汤汁甜稠,燕窝软嫩,可以补肺养阴、镇咳止血。冰糖燕窝往往用于肺结核咯血、支气管炎、肺气肿等病症,年老体弱的人食用有益气强身的功效。

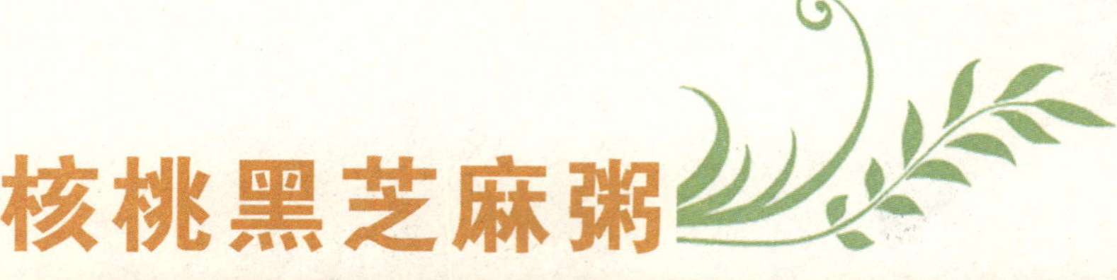

核桃黑芝麻粥

补肝肾，养精血

核桃仁温补肺肾，黑芝麻补肝肾，益精血，润肠燥。核桃黑芝麻粥滋补肝肾、补脾和胃、乌发健脑、延缓衰老，很适合老人和脾胃虚弱的人食用。

核桃因健脑的效果和丰富的营养价值，深受人们的喜爱。核桃浑身都是宝，除了核桃仁有食用价值外，它的树干、枝、叶、青皮等都有一定的利用价值。

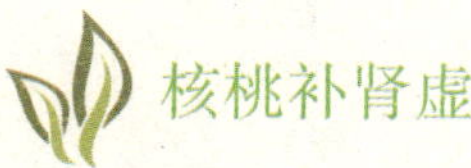

核桃补肾虚

对肾虚引起的失眠，核桃仁能够轻松解决。用核桃仁5个，白糖30克，捣烂如泥，放入锅里加黄酒50克，小火煎30分钟，当天分2次食用，坚持7天，效果明显。用核桃分心木煮茶也能补益肝肾。林先生的儿子正值青春期，遗精频繁，经常会感觉劳累、倦怠、头晕。我让他取核桃10～15个，将核桃砸开吃核桃仁后，把仁间的分心木收集起来，放入锅中加少量水煮20分钟，喝茶。最好每天晚上睡觉前能喝上一杯。核桃分心木能够安神止遗、稳精固精。因肾虚引起的尿少、尿频、尿不净，也可以用此方法试一试。

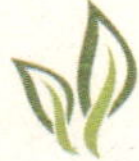

核桃调理神经衰弱

经常有头晕、失眠、心悸、健忘、全身无力等神经衰弱症状的人，最简单的调养方法就是每天早晚各吃2个核桃仁，嚼烂咽下，对上述各种症状有很好的缓解作用。平时如果没有不适，也可经常吃核桃仁，可以预防神经衰弱。当然，也可以在做粥、做汤的时候放上几个核桃仁，不仅增加粥的香味，还有补养作用。将核桃仁50克捣碎，大米淘净，加水适量煮成粥，每天1次，经常食用，对神经衰弱、失眠健忘、小便不利有很好的调养作用。

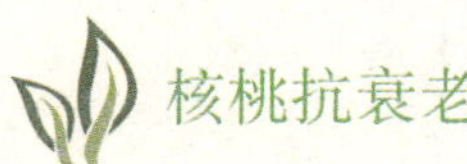

核桃补脑增智

核桃仁有补脑增智的功效，可延缓记忆力衰退。因为补脑功效强，它还被称为“脑黄金”，“长寿果”。小张的妈妈说，有一次小张买了几斤核桃，说补脑用，当天晚上小张一口气吃了二三十个核桃，结果拉肚子了。我告诉她，养生补养在平时，吃什么都要适量均衡，而且还要坚持。核桃油脂高，大量吃核桃，容易消化不良、腹泻，结果适得其反。吃核桃补脑，不能急功近利，每天 2 个核桃，长期坚持，才能强身健体，补脑增智。

核桃抗衰老

核桃有“长寿果”之称。核桃仁含有丰富的维生素 E，维生素 E 是医学界公认的抗衰老物质，可以滋养肌肤，养护容颜。平时煮些核桃黑芝麻糊、核桃粥吃，能够营养肌肤，使皮肤白嫩细腻。特别是上了年纪的人，可以用核桃来抗衰老。

核桃

别名：胡桃、合桃、羌桃。

性味：味甘，性平温。

功效：有补肾养血、润肠止带、强筋健骨、通润血脉、润肌乌发、固牙齿、补虚劳的功效。核桃肉治下焦虚寒、肾气虚弱、虚劳咳嗽、女子崩带；核桃夹可治遗精、遗尿。

适宜人群：一般人群均可食用。阴虚火旺、痰热咳嗽、便溏腹泻、内热盛、痰湿重的人均不宜食用。

小贴士

核桃不宜与酒、野鸡肉一起食用。

核桃黑芝麻粥

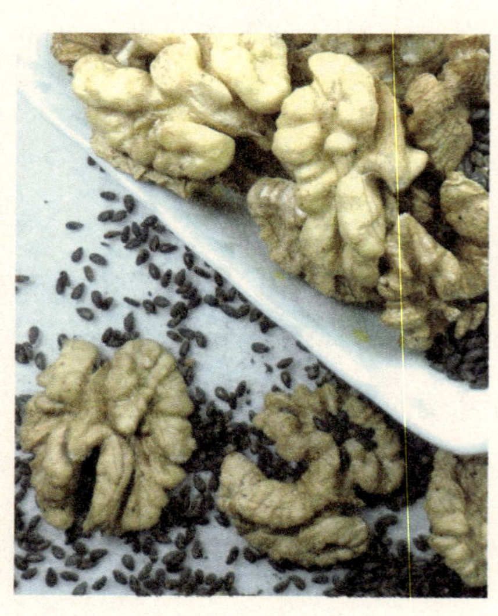

材料

核桃仁、黑芝麻、大米、冰糖。

做法

STEP1 将核桃仁、黑芝麻炒香，捣碎。

STEP2 锅中水烧开放入大米。

STEP3 粥煮至黏稠，加入冰糖，再放入捣碎的黑芝麻和核桃仁。

STEP4 搅拌均匀，煮2分钟左右关火。

铁牛老师推荐：核桃花生露

新鲜核桃和新鲜花生仁，加上牛奶榨汁，香醇浓郁。在民间，核桃被称为“长寿果”，花生被称为“长生果”。核桃花生露有补肾健脑、补中益气、润肌肤、乌须发的作用。

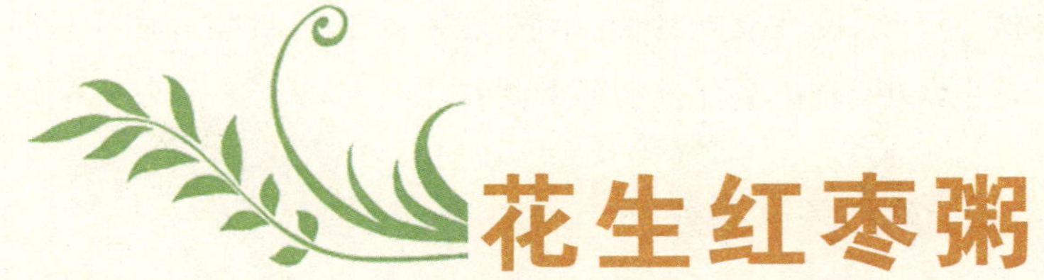

花生红枣粥

润肺化痰,补益脾胃,生血养血

花生与红枣同用,能够补脾、益血、止血,对脾虚血少、贫血、血虚以及出血有一定的调养作用。

花生可用于调养营养不良、脾胃失调、咳嗽痰喘、乳汁缺少等症。花生叶、花生衣、花生壳、花生油等,都可以作为药用。

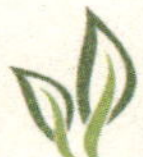

醋泡花生降血压、降血脂

黄先生得高血压多年,整天昏昏沉沉。我告诉他用醋泡花生米试试。把花生米放醋中浸泡 1 个星期,每天早上起床和晚上睡前空腹各吃 10 个。黄先生按照我说的方法吃了 3 个月的醋泡花生,果然有所好转。现在黄先生经常会吃醋泡花生米,用于养生。醋泡花生米有清热、活血的功效,对保护血管壁、阻止血栓形成有很好的作用。长期坚持食用可软化血管,减少胆固醇的堆积,降血压、降血脂,是防治心血管疾病的优质食物。

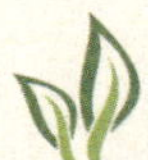

花生补益脾胃

高女士有反胃、吐酸水的症状,医生诊断为慢性胃炎,兼有胃酸过多。我告诉她每次饭前嚼花生米 20 粒左右,细嚼咽下。高女士坚持吃了 3 个多月,反酸现象明显减少。花生的油性物质会在胃壁形成一层保护膜,减轻胃酸对胃壁的刺激。

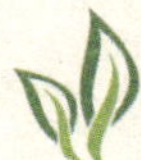

花生解决咳嗽问题

对因感冒引起的咳嗽,花生止咳的功效也很明显。杨先生感冒后出现了咳嗽的症状,后来感冒好了,可是咳嗽持续了 10 多天仍不见好转。我告诉他试试吃花生米,生的熟的都可以,早上花生米粥,中午凉拌花生米,晚上花生米炖汤。

秋冬燥咳、慢性支气管炎、干咳痰少、小儿百日咳等病症，均可以用花生炖冰糖、花生红枣汤、花生百合水等来调养。

花生止血效果好

花生有补血、养血、止血的功效，花生红衣的止血功效更强。中医开方，在遇到胃、肠、肺、子宫等有出血症状时，常会用到花生衣。花生的红衣能够促进血小板的生成，止血的同时还有补血养血的作用，对于贫血的改善和伤口愈合很有好处。女性可以常吃花生红衣，尤其是处于经期、孕期、产后和哺乳期，更应该常吃。要注意的是，血脂高的人要尽量避免吃花生，花生红衣会增加血液黏稠者患心脑血管疾病的风险。跌打瘀肿的病人，也不宜吃花生，花生红衣能止血、促进凝血，会使得血瘀难散，加重瘀肿。

花生

别名：长生果、长寿果、落花生、生花生、花生米。

性味：味甘，性平。

功效：健脾养胃，润肺化痰。主要用于调理脾虚不运、反胃不舒、乳妇奶少、脚气、肺燥咳嗽、大便燥结等症。

适宜人群：一般人群均可食用。体寒湿滞、血液黏稠、血栓、内热上火者忌食。

小贴士

花生和螃蟹、河蟹、黄瓜同食容易导致腹泻。

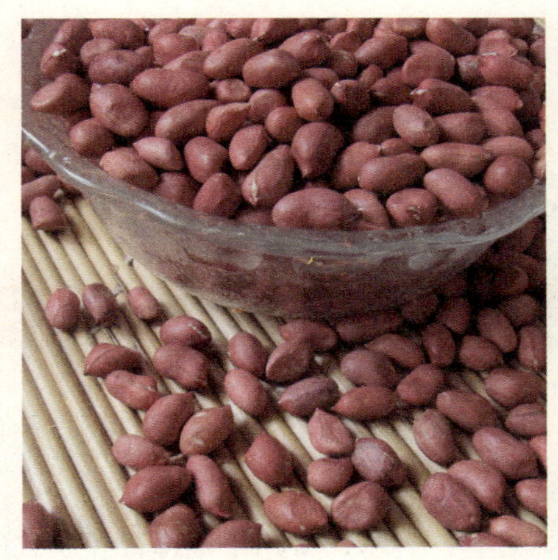

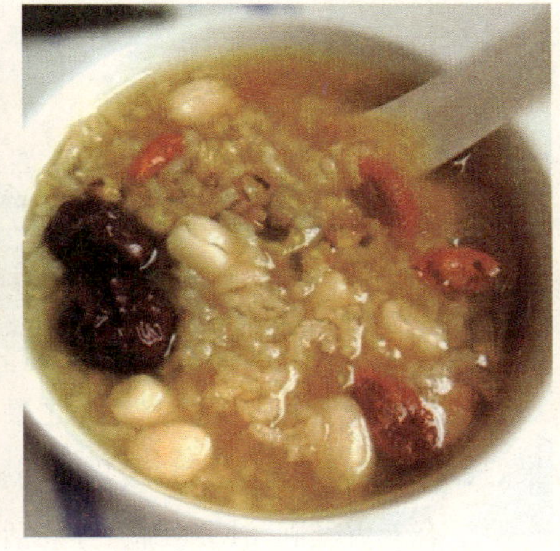

花生红枣粥

材料

花生、红枣、红豆、大米。

做法

STEP1 把红枣、红豆洗净，红豆用水浸泡30分钟。

STEP2 花生和大米放到一起淘洗干净。

STEP3 锅里放水、红枣、红豆、大米、花生，大火烧开。

STEP4 用勺子搅拌一下，转成小火，煮30分钟。

STEP5 熬至花生绵软、粥浓稠即可。

铁牛老师推荐：花生炖猪蹄

花生炖猪蹄，可以增强皮肤弹性和韧性，延缓衰老，促进儿童生长发育，是大家熟知的美容食品和滋补佳品，适宜血虚、年老体弱、产后缺奶、腰脚酸软无力者调养食用。

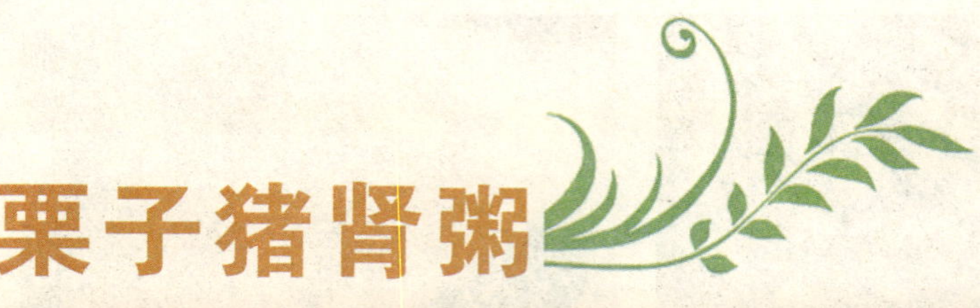

栗子猪肾粥

补肾强腰，养胃健脾

栗子在民间有“干果之王”“肾之果”的美称。栗子猪肾粥，壮腰固精，补肾效果好，可用来调理肾虚腰膝酸软、脚弱乏力等症。

栗子有养胃健脾、补肾壮腰、强筋活血、消肿等功效，常用于调理肾虚所致的腰膝酸软、腿脚不遂、小便多以及外伤骨折、瘀血肿痛、筋骨疼痛等症。

栗子健脾益胃

蒋先生的女儿5岁，平时不爱吃饭，偏爱吃蛋糕，人也很瘦小。我告诉蒋先生，每天做栗子山药粥当早餐或晚餐，平时可以买些糖炒栗子给孩子当零食，每次吃几颗，不要多。没过多久，蒋先生反馈说孩子脾胃好多了，饭菜也开始正常吃了。现在的孩子吃得过于精细，导致小儿脾虚症，常表现为面色无华、体倦乏力、形体偏瘦、厌食或拒食等，蒋先生的女儿就是这样。栗子粥健运脾胃，增进食欲，既可以用于小儿脾虚的调养，也适合老年人年老体衰、脾胃不佳、气虚乏力等症。

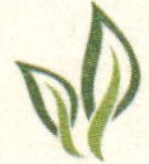

栗子补肾强腰，延缓衰老

钱先生60多岁，老感觉腰膝酸软，四肢无力，齿摇发脱。我判断他是肾虚所致，让他买些栗子，用来煮粥炖汤，或者直接生吃，每天早晚各吃10粒，嚼碎成浆咽下。果不其然，几个月后再见钱先生，精神头很好，人也显得年轻了。

栗子活血止血

生吃栗子止血，熟吃栗子活血。有次，王先生不小心被装修工具绊倒，腿刮破流血。我让他把栗子肉捣烂敷在伤口处，很快就止血了。将生栗子去壳，捣烂如泥，涂于患处还可以治跌打损伤、瘀血肿痛等。生吃栗子，亦可用于调理吐血、鼻子出血、便血等常见出血症状。

栗子

别名：板栗、毛栗。

性味：味甘，性温。

功效：有养胃健脾、补肾强腰的功效，适用于脾胃虚弱所致的反胃、腹泻，肾虚造成的腰膝无力以及小儿脾胃不健等。

适宜人群：一般人群均可食用。消化不良、糖尿病者忌食。

小贴士

生栗子不好剥，可以用滚沸的开水将栗子浸没，加盐少许，盖锅盖5分钟，这样剥栗子时栗子和栗子壳很容易分离。

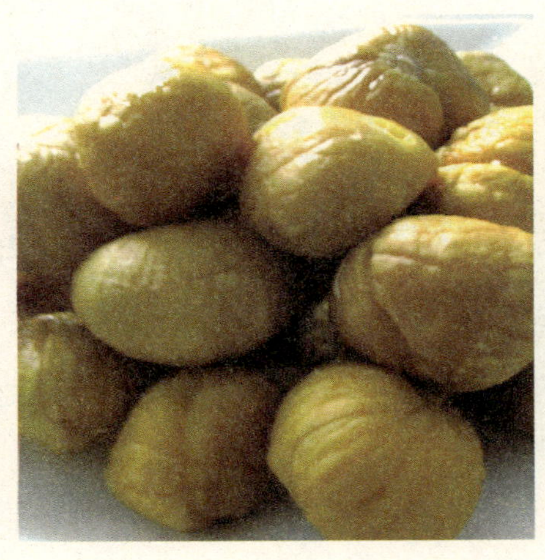

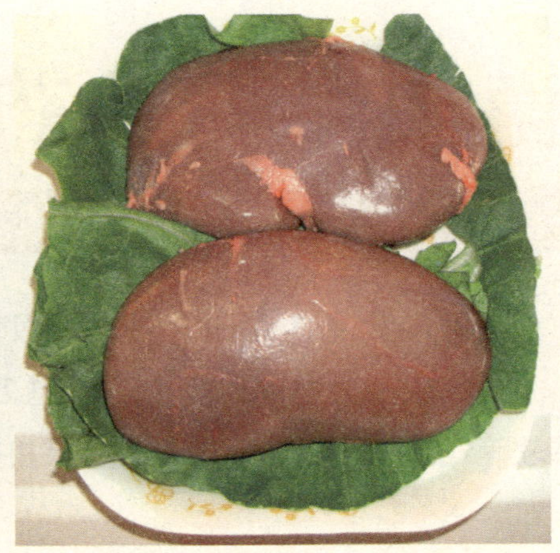

栗子猪肾粥

材料

粳米、猪肾、栗子、盐。

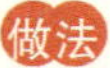

STEP1 粳米淘洗干净，浸泡半小时后捞起。

STEP2 栗子去皮后切成碎粒；猪肾洗净，切成薄片。

STEP3 将粳米、栗子放入锅内加适量的水，待粥将沸时放入猪肾。

STEP4 沸腾后改用小火慢煮，见米烂粥稠，加盐调味即可。

铁牛老师推荐：栗子炖鸡

栗子炖鸡，可以补肾虚、益脾胃，特别适合肾虚的人食用，也是一般健康人强身健体的美味佳肴。

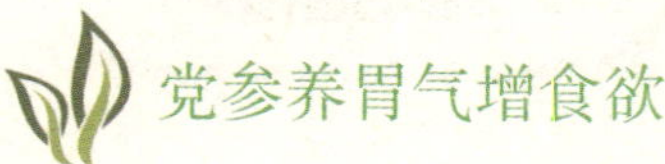

党参黄芪山药粥

健脾益气，补肾养血

相比人参，党参更平民化。党参黄芪山药粥能够健脾益气，补肾养血。

党参补气养血，对气短心悸、疲倦乏力、面色苍白、头昏眼花、胃口不好、大便稀软等气血两虚的人来说，调理效果相当好。

党参养胃气增食欲

姚女士的女儿5岁，食欲不振，有时候会腹泻，有次孩子吃了玉米，拉出来的还是玉米粒，完全没有消化。我判断孩子是脾胃虚弱导致的消化不良，让姚女士用党参5克，淮山30克，大米100克，一起煮粥给孩子当早、晚餐吃。煮饭、煮粥、煮汤的时候放几片党参可以补气健脾，和胃安中，起到养胃气、增食欲、益气力的功效。

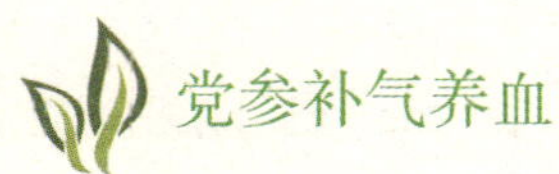

党参补气养血

在电视台工作的小唐，每天都要顶着压力赶新闻。工作几年后，小唐发现自己扛摄像机越来越吃力了，扛一会儿就开始气喘，面色发黄，身体大不如前。我告诉他买些党参、黄芪、红枣，每天煮茶喝。做饭炖汤的时候放几片党参补补气血。就这样坚持了一段时间，小唐的身体状况逐步改善。党参补气又养血，所以小唐的气血不足用党参很快就调养回来了。对于贫血、白细胞减少症患者，也可以常吃党参，促使白细胞回升。

党参清热生津，润肺宁心

易先生的女儿上高中，常常会感觉口干舌燥，喝好多水和饮料也不解渴，疲乏没精神，还容易发怒。我建议小易每天用党参 60 克，麦冬 30 克，去核红枣 7 枚，煮水或者加点瘦肉炖汤喝。不嫌麻烦的话，可以做龙眼参蜜膏。用党参 150 克，沙参 125 克，龙眼肉 120 克，蜂蜜适量，先将党参、沙参、龙眼肉放入锅中，加清水适量，浸泡 30 分钟后，大火煮沸，用小火熬至黏稠状，加蜂蜜，再加热煮沸，停火装瓶备用。龙眼参蜜膏有补气益阴、养血宁心、润肺清热的功效。身体虚弱、烦渴干咳、咽干声嘶、便秘尿赤的人，每次取 1 勺，用温开水调饮，每天 2 ~ 3 次，可连续饮用，几天后症状会明显缓解。

党参

别名：黄参、防党参、上党参、狮头参。

性味：性平，味甘、微酸。

功效：补中益气，健脾益肺。用于调理脾肺虚弱、气短心悸、食少便溏、虚喘咳嗽、内热消渴等症。

适宜人群：适宜体质虚弱、气血不足、脾胃气虚、肺气不足、气虚血亏者。气滞、肝火旺的人不适宜。

小贴士

党参常用来补气养血。身体健康者服用了党参，会有副作用，如晕眩、胸口不适、烦躁、口干等。

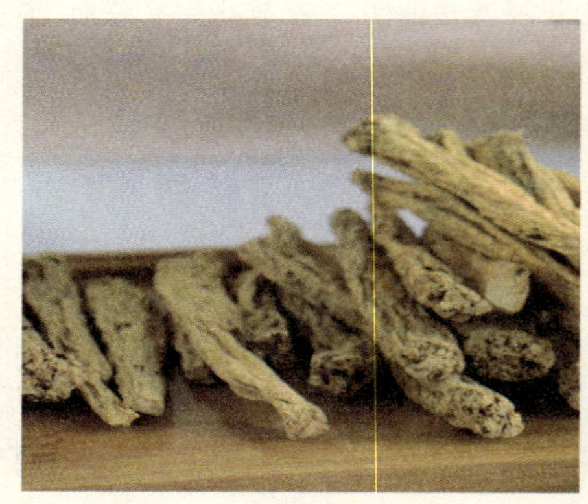

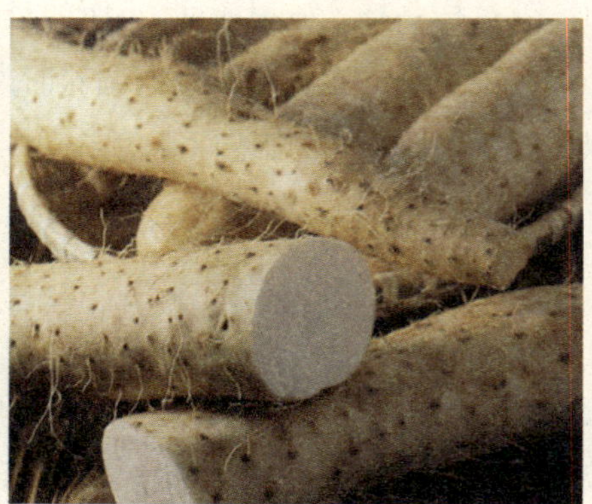

党参黄芪山药粥

材料

山药300克，黄芪30克，党参15克，大米100克。

做法

STEP1 大米淘洗干净并浸泡10分钟，把山药切成小块。

STEP2 把黄芪、党参加水煮40分钟。水可以一次性多加一些。

STEP3 把黄芪和党参捞出来，把山药和大米放进煮好的药汁里，米熟粥好即可食用。

铁牛老师推荐：当归党参乌鸡汤

党参补中益气，调理气虚；当归补血活血、调经止痛。当归党参乌鸡汤特别适合女性在月经前后食用。它对有气血不足、皮肤暗黄、手足无力、容易疲倦或头晕等症者也很有好处。

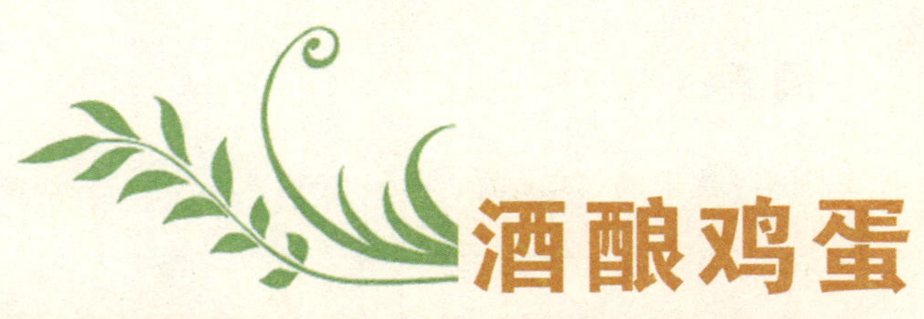

酒酿鸡蛋

滋补气血，散寒消积

酒酿有益气、生津、活血、散结、消肿的作用。酒酿鸡蛋，口味酸甜可口，不仅利水消肿，也适用哺乳期妇女催乳和通乳，同时还有很好的丰胸效果。女人在月经来之前，早晚各吃一碗，滋阴养颜又丰胸，一举多得。

酒酿是用糯米加酒曲酿制而成，它的营养成分很容易被人体吸收，是中老年人、孕产妇和身体虚弱者补气养血的佳品。

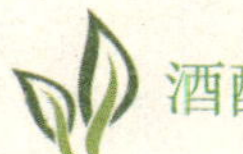

酒酿理气活血

女人多吃酒酿有助于补血补气，理气活血。酒酿鸡蛋在女性月经前后适当食用，有助于缓解身体不适，对妇科病的预防和调养也有一定的帮助。鸡蛋、红枣、枸杞、桂圆、红糖和酒酿一起煮，经期食用有利于经血排出，缓解痛经。不是气血虚弱引起的痛经，食用酒酿不一定会缓解痛经，但是可以补血补气。

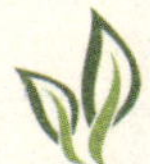

酒酿温阳通络，治胃寒

酒酿有温阳通络、行血益气、健脾助消化等多种功效。胡女士胃口不佳，胃痛遇热则缓，遇冷则加重。我判断她是胃寒，建议她经常煮些酒酿吃，放一点桂圆、红枣、红糖，加几片生姜、一个鸡蛋。胡女士坚持了一段时间，几个月后再见，脸色红润，胃痛也很久没犯了。早起喝上一碗热腾腾的酒酿汤，对手脚冰凉、老寒腿、肩周炎、胃寒胃痛、风寒咳嗽等多种症状，有很好的调养作用。

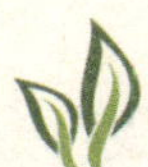

酒酿丰胸养颜

想要丰胸的女性，也可以常吃酒酿。酒酿不仅丰胸，美白养颜的作用也不小。酒酿中含有大量的对人体有益的菌类，取酒酿汁敷脸有很好的美白效果。

酒酿

别名：糯米酒、江米酒、甜酒、醪糟。

性味：味甘、辛，性温。

功效：有活血通经、散寒消积、健脾暖胃、补气补血等作用。

适宜人群：一般人群均可食用。卒中、冠心病、高血压、癫痫、肝炎等患者不可食用。

小贴士

酒酿酒精含量低，但“后劲”足，不可贪杯。而且酒酿是所说的发性食物，过多食用可助阳化风，所以脑卒中、冠心病、高血压等患者慎食。

酒酿鸡蛋

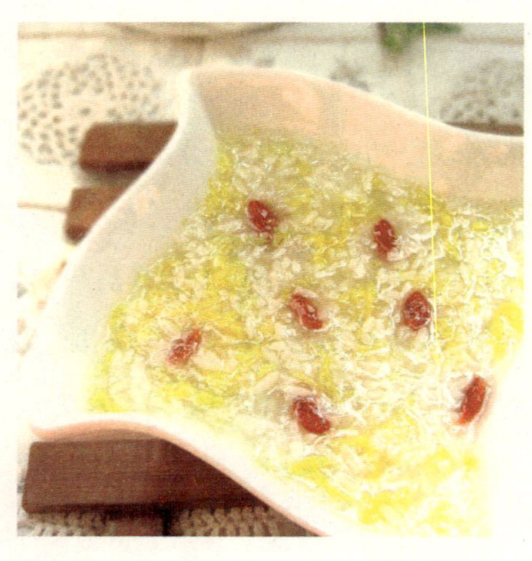

材料

酒酿200克，鸡蛋2个，白糖适量。

做法

STEP1 将水烧开，倒入酒酿，改中大火煮。

STEP2 把鸡蛋在碗里打散，将火力改小。

STEP3 一圈一圈沿锅把蛋液倒进酒酿水里，等蛋液在酒酿表面凝固。

STEP4 勺子轻轻搅动锅底，防酒酿粘锅。

STEP5 放白糖，起锅。

铁牛老师推荐：酒酿元宵

酒酿元宵是江南名吃。酒酿和元宵同煮，甜润香醇。此款甜品具有补中益气、健脾养胃、止虚汗的功效，还可以促进血液循环，滋养脏腑。

鸣 谢

本书出版得到了深圳铁牛道医养生文化投资管理有限公司、深圳市众道养生服务管理有限责任公司、深圳市众康生物科技有限责任公司、深圳市联合众康养生有限责任公司的大力支持。

同时,本书的顺利出版得到了江西科学技术出版社邓玉琼编辑的指导和支持,并提出许多中肯意见,在此一并感谢!

铁牛

2016 年 9 月 19 日